Os Dez Mandamentos do Sistema Imunológico

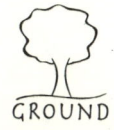

GROUND
livros para uma nova consciência

ELINOR LEVY E TOM MONTE

Os Dez Mandamentos do Sistema Imunológico

2ª edição
São Paulo / 2008

EDITORA GROUND

Copyright © 1998 Elinor Levy e Tom Monte

TÍTULO ORIGINAL: *The Ten Best Tools to Boost Your Immune System*,
Houghton Mifflin Company

TRADUÇÃO: Inês Antonia Lohbauer
REVISÃO: Antonieta Canelas
EDITORAÇÃO ELETRÔNICA: Hilda Gushiken
CAPA: Diego Fioroto

CIP-BRASIL. CATALOGAÇÃO-NA-FONTE
SINDICATO NACIONAL DOS EDITORES DE LIVROS, RJ

L65d
2.ed.

Levy, Elinor
   Os dez mandamentos do sistema imunológico / Elinor Levy
e Tom Monte ; [tradução Inês Lohbauer]. · 2.ed. · São Paulo :
Ground, 2008.
   324p. : 21cm

   Tradução de: *The ten tools to boost your immune system*
   Inclui bibliografia e índice
   ISBN: 978-85-7187-135-9

   1. Saúde. 2. Imunidade natural. 3. Nutrição. 4. Hábitos de saúde. I. Monte, Tom. II. Título.

07-2978   CDD: 613
                                    CDU: 613

Direitos reservados
Editora Ground Ltda.
Rua Lacedemônia, 68 · Vila Alexandria
04634-020 São Paulo · SP
Tel.: (011) 5031.1500 / Fax: (011) 5031.3462
editora@ground.com.br
www.ground.com.br

Conteúdo

PARTE I : COMO FUNCIONA O NOSSO SISTEMA IMUNOLÓGICO

1. O poder da cura está dentro de nós, 9
2. O exército miraculoso, 14
3. Como funcionam os fortalecedores do Sistema Imunológico, 37

PARTE II: OS 10 MELHORES FORTALECEDORES DO SISTEMA IMUNOLÓGICO

4. Fortalecedor nº 1 do Sistema Imunológico: os antioxidantes, 59
5. Fortalecedor nº 2 do Sistema Imunológico: os minerais, 82
6. Fortalecedor nº 3 do Sistema Imunológico: uma dieta com pouca gordura, 95
7. Fortalecedor nº 4 do Sistema Imunológico: ervas medicinais, aromáticas e alimentos de combate ao câncer, 110
8. Fortalecedor nº 5 do Sistema Imunológico: o exercício, 127
9. Fortalecedor nº 6 do Sistema Imunológico: redução do estresse, 138
10. Fortalecedor nº 7 do Sistema Imunológico: crenças e atitudes que curam, 154
11. Fortalecedor nº 8 do Sistema Imunológico: a intimidade e os relacionamentos, 168
12. Fortalecedor nº 9 do Sistema Imunológico: evitando os danos à saúde, 181
13. Fortalecedor nº 10 do Sistema Imunológico: criando um equilíbrio, 192
14. Um programa para fortalecer o Sistema Imunológico, 198
15. HIV, AIDS, e a importância dos fortalecedores do Sistema Imunológico, 226

CONTEÚDO

PARTE III: AS EVIDÊNCIAS CIENTÍFICAS E OS FORTALECEDORES DO SISTEMA IMUNOLÓGICO

16. Os antioxidantes e a ciência, 251
17. Os minerais e a ciência, 263
18. Uma dieta de pouca gordura e a ciência, 270
19. Ervas medicinais e aromáticas, alimentos que combatem o câncer e a ciência, 276
20. Os exercícios e a ciência, 283
21. A mente, o corpo e a ciência, 289
22. A prevenção e a ciência, 296

Glossário, 307
Índice analítico, 310

PARTE I

Como funciona o nosso Sistema Imunológico

CAPÍTULO 1

O poder da cura está dentro de nós

Dentro de nós existe um exército formado por milhões de soldados; cada um deles está posicionado e pronto a lutar por uma causa única e dominante: proteger e manter a nossa vida. Ele luta contra cada uma das ameaças à nossa existência – contusões, queimaduras, resfriados comuns, câncer, doenças cardiovasculares, infecções – e até mesmo contra os efeitos nocivos do nosso próprio comportamento. E dia após dia, ano após ano, ele vence. É chamado de sistema imunológico humano, e sem ele nós não sobreviveríamos nem por um mês, muito menos por sessenta ou setenta anos.

Recentemente, cientistas descobriram que o funcionamento saudável desse notável sistema depende de nosso comportamento. Alguns comportamentos claramente enfraquecem a resposta imunológica, enquanto outros o fortalecem. Em outras palavras, o fato do nosso sistema imunológico vencer a doença ou ser derrotado por ela, depende em ampla medida do modo como vivemos. Pesquisadores dos Institutos Nacionais de Saúde e grandes universidades em todo mundo estão descobrindo que uma série de fatores alimentícios, uso de ervas e estilos de vida, têm um efeito poderoso sobre nosso sistema imunológico e conseqüentemente podem aumentar sua capacidade de lutar contra as doenças. Esses nutrientes e comportamentos não só previnem as doenças, como em muitos casos também ajudam na cura.

Ao contrário de muitas terapias comuns, que lidam exclusivamente com os sintomas das doenças, os novos fortalecedores do sistema imunológico ajudam a prevenir o surgimento das doenças. Eles também têm um papel vital ao ajudarem o corpo a bloquear as células cancerosas e tumores mesmo depois destes se manifestarem.

Os cientistas estão descobrindo que muitos desses fortalecedores têm um efeito substancial. Os pesquisadores atualmente acreditam que alguns deles até conseguem cortar pela metade nossas chances de adoecer. Para aqueles que já estão doentes, alguns fortalecedores do sistema imunológico podem promover a cura e até mesmo prolongar a vida. Dentre os mais importantes estão os antioxidantes, nutrientes que impedem a degeneração de células e tecidos, causa de muitas doenças e do envelhecimento.

"Durante muitos anos todos pensavam que o efeito dessas substâncias fosse pequeno" diz William Pryor, Ph. D., diretor do Instituto de Biodinâmica da Universidade Estadual da Louisina, em Baton Rowge. "Há vinte anos venho trabalhando em pesquisas sobre antioxidantes, e até eu mesmo costumava dizer: "não espere muita coisa". Mas atualmente estamos descobrindo que em muitos casos há 50 porcento de redução nas doenças, e que esse benefício de 50 porcento é consistente. Se pudéssemos cortar pela metade as doenças crônicas através da terapia nutricional, já estaríamos promovendo uma diferença profunda, especialmente quando se consideram os custos do tratamento dessas doenças".

Entretanto a alimentação e os exercícios não são os únicos fortalecedores do sistema imunológico à nossa disposição. A pesquisa nos mostra que a meditação, as técnicas de relaxamento, e outros métodos de utilização do poder da mente também aumentam a capacidade do corpo para lutar contra as enfermidades. Até mesmo a presença de relacionamentos íntimos e de apoio desempenham um papel vital no modo como lutamos contra as doenças.

Esse conhecimento poderia ser crucial para sustentar e melhorar a vida no mundo moderno. Hoje em dia enfrentamos novas e poderosas ameaças à nossa saúde. Algumas das mais poderosas incluem o vírus da imunodeficiência humana (HIV), novas espécies de bactérias resistentes aos antibióticos, níveis inéditos de poluição ambiental, e quantidades igualmente inéditas de toxinas alimentares.

Qualquer um desses fatores pode destruir a vida, mas todos juntos representam uma formidável ameaça à saúde humana.

Muitas doenças misteriosas aparentemente novas, como o vírus Ebola, para as quais a ciência não tem cura, estão surgindo nos dias de hoje. Ao mesmo tempo várias doenças antigas não respondem mais a tratamentos e remédios antes confiáveis, como os antibióticos. (Muitos antibióticos deprimem o sistema imunológico, o que significa que o seu uso por longos períodos pode ser contraproducente a uma saúde duradoura). Finalmente, alguns microrganismos como o vírus da AIDS rapidamente se modificam, por isso a medicina não consegue dar conta das novas formas da doença.

A melhor defesa contra doenças velhas e novas é um sistema imunológico forte e em bom funcionamento. Dentro de nós existe o mais criativo e formidável conjunto de instrumentos terapêuticos já concebido – pelo menos quando ele está saudável. A saúde desse sistema depende de nós.

Este livro lhe dará novos vislumbres sobre o misterioso funcionamento do nosso corpo, e sobre a forma como nosso sistema imunológico combate as doenças. Ele lhe mostrará como manter o sistema imunológico forte e em forma, o que o ajudará a melhorar a sua saúde e a superar as doenças. Você ficará sabendo:

⇨ Qual a quantidade que devemos tomar de uma vitamina ou mineral específico.

⇨ Quais as ervas que fortalecem a imunidade e combatem as doenças.

⇨ De quanto exercício e meditação precisamos para reforçar nossas defesas.

⇨ Quais as doenças que respondem melhor a vitaminas, minerais, ervas e alimentos específicos.

⇨ Como podemos usar a mente para melhorar a saúde.

O programa oferecido neste livro pode fortalecer substancialmente nossas defesas imunológicas, e pode mudar dramaticamente a qualidade – e talvez a quantidade – de nossas vidas.

❖ ❖ ❖

Algumas das forças e fraquezas de nossas defesas imunológicas são resultado de nosso esquema genético, herdado de nossos pais e antepassados, e não pode mudar. Mesmo assim cientistas descobriram que fatores relacionados ao nosso estilo de vida também podem influenciar o nosso grau de suscetibilidade e portanto podem determinar se vamos ou não contrair uma doença específica, mesmo se tivermos uma predisposição a ela. Assim, dentro de nossas limitações genéticas ainda há muito espaço para a construção de nossas defesas. A menos que nosso sistema imunológico já esteja amplamente comprometido ou destruído por uma doença, temos o poder de fortalecê-lo ou enfraquecê-lo através do nosso comportamento.

Assumir a responsabilidade pela própria saúde e adotar um estilo de vida que fortaleça o sistema imunológico implica numa nova maneira de pensar, para a maioria das pessoas. Nossa sociedade acostumou-se tanto a recorrer a meios externos para a cura das doenças – uma pílula, uma poção, uma cirurgia – que é preciso uma certa reorientação para entender que somos responsáveis, numa grande extensão, pela nossa própria saúde. A maioria dos americanos acredita que a saúde deriva do conhecimento dos médicos – e não de nosso comportamento diário. Essa forte crença é potencialmente desastrosa. Nosso estudo nos ensinou que cada um de nós cria as condições que tornam o nosso sistema imunológico forte ou fraco, permitindo que a doença se instale.

Desde o surgimento dos sistemas médicos, há quatro ou cinco mil anos atrás, virtualmente todas as tradições terapêuticas têm se baseado na idéia de que o próprio corpo possui "poderes de cura", e que quando lhe damos a assistência correta, ele é capaz de se proteger contra as doenças e curar-se. O papel do médico é promover as forças de cura intrínsecas do paciente e assim restabelecer a sua saúde.

O sistema médico moderno formou-se basicamente sem essa filosofia. Baseamos nosso enfoque no combate às doenças através de meios externos, de intervenções farmacológicas ou cirúrgicas. Em outras palavras, desprezamos as forças internas de cura, ao

O PODER DA CURA ESTÁ DENTRO DE NÓS

favorecermos vários agentes externos designados a derrotar as doenças.

Apesar de ter promovido grandes avanços no conhecimento científico e tecnológico, a medicina ocidental tem suas limitações numa ampla gama de doenças de difícil tratamento, como as doenças cardíacas, o câncer, e mais recentemente a AIDS, o que nos forçou a reconsiderar esse enfoque. Conseqüentemente, hoje nós nos concentramos mais na necessidade de prevenir as doenças antes que elas se manifestem. A ênfase na prevenção também fez com que examinássemos os meios pelos quais o corpo se protege contra as doenças e restabelece a saúde. O principal sistema que desempenha essa tarefa, é claro, é o sistema imunológico.

Desde o advento da AIDS e a descoberta do vírus da imunodeficiência, nosso conhecimento sobre o sistema imunológico humano expandiu-se enormemente. Desenvolvemos a capacidade de examinar o sistema nos níveis celular e subcelular.

Atualmente sabemos muito sobre a forma como o sistema imunológico se comunica com suas trilhões de células associadas, e como essas células imunológicas e proteínas distinguem, digamos, um vírus estranho de suas próprias células, e depois organiza um ataque perfeitamente balanceado que destrói esses antagonistas antes que eles possam causar um simples espirro ou uma náusea passageira. E de certo modo, a expansão do conhecimento e nossas crescentes habilidades técnicas nos aproximaram dos antigos pioneiros da ciência médica. Ao espiar mais profundamente no mundo das células e dos mensageiros químicos, encontramo-nos frente a frente com os poderes curativos do corpo – o que atualmente chamamos de sistema imunológico humano. Este livro vai familiarizá-lo com esse sistema e ensiná-lo a fortalecê-lo, a fim de proteger e restaurar a sua saúde.

CAPÍTULO 2

O exército miraculoso

O sistema imunológico revela-se sempre fascinantemente humano, possuindo muitas das complexidades e contradições que caracterizam o comportamento humano em geral. Por exemplo, sua tendência de matar células que não funcionam adequadamente pode assemelhar-se a alguns dos comportamentos brutais dos seres humanos. Inversamente, sua capacidade de ensinar às células em amadurecimento como discernir entre as substâncias que promovem a saúde e as que são perigosas, parece refletir a habilidade humana de ensinar e de aprender. O sistema imunológico gera continuamente soluções incrivelmente criativas para uma imprevisível série de desafios à saúde humana. Ele pode pensar por si mesmo, é dotado de uma inteligência, um poder e uma coordenação que só podem ser admirados.

Neste capítulo veremos o quanto o sistema imunológico age como nós, não só "nós" como indivíduos, mas como uma comunidade altamente desenvolvida e integrada. A comunidade do sistema imunológico é habitada por uma coleção de células individuais com tarefas especializadas, porém bem coordenadas. Cada uma dessas funções é essencial para nos proteger das ameaças de nosso meio ambiente. Mais notável porém é como o sistema coordena seu vasto exército de células e fatores químicos para atingir uma meta específica – manter essa condição complexa e delicada que chamamos saúde. E ele faz isso a cada dia da nossa vida.

As principais divisões do Sistema Imunológico

O sistema imunológico consiste de milhões e milhões de células imunológicas, um número que está além de uma fácil compreensão. Imagine milhões de grupos, cada um deles composto de milhões de membros. O sistema combina dois tipos diferentes de imunidade: *inata* e *adquirida*.

A imunidade inata compreende aquelas aptidões com as quais nascemos; a imunidade adquirida é aquela desenvolvida quando nos defrontamos com os diversos agentes patogênicos ao longo da nossa vida. O sistema imunológico memoriza cada encontro com uma bactéria ou vírus, e é capaz de se lembrar e reproduzir uma fórmula eficaz de destruir o invasor, caso ele tente atacar o corpo novamente.

Outra distinção no interior do sistema imunológico é a que pode ser feita entre os agentes de *imunidade celular* – aquelas aptidões ancoradas nas células – e a *imunidade humoral,* referente a fatores químicos que circulam no sangue e nos tecidos. A principal tarefa do sistema como um todo é nos proteger das infecções provocadas por antagonistas, como as bactérias, os vírus, e diversas formas de fungos. Ele também tem um papel importante na proteção contra o câncer. Para fazer isso o sistema organiza uma *resposta imunológica,* um processo incrivelmente complexo, no qual grupos organizados de células e de proteínas se combinam para derrotar um agente causador de doença.

Uma determinada resposta imunológica depende da natureza do agente agressor, como e onde ele entra no corpo, e se o corpo já teve um contato anterior com ele ou não. Os ataques ao trato respiratório são considerados de uma forma diferente daquela dos ataques através da pele. Essas respostas, apesar de freqüentemente se situarem além do nosso controle, são influenciadas pelo nosso comportamento. Por exemplo, uma resposta a um antígeno inalado pelo pulmão de um fumante será muito diferente da resposta de um pulmão de alguém que não fuma, e isso pode contribuir para a maior freqüência de infecções respiratórias em fumantes.

Assim como o sistema nervoso, o sistema imunológico opera uma rede sensorial muito eficaz. Ele possui a tarefa árdua de distinguir o *self* do não-*self*. Ele consegue diferenciar entre duas proteínas, cada uma delas com centenas de aminoácidos e cuja diferença é só de um deles. Qualquer coisa reconhecida pelo sistema imunológico como não-*self* é chamada de *antígeno*, e o sistema é capaz de reconhecer muitos milhões de antígenos diferentes. O reconhecimento é o primeiro passo para o início de uma resposta imunológica. Muitas células e componentes imunológicos diferentes respondem a um único antígeno, mas essa resposta individual representa somente uma parte mínima do conjunto total de células imunológicas. Em outras palavras, o sistema imunológico geralmente consegue realizar a tarefa só com uma fração da sua força total.

No entanto, o sistema imunológico pode bombardear e atacar essencialmente os tecidos humanos. Esse tipo de resposta ocorre em certas doenças, como a esclerose múltipla, na qual o sistema imunológico ataca o invólucro de mielina que cobre e isola as fibras nervosas. Mas para a grande maioria das pessoas, o sistema imunológico distingue com precisão o *self* do não-*self*, e reserva sua poderosa e destrutiva força de ataque para os antígenos que invadem o corpo. Explicaremos resumidamente como ele é capaz de fazer essa distinção – pelo menos até onde a ciência conseguiu explicá-lo.

Metáforas militares ou policiais podem ajudar a descrever o comportamento do sistema imunológico. Este emprega células que se parecem a patrulhas rodoviárias, e outras que se assemelham a sofisticadas agências de controle policial, comparáveis ao FBI. Algumas de suas unidades funcionam como unidades antiterroristas, enquanto outras coletam informações, como a CIA. O sistema possui armas rudimentares e sofisticadas – de fato, algumas dessas armas são mais avançadas em termos de desempenho e confiabilidade do que as normalmente utilizadas por estabelecimentos militares.

Seus sistemas de comunicação e de advertência prévia atuam como telégrafos altamente sensíveis. Uma vez acionados, esses sistemas sensoriais, além de alertarem o sistema imunológico geral para a presença de um invasor, também atacam esse invasor.

São necessárias outras metáforas para descrever a gama completa das funções do sistema imunológico. Suas aptidões técnicas se parecem às operações de computadores avançados. Algumas células determinadas servem como instrutoras. Outras são a memória viva do sistema; de fato, essas células às vezes são chamadas de "velhas células sábias". Um dos órgãos associados ao sistema imunológico, a glândula chamada de "timo", é na verdade uma "escola", na qual as células são treinadas para reconhecer invasores do exterior e a lidar com eles. Muitas das habilidades do sistema ainda não são totalmente compreendidas.

Vamos começar nossa exploração dessa comunidade de células e elementos químicos com as células conhecidas como granulócitos, nossa primeira linha de defesa contra uma série infinita de antagonistas.

Granulócitos: os patrulheiros rodoviários

Os granulócitos são uma espécie de células sangüíneas brancas que fazem parte de uma família maior de células, chamadas de células fagocíticas. As menos sofisticadas dentre as células fagocíticas, os granulócitos circulam na nossa corrente sangüínea e entram nos nossos tecidos ao primeiro sinal de infecção.

Como patrulheiros rodoviários, eles protegem certas áreas de possíveis problemas que possam surgir sem aviso prévio. Desse modo, eles mantêm a saúde em áreas localizadas do corpo. Assim como todos os patrulheiros rodoviários, eles correm aos locais dos acidentes para acudir os feridos, nos casos de cortes, queimaduras, e lugares infectados por bactérias.

Relativamente grosseiros em sua habilidade para identificar os "maus garotos" que porventura encontrem, os granulóides tendem a ser rudes e violentos em seus métodos. De fato, eles atiram primeiro e perguntam depois. Assim, quando a pele está rompida e os tecidos expostos à sujeira, às bactérias, ou a alguma outra substância estranha, os granulóides correm à cena e começam a ingerir tudo o que lhes parece suspeito. Essas substâncias ingeridas são destruídas por uma variedade grande de substâncias químicas tóxicas produzidas pelo estômago do granulócito, chamado de lisósomo. Os venenos que produz incluem o peróxido de hidrogênio, o óxido nítrico e o hipoclorito (o ingrediente ativo dos alvejantes). Os granulócitos literalmente digerem o invasor, tornando-o inofensivo.

Os granulócitos impedem os invasores de ganhar terreno na corrente sangüínea, nas células e nos tecidos. Eles cercam uma área do corpo para manter o intruso e a infecção resultante localizados. Infelizmente, dentro dessa área eles criam um grande tumulto. Muitas vezes os granulócitos produzem mais enzimas digestivas do que o necessário para destruir os antígenos. Produzindo essas poderosas substâncias químicas em abundância, às vezes os granulócitos liberam as substâncias tóxicas na área circundante, destruindo os "inocentes" tecidos saudáveis. O resultado é a produção de radicais livres nos tecidos e a inflamação. Quando você olha para um corte em seu polegar, por exemplo, e ele lhe parece inchado e vermelho, você pode ter certeza de que seus granulócitos estão atacando tudo o que está à frente deles – inclusive os tecidos sadios de seu polegar. Porém não fique alarmado. A situação é temporária e relativamente inofensiva.

Coerentes com seus temperamentos de grosseirões, os granulócitos têm vida curta. A sua existência é de algumas horas ou alguns dias, e tipicamente termina num fulgor de glória, quando, mergulhados nas áreas afetadas, eles se destroem a si mesmos na batalha contra um invasor. Apesar da sua falta de sofisticação, os granulócitos conseguem realizar a tarefa virtualmente todas as vezes em que enfrentam bactérias invasoras que entram através da pele ou dos pulmões. O que nos parece só uma pequena infecção ou uma irritação insignificante poderia potencialmente espalhar-se e causar uma doença bem mais grave. Os granulócitos bloqueiam essas infecções em suas trajetórias, e conseguem fazê-lo com poucas inconveniências para nós.

Macrófagos: agentes do FBI e empregados de uma autoridade superior

Um primo mais sofisticado do granulócito é o macrófago. Tanto os granulócitos quanto os macrófagos são células sangüíneas brancas, mas os macrófagos podem ser considerados como o nível superior na hierarquia da lei – talvez o FBI. Eles possuem o mesmo armamento que os granulócitos, mas são também muito inteligentes e capazes de mobilizar reforços mais sofisticados para lidar com as ameaças ao sistema.

Os macrófagos circulam no sangue, mas podem migrar aos tecidos quando há a influência de uma infecção ou de uma substância estranha. Eles também se localizam em certas regiões fixas, como os rins, o fígado, os pulmões, e a pele. Os macrófagos nessas regiões fixas tendem a ter aptidões especializadas adequadas aos tipos de invasores possíveis de serem encontrados nesses locais. Há menos macrófagos circulando dentro de nós do que granulócitos – cerca de 100.000 contra dez milhões, respectivamente, num milímetro de sangue.

Os macrófagos identificam as bactérias chocando-se contra elas. Proteínas altamente sensíveis, semelhantes a antenas, irradiam-se da membrana celular dos macrófagos. Assim que o macrófago toca a bactéria com sua projeção semelhante a uma antena, ele consegue identificar certas características específicas nas paredes das células da bactéria. Então o macrófago pode enviar a informação de volta à memória do seu núcleo, que por sua vez aciona o macrófago para a ação apropriada.

Quando ativados, os macrófagos produzem uma série de substâncias químicas que atuam como armas poderosas contra bactérias, vírus, e células cancerosas. Entre essas substâncias químicas estão o peróxido de hidrogênio, o óxido nítrico, e o hipoclorito (alvejante). Essas substâncias químicas altamente tóxicas na verdade oxidam os microrganismos até a morte. (Existem várias formas de oxidação à nossa volta. Por exemplo, a ferrugem, o apodrecimento de uma maçã, e o enrugamento da pele). Assim que essas substâncias entram em contato com um vírus, uma bactéria ou uma célula cancerosa, elas começam a destruí-los. Essas substâncias químicas oxidativas provocam a destruição do organismo invasor rapidamente, ou o seu envelhecimento e a sua morte. Os cientistas ainda não descobriram como os macrófagos reconhecem os vírus ou as células do câncer. Como veremos adiante, muitas vezes o câncer não é detectado pelo sistema imunológico. Isso permite a progressão do tumor até que esteja totalmente desenvolvido e numa posição em que pode ameaçar a vida da pessoa. Os vírus também podem permanecer ocultos, protegidos do ataque do sistema imunológico. Quando as células cancerosas e os vírus são descobertos, geralmente o sistema imunológico é capaz de destruí-los, não importa o quão virulentos possam ser. À medida em que a ciência descobre mais sobre o modo como ocorre essa detecção, em ambos os casos poderão ser criadas formas terapêuticas para promover esse reconhecimento e assim destruir esses agentes causadores de doenças, bem antes deles terem tido chance de causar danos.

Quando o macrófago reconhece as bactérias, os vírus ou as células cancerosas, ele libera uma certa quantidade de substâncias químicas, chamadas coletivamente de "citócines", que podem causar mudanças em todo corpo, como o surgimento da febre e a indução do sono. Dentre esses citócines encontramos o fator da necrose tumoral, que pode destruir as células cancerosas e os tumores.

Os macrófagos têm uma responsabilidade bem mais ampla pela proteção do que os granulócitos. Assim como o FBI, os macrófagos se comunicam através do sistema todo; os granulócitos (como a polícia local) se concentram em regiões específicas. E o que é mais importante, os macrófagos partilham suas informações com os linfócitos T para gerar uma resposta imunológica ainda mais sofisticada e poderosa. O termo *linfócitos T* descreve dois tipos específicos de células imunológicas, a CD4 e a CD8, e ambas possuem a capacidade de mobilizar outros fatores imunológicos contra a doença.

Complemento: o detetive particular

Ao contrário dos granulócitos e dos macrófagos, o complemento não é uma célula, mas uma família de proteínas que circula no sangue. É o mais importante dos fatores humanos inatos do sistema imunológico. As proteínas – tanto faz se derivam de plantas ou de animais – são compostas de blocos de construção chamados aminoácidos. Estes servem de corpo físico para o complemento. Eles também atuam como catalisadores, ou acionadores de reações químicas, quando encontram uma substância nociva que invade nosso corpo.

Assim que reconhece uma ameaça à nossa saúde, o complemento se liga ao organismo invasor e faz buracos em sua membrana celular, causando sua morte. O complemento também produz um produto colateral que provoca a dilatação de vasos sangüíneos sadios. Esta manobra tão oportuna dispara um alarme em nosso corpo. De fato, o complemento alerta o resto do nosso sistema imunológico para algo que está errado. Nosso corpo responde a essa mensagem enviando granulócitos e macrófagos à área, que ao chegarem reconhecem o invasor. Desse modo, o complemento atua como um detetive particular que descobre um covil de bandidos: ao perceber que são em grande número, ele aciona o alarme no edifício, alertando os esquadrões interiores da polícia local. Essa reação explica a vermelhidão que rodeia ou impregna uma infecção.

Linfócitos: generais de exército e sábios instrutores

Quando um macrófago reconhece um invasor com o qual não consegue lidar sozinho, ou quando percebe que as forças combinadas para a defesa inicial são inadequadas, ele chama reforços sob a forma de um tipo de linfócito, ou célula auxiliar T, chamada de célula CD4. As células CD4 são muitas vezes chamadas de generais do sistema imunológico. Elas organizam e integram os vários componentes do sistema para que reajam a um determinado antígeno. As células CD4 têm a capacidade de produzir alguns, e convocar outros, poderosos elementos imunológicos que conseguem lidar com mais eficácia com bactérias, vírus e células cancerosas.

No entanto, antes de poder fazer algo, uma célula CD4 precisa reconhecer a presença de uma bactéria, vírus ou célula cancerosa específicos. Em outras palavras: ela precisa ser alertada para o fato de que um antígeno está presente no sistema. Tão logo isso ocorra, ela consegue dar uma resposta apropriada, o que inclui a convocação de mais ajudantes. Assim, o momento em que o macrófago comunica à célula CD4 que existe uma ameaça específica, é uma das mais importantes etapas em toda a resposta imunológica, especialmente quando o agente ameaçador pode causar uma doença séria. Se a CD4 falhasse ao reconhecer a presença de um antígeno, o macrófago e outras células fagocíticas teriam de lidar sozinhas com o invasor. Assim a artilharia pesada – a maioria das células mortíferas naturais, células B, anticorpos e redes avançadas de comunicação, – permaneceriam adormecidas diante de um antígeno. As células chaves do sistema não se multiplicariam, e portanto, os reforços do sistema imunológico se esgotariam. Só a célula CD4 tem o poder de convocar à ação esses e outros poderosos elementos das defesas de nosso corpo.

Notavelmente, as próprias células parecem perceber a seriedade de suas funções. O macrófago ataca uma substância invasora, consome-a e regurgita uma parte ínfima da proteína do invasor. Esse pedaço de proteína, que pode não ser maior do que uma cadeia de dez aminoácidos, é colocado numa estrutura do tipo "xícara", na membrana externa do macrófago. Essa xícara é uma molécula chamada de "grande complexo de histocompatibilidade" (abreviação MHC).

Agora a proteína do antígeno está dentro da molécula MHC. Nesse momento, o macrófago oferece o antígeno à célula CD4, como se passasse uma mensagem importante a um superior. De fato, centenas de milhares de macrófagos estão fazendo isso ao mesmo tempo – oferecendo minúsculos pedaços de proteína digerida e preparada para a célula CD4 – na esperança de que uma célula CD4 reconheça o antígeno e convoque uma reação imunológica em ampla escala. Agora cabe à célula CD4 reagir. Esse é o momento no qual o sistema imunológico se reorganiza para o controle ou se atrapalha todo.

A reação da célula CD4 ao antígeno não é automática. A fim de reconhecer o antígeno que lhe é oferecido, ela precisa ter, em sua própria membrana celular, um tipo específico de receptor capaz de reagir a esse antígeno. Em outras palavras, o antígeno e o receptor precisam se encaixar como uma chave numa fechadura. Qualquer célula individual CD4 é capaz de reconhecer uma única característica num antígeno, o que é suficiente para identificar aquele vírus ou bactéria em particular, e assim induzir as outras à ação apropriada.

Milhões de macrófagos continuam a oferecer a proteína do antígeno às células CD4 em todo o corpo, mas só uma fração mínima das células CD4 respondem. A grande maioria não tem o receptor apropriado para aquele antígeno. Os receptores em cada célula CD4 são criados a partir de genes compartilhados por todas as células CD4. Cada célula faz o seu próprio receptor único a partir do reservatório de genes disponíveis. Existem milhões de variações. Na verdade as células CD4 individuais são treinadas para reconhecer o que é *self* ou não-*self* (ou antígenos) na glândula timo, localizada bem na frente do coração. Ali as células CD4 criam um receptor específico, assumindo assim uma responsabilidade específica em nossas defesas imunológicas. Uma vez treinada e com um receptor individual, a célula CD4 é enviada à corrente sangüínea, e alertada para a presença de "maus elementos" específicos. Cada célula CD4 se reproduzirá, ou se dividirá, formando novas células. Esses filhotes terão exatamente o mesmo receptor que seu antepassado, garantindo a disponibilidade de famílias inteiras de células CD4 com o mesmo receptor, para reconhecer um tipo específico de antígeno numa região qualquer do corpo. Se um vírus da gripe aparecer em nosso fígado ou em nosso sangue, membros da família das células CD4 com o receptor certo terão se espalhado por todo o corpo para reconhecer o vírus em qualquer local.

A maioria dos agentes causadores de doenças pode gerar mais de um antígeno, o que aumenta a probabilidade de o agente ser reconhecido. Em outras palavras, as chances de que o nosso sistema imunológico reconheça qualquer antígeno são muito boas. Uma vez que o antígeno é reconhecido por uma célula CD4 em particular, o general se põe em campo. Então o sistema imunológico começa a fervilhar de atividade, como se tivesse sido subitamente ligado a uma fonte de energia altamente carregada. É feita uma chamada geral às armas, uma rede de sinais de comunicação se espalha por todo o sistema, e milhões e milhões de células imunológicas assumem suas tarefas e vão imediatamente trabalhar.

É claro que não temos consciência do que acontece. Ao invés disso, sofremos com uma doença em particular – digamos, uma gripe – com todos seus desconfortos conhecidos, na verdade só modestos. Ao mesmo tempo, as células usam os genes para produzir antídotos químicos únicos para a doença. Dentre estes estão as células mortíferas naturais (outra célula branca, sangüínea, do tipo linfócito) que também pode atacar e matar células cancerosas, além de atacar o vírus da gripe. Assim como os macrófagos, as células mortíferas naturais agem instintivamente. Ao mesmo tempo, as células se comunicam entre si para organizar um ataque bem orquestrado ao invasor. As células viajam por distâncias que, considerando o seu tamanho, são bastante vastas. As células fagocíticas e o complemento atacam os agentes patogênicos nas trincheiras; os reforços são produzidos em progressões crescentes e números inconcebíveis. Em todo o tempo o sistema aprende a partir da sua própria experiência – e registra as respostas que funcionam – para que da próxima vez em que se encontrar com esse vírus, ele já tenha um plano de ação pronto.

O reconhecimento de um antígeno é um dos aspectos mais delicados e essenciais da resposta imunológica. Se ele não ocorrer, ou se as células CD4 estiverem enfraquecidas ou destruídas – como no caso da infecção pelo HIV – o arsenal do sistema imunológico ficará enormemente limitado, e, diante de uma doença que ameace a vida, eventualmente será derrotado.

No entanto, se a célula CD4 reconhecer o antígeno, imediatamente ela começará a se reproduzir, para que mais células CD4 idênticas a ela – com esse receptor em particular – possam se posicionar através do sistema. Células que reconhecem o problema em nosso corpo e que conseguem administrar da melhor forma a resposta do sistema imunológico logo estarão sendo transportadas através da corrente sangüínea para os postos de comando, desde o topo da nossa cabeça até a ponta dos nossos pés.

Citócines e interleucines: os mensageiros do exército

Assim que chega ao seu posto, a célula CD4 imediatamente faz o que qualquer bom general faria: dá ordens. Ela faz isso produzindo um grupo de substâncias químicas poderosas, conhecidas coletivamente como citócines, que por seu lado acionam uma série de transformações imunológicas e metabólicas em nosso corpo. Dentre essas citócines há uma família de interleucines – da interleucine 1 até a interleucine 17 (ou IL-1 a IL-17). As interleucines trabalham independente e coletivamente para produzir múltiplos efeitos. A IL-1 provoca a maturação rápida das células imunológicas, para que elas se tornem capazes de combater agentes patogênicos ou células cancerosas. As IL-1 e IL-2 produzem a inflamação, que dentre outras coisas aumenta o fluxo de calor e de sangue à área afetada do corpo. Nós sentimos essa atividade sob a forma de dores nas juntas ou em outros tecidos. Em outras palavras, isso faz parte dos desagradáveis efeitos colaterais de uma gripe ou outra reação imunológica qualquer.

A IL-1 e o interferon dão um sinal ao cérebro para que fiquemos sonolentos. Se estivermos deitados horizontalmente, o sistema imunológico poderá direcionar a energia do nosso corpo para o combate ao invasor. Outras citócines avisam o corpo para que ele também produza febre, o que pode ser uma ação estratégica destinada a tornar nosso ambiente interno menos hospitaleiro à infecção. Outros mensageiros químicos regulam a produção de hormônios e controlam o ânimo. A irritabilidade, o mau-humor e a fadiga tão familiares aos que estão gripados são o resultado de uma bem coordenada tentativa de nos fazer parar de trabalhar, descansar bastante, e evitar a interação social. Ninguém tem vontade de nos visitar, e nós também não temos vontade de ver ninguém. Assim o sistema imunológico nos obriga a nos cuidarmos e nos isolarmos dos outros.

Três citócines – a IL-1, o interferon, e o fator da necrose tumoral – combinam-se para desempenhar outras tarefas. Elas mudam o nosso metabolismo para aumentar os níveis sangüíneos de certas proteínas relacionadas ao sistema imunológico, enquanto diminuem os níveis de certos minerais, como o zinco. Ainda não se sabe por quê o corpo diminui os níveis de zinco. Sabe-se que o zinco é essencial para que se produza uma forte resposta imunológica. Talvez esses minerais se perdessem totalmente se o sangue contivesse níveis desproporcionalmente elevados deles, porque seriam filtrados pelos rins e eliminados pela urina. Para evitar isso, o sistema imunológico instrui o corpo para que preserve os minerais nos tecidos, tornando-os assim disponíveis para o fortalecimento da resposta imunológica contra infecções, vírus ou tumores.

À medida em que aumenta o fluxo de sangue, exércitos inteiros de macrófagos, granulócitos e complementos chegam ao cenário do acontecimento para destruir os invasores. O complemento contribuirá diretamente para a batalha contra os microorganismos, mas também criará dilatações nos vasos sangüíneos e aquela vermelhidão característica que geralmente rodeia os tecidos inchados. Isso atrairá ainda mais macrófagos e granulócitos.

A IL-2 também estimula a divisão de células T, produzindo mais desses lutadores. Se necessário, a IL-2 também poderá ativar a produção do fator da necrose tumoral para combater as células cancerosas e os tumores. Ela também estimula a produção do gamma-interferon, que impede a multiplicação dos vírus, interferindo em seu maquinário de reprodução. Outras citócines fazem com que macrófagos, células mortíferas naturais e um grupo de linfócitos chamados de células mortíferas CD8, tornem-se mais reativos e agressivos diante de um antígeno.

O EXÉRCITO MIRACULOSO 27

As interleucines (IL-2, IL-4 e IL-6) e o interferon estimulam, ou acionam, células citotóxicas, que matam as células produtoras de vírus e as cancerosas. Essas células incluem uma sub-série de linfócitos T, macrófagos e células mortíferas naturais, positivas CD8. As células citotóxicas CD8 podem também ser direcionadas contra rejeições em transplantes. Esses três tipos de células mortíferas trabalham juntas, cada um usando seus talentos especiais para destruir invasores. O fator de necrose tumoral pode também destruir diretamente as células cancerosas. Apesar dessas reações terem sido observadas e registradas, muita coisa sobre o sistema imunológico ainda nos mistifica. Por exemplo, algumas interleucines e o interferon provocam o aumento da falência muscular do corpo. Os cientistas não sabem por quê isso ocorre, ou a vantagem que isso traz ao processo do combate à doença. Porém sabemos que isso ocorre como resultado da atividade do sistema imunológico e resulta na elevação dos níveis de nitrogênio na corrente sangüínea. O que está além disso, nós ainda não sabemos.

Como quando agitamos pedaços de carne vermelha diante de um bando de leões, o interferon incita as células mortíferas naturais ao ataque a um alvo específico, ou antígeno. E assim como os leões, as células mortíferas naturais têm uma série muito limitada de respostas a um alvo: elas atacam com uma fome feroz e o matam. Elas fazem isso ligando-se às membranas celulares que estão produzindo os vírus e mordendo-as, ou então produzindo substâncias químicas que destroem a célula. Elas podem também atacar células cancerosas desse mesmo modo.

Células B e anticorpos:
soldados com armas químicas

As células CD4 produzem a IL-4, IL-5 e IL-6, que estimulam as células B a enfrentarem o invasor e a produzirem anticorpos – antídotos químicos específicos contra as doenças. As células B surgem com esquemas mais inteligentes, organizando operações de incitamento. Parece que elas gostam também de constranger o invasor. Assim que chegam ao local, identificam a antagonista e começam a produzir elementos químicos e estratégias para destruir o agente patogênico. As células B criam essas substâncias químicas embaralhando os genes dentro dos seus núcleos para produzir receptores que reconhecerão o antígeno. Quando esse receptor interage com antígenos e citócines produzidos por células T auxiliares, a célula B começa a produzir seu anticorpo maciçamente. (O anticorpo também é chamado de imunoglobulina, um nome genérico para várias classes de anticorpos – IgA, IgD, IgE, IgG e IgM – que podem destruir um agente patogênico de várias maneiras, através dos órgãos depurativos do sangue).

Uma das manobras favoritas das células B é envolver o organismo invasor com uma espécie de anticorpo que atrai macrófagos e granulócitos (um processo chamado de opsonização). É como passar mel num bandido e colocá-lo no meio de uma toca de ursos. As células B podem criar um anticorpo que também atrai o complemento. Assim que o complemento chega, ele abre buracos na parede externa do agente patogênico, que vaza até morrer.

Outra estratégia favorita das células B é cobrir o agente patogênico com uma espécie de anticorpo que atua como uma cola. "Gangs" inteiras de agentes patogênicos grudam entre si, o que os torna mais visíveis ao sistema imunológico e simplifica o reconhecimento. Hordas de células sangüíneas brancas ocorrem à cena, e o ataque resultante, do sistema imunológico, é decisivo.

Outra estratégia é cobrir a bactéria ou o vírus com um anticorpo que impede o agente patogênico de se ligar a outras células. Incapaz de se fixar no corpo, o agente patogênico é facilmente eliminado através do trato digestivo ou de um dos órgãos depurativos do sangue.

As células B modificarão sutilmente seus genes até que o antídoto químico mais eficaz contra um certo antígeno seja encontrado. Esse anticorpo então será produzido em quantidades suficientes para destruir o invasor, cuja aparência será depois registrada na memória do sistema. Da próxima vez em que esse mesmo antagonista for confrontado, o sistema terá o registro do antídoto químico certo guardado em seu arquivo. As células B e seus anticorpos muitas vezes aparecem em nódulos e vasos linfáticos, onde trabalham com o complemento e as células sangüíneas brancas para combater vírus e bactérias.

❖ ❖ ❖

As células CD4 também produzem citócines que estimulam a multiplicação de células imunológicas específicas. O interessante é que só aquelas células diretamente relevantes à tarefa em curso é que aumentam o seu número. Estas incluem as células CD4 com o receptor correto para o antígeno presente (como vimos antes) e certas células B que produzem anticorpos destinados a neutralizar o invasor.

Só as células CD4 que reconhecem um antígeno são imediatamente convocadas pelos seus próprios genes a produzirem um novo receptor – como uma luva de beisebol – no exterior de suas membranas, e assim captar a IL-2, a citócine que ordenará a essas células CD4 selecionadas que se reproduzam. Assim a IL-2 estimula só determinadas células CD4 a se reproduzirem. Só essas células CD4 com a "luva de beisebol" para a IL-2 captarão a citócine e receberão a ordem para se reproduzirem.

Todos os encontros subseqüentes com esse agente patogênico em particular, digamos, um vírus do sarampo, receberá uma resposta muito mais rápida e eficaz. Assim, mesmo que você fique exposto a uma determinada doença, não a pegará. Esse conceito é a base para os programas de proteção imunológica; as vacinas nos preparam para dar uma resposta rápida a invasores perigosos, e assim podemos evitar as doenças que eles causariam.

❖ ❖ ❖

Enquanto essas respostas individuais estão ocorrendo, acontece uma complexa interação entre as células imunológicas e as citócines com a finalidade de regular as atividades imunológicas. Algumas citócines estimulam as atividades, e outras as limitam; outras ainda deixam de ser citócines quando a doença é derrotada e a tarefa cumprida. Em resumo, nossa resposta imunológica será forte o suficiente para completar a tarefa individual, mas não mais forte do que o necessário.

Apesar do sistema imunológico ser composto de milhões de células – aparentemente um número mais do que adequado – na verdade ele recruta outras células para o seu serviço. A célula CD4 também pode transformar células de fora do sistema imunológico – como aquelas de nosso fígado, pulmões, rins e ossos – em soldados. Ela faz isso produzindo citócines que transformam células somáticas em escoteiros, que por seu lado avisam as células sangüíneas brancas de que estão precisando delas ali perto. Essas células somáticas recrutadas também podem ajudar as outras apresentando antígenos; elas podem colocar proteínas de antígenos digeridas em suas membranas celulares e assim avisar os macrófagos ou CD4 de que um invasor está presente.

Vírus, bactérias e células cancerígenas: o inimigo

Um vírus (como o da varíola, do sarampo, da gripe, ou do resfriado comum) é um invasor "furtivo" e insidioso. Não é uma célula viva, mas um organismo parasita que fixa residência dentro das células do corpo. Um vírus não tem genes suficientes (sob a forma de DNA ou RNA) para se reproduzir. Ao invés disso, ele comanda nossas células de DNA e ordena a nosso DNA que produza mais vírus e células portadoras de vírus. Assim ele se apodera dos genes do corpo e usa-os para seus próprios objetivos.

Muitos vírus modificam as membranas das células que seqüestram, o que alerta o sistema imunológico de sua presença. Uma vez reconhecidos, os vírus e suas células seqüestradas são um alvo fácil para o arsenal do sistema imunológico. Células mortíferas naturais e células T citotóxicas podem destruir as células portadoras de vírus dentro do nosso corpo e com isso neutralizar e eliminar o próprio vírus. Essas células T (células citotóxicas CD8) desenvolvem a memória do ataque, preparando-se para futuros encontros com esse vírus em particular. E além disso, as citócines podem atrair macrófagos para as células portadoras de vírus e assim inclui-los no combate. Entretanto, a presença de todos os vírus não é óbvia para o sistema imunológico. Alguns, como o vírus da herpes, conseguem se esconder no sistema nervoso e ali permanecer adormecidos por longos períodos de tempo, suficientemente inativos para não serem notados pelo sistema imunológico. O vírus está presente, porém latente. Se o sistema imunológico enfraquece, o vírus pode migrar para outra área do corpo, reproduzir-se e causar sintomas. Então o sistema imunológico atacará e destruirá essas células ativamente infectadas, mas alguns dos vírus podem voltar ao seu abrigo e continuarem ocultos.

O HIV possui essas mesmas habilidades. Ele se esconde no cérebro, local que o sistema imunológico reluta muito em atacar, com medo de danificar as células cerebrais. O HIV também fixa residência dentro do próprio sistema imunológico. Ele se esconde nas células macrófagas e CD4 e eventualmente destrói os linfócitos CD4. Assim, o HIV na verdade corta a cabeça do sistema imunológico, destruindo sua habilidade de coordenar uma resposta inteligente para os vírus.

Os vírus, como os terroristas, deslocam-se sorrateiramente (nem mesmo são células completas), eles têm a capacidade de se movimentar em grupos pequenos e agem sub-reptícia e astuciosamente. Por outro lado, na maioria das vezes as bactérias são muito mais óbvias para o sistema imunológico e portanto representam um risco bem menos significativo. No entanto, uma infecção bacteriana pode causar muito tumulto (como quando a *Escherichia coli*, por exemplo, sai do trato intestinal e entra na corrente sangüínea); algumas formas podem até ser letais. Mas as bactérias são menos furtivas do que os vírus e conseqüentemente mais fáceis de lidar. Os vírus podem ser comparados a terroristas altamente sofisticados, mas as bactérias se parecem a criminosos comuns – ambos podem causar problemas, mas é muito mais difícil lidar com os primeiros. A medicina produziu uma ampla gama de remédios que neutralizam eficazmente as bactérias, mas a ciência não conseguiu produzir nada comparável, digamos, à penicilina, para lidar com os vírus. No entanto, nenhum remédio milagroso pode substituir o brilhante desempenho de um sistema imunológico eficiente. O câncer também é um inimigo insidioso. Ele começa quando ocorre a mutação do DNA numa célula isolada, que assim se divide sem controle. Em células normais, o processo divisório é cuidadosamente controlado, em muitos pontos de controle. Geralmente são necessárias diversas mutações para que uma célula se torne maligna. Mas apesar das conseqüências poderem ser catastróficas, as mutações que causam o câncer geralmente são o resultado de mudanças sutis em algumas poucas dentre as milhares de proteínas de uma célula. A maioria dos tumores cresce muito devagar no começo. Assim, a tarefa de descobrir as novas células no meio das trilhões de células normais torna-se uma façanha enorme. É algo análogo a seguir a pista de um terrorista esperto antes que ele possa jogar uma bomba. Entretanto alguns cientistas acreditam que o sistema imunológico faz isso rotineiramente. Macrófagos e células mortíferas naturais têm uma habilidade enorme para detectar e destruir células cancerosas.

Se não for notado, o câncer cresce e continua a mutar. Muitas vezes pequenos pedaços se soltam do tumor original e migram para regiões diferentes, e assim dão origem a novos tumores. Esse processo é chamado de metástese. Freqüentemente, no instante em que o sistema imunológico percebe que as células do tumor não são membros legais da comunidade, o tumor já cresceu e se espalhou. Nesse ponto a batalha começa, mas o resultado é incerto. Depende da força do sistema imunológico, do tamanho e da localização do tumor.

Desativando o sistema – antes que ele nos prejudique

Depois que a resposta do sistema imunológico derrotou uma doença, ele se desativa. Essa regulação é realizada por um tipo específico de linfócito T chamado de célula supressora CD8, que produz substâncias químicas que desaceleram e finalmente desativam a resposta imunológica, geralmente encerrando as atividades das células CD4.

Às vezes, no entanto, a resposta imunológica pode ser muito forte e causar danos aos tecidos sadios e até aos tecidos essenciais. Essa é uma preocupação principalmente com as infecções no cérebro, onde uma inflamação pode ameaçar a vida da pessoa – a malária cerebral, por exemplo, induzida pela presença de um parasita, pode apresentar um risco desse tipo. Algumas bactérias, como a "staph", podem causar a síndrome do choque tóxico, carregando super-antígenos que podem provocar uma resposta imunológica exagerada, colocando em perigo a vida da pessoa. Geralmente as células supressoras conseguem impedir que esses efeitos fujam do controle, mas às vezes elas falham, e o resultado são danos no cérebro e outros tecidos como os dos rins. Além das células CD8, uma macrófaga também pode agir como célula supressora, produzindo fatores imunossupressores quando ela reconhece que a resposta imunológica deverá ser limitada.

O treinamento dos linfócitos

Bem antes de participar de uma resposta imunológica, as células do sistema imunológico nascem, amadurecem, e são educadas e treinadas para o seu trabalho. A maioria das células imunológicas nasce na glândula do timo ou na medula óssea. Estas últimas permanecem na medula até amadurecerem, ou são enviadas à escola, na glândula do timo. A maioria das células T imaturas acabam indo para a glândula do timo, a fim de serem treinadas.

O timo é uma glândula endócrina localizada exatamente sobre o coração. É composta de dois lóbulos, que juntos são um pouco maiores do que o polegar de um homem. É ali que ocorre um dos grandes mistérios do sistema imunológico: as células são treinadas para diferenciar o *self* do não-*self*. Elas também selecionam e desenvolvem moléculas receptoras, para assim reconhecer antígenos específicos. Desse modo, cada célula imunológica desenvolve sua identidade própria e encontra o trabalho da sua vida. O receptor específico lhe dá o objetivo. Se uma célula T é treinada no timo para reconhecer uma espécie específica de meningite ou poliomielite, ela reagirá todas as vezes em que encontrar um desses vírus. Ele será responsável por salvar a nossa vida quando for ameaçada por esses agentes causadores de doenças.

Diante da seriedade de sua missão, o timo não tolera nenhuma forma de incompetência. Noventa por cento das células que são treinadas lá não saem vivas. Elas se auto-destroem quando são incapazes de amadurecer, de encontrar um papel específico no exército imunológico, ou de aprender a distância entre *self* e não-*self*. Os cientistas não entendem muito bem como é feita essa distinção, e como é concretizada; sabemos somente que ela ocorre. Talvez como os animais mais fracos de um rebanho, elas são destruídas pelo bem da segurança e da saúde do grupo todo.

É claro que alguns comportamentos que vemos na natureza e que nos chocam também estão presentes dentro de nós. O sistema imunológico preza muito a sua missão, e as conseqüências da incompetência em suas fileiras é fatal.

Tolerância e hipersensibilidade

Em quase todos os casos o sistema imunológico não ataca o próprio corpo, e também ignora os agentes inofensivos. Esse aspecto do sistema é chamado de tolerância. De fato, as células aprendem a ignorar certos desafios. A tolerância dá ao sistema imunológico a capacidade de permanecer imóvel diante de certos antígenos, inclusive aqueles produzidos pelo nosso próprio corpo, e muitos agentes inofensivos produzidos pelo nosso próprio meio ambiente.

Quando o sistema imunológico perde essa tolerância, ele começa a atacar os próprios tecidos do corpo. Chamada de auto-imunidade, essa reação aos antígenos ocorre, por exemplo, na diabete dependente da insulina (tipo I) na qual o corpo destrói as células do pâncreas. Isso impede o pâncreas de produzir insulina, um hormônio essencial à vida. Uma cadeia similar de eventos caracteriza a artrite reumatóide, na qual o sistema imunológico ataca os tecidos sinoviais localizados nas juntas. Nessas doenças o sistema imunológico falha ao diferenciar o *self* do não-*self*. Em outros casos, o sistema imunológico reage a antígenos inofensivos, mas de uma forma que danifica o corpo. Essa forma de hipersensibilidade inclui as alergias comuns e as reações imunológicas perigosas contra remédios, como antibióticos. No caso das alergias uma substância inofensiva (como o pólen do ferro) aciona uma reação imunológica simplesmente porque o sistema imunológico não reconhece o pólen como inofensivo. Num certo sentido o sistema imunológico está fora de foco: ele não consegue identificar os pequenos detalhes do pólen e assim não consegue discernir o fato de que essa substância não representa uma ameaça real.

Na corrente sangüínea os remédios podem causar modificações que desencadeiam uma reação imunológica. A penicilina e certas drogas à base de sulfa podem ligar-se com células sangüíneas vermelhas, provocando modificações na aparência delas. Neste caso o sistema imunológico identifica essas células vermelhas como células estranhas e as ataca, criando uma condição perigosa.

Outras substâncias podem ligar-se aos tecidos e modificá-los, desencadeando uma reação imunológica: pesticidas, plantas venenosas, remédios, e até mesmo certas superfícies – como o metal na parte de trás de um relógio de pulso – podem às vezes provocar modificações nas células e desencadear uma reação imunológica. Nas assim chamadas sensibilidades de contato, as modificações nas células fazem a pele parecer estranha ao sistema imunológico.

Outro exemplo de intolerância envolve os órgãos e tecidos transplantados, doados por outra pessoa, e que são muitas vezes atacados violentamente por células imunológicas. Um transplante de coração, por exemplo, requer o uso de fortes drogas imunossupressoras, porque o órgão é visto como não-*self* pelo sistema imunológico. No entanto, em alguns casos o órgão doado não é atacado. Isso ocorre quando a molécula MHC do órgão – o recipiente em forma de xícara na membrana celular do macrófago –

combina com a do receptor do órgão. Neste caso a molécula MHC é vista pelas células CD4 como normal, ou *self*, e portanto se encaixa exatamente no sistema imunológico geral.

❖ ❖ ❖

Até mesmo uma familiaridade superficial com as particularidades do sistema imunológico provoca uma sensação de maravilhamento. De fato, nossas defesas imunológicas muitas vezes se parecem com os super-heróis que nossa imaginação cultua. E para nos assegurarmos de que o sistema de fato consegue vencer todas as batalhas, passaremos agora ao tópico dos fortalecedores do sistema imunológico: formas de garantir o funcionamento ótimo de nossas defesas contra as doenças.

CAPÍTULO 3

Como funcionam os fortalecedores do Sistema Imunológico

De fato, nosso sistema imunológico é poderoso, mas como todas as coisas vivas, para funcionar bem ele precisa das matérias-primas apropriadas e de um meio ambiente favorável. Seguindo uma boa dieta e incorporando complementos fortalecedores de imunidade à nossa vida, poderemos prover nosso sistema com muitos dos elementos de que ele precisa para se desenvolver.

A fim de entender melhor cada um dos fortalecedores do sistema imunológico que descreveremos a seguir, vale a pena examinarmos como certos complementos enfraquecem o sistema e contribuem para o surgimento de doenças. Também é importante entender, em geral, como nosso estilo de vida pode fortalecer nossas defesas e ajudar na restauração da saúde.

Os fortalecedores do sistema imunológico funcionam de quatro formas, no mínimo, que de certo modo se intercalam.

1. Eles melhoram a comunicação dentro da célula imunológica, o que torna as ações da célula mais eficientes e poderosas.
2. Eles tornam as células imunológicas mais numerosas, agressivas e mais eficazes diante de um antígeno.
3. Eles retardam, e em alguns casos interrompem a produção de radicais livres, causa essencial de mais de sessenta doenças, inclusive o câncer, as doenças cardíacas, as desordens cerebrais, e a maioria dos sintomas do envelhecimento.
4. Eles têm o efeito, a longo prazo, de melhorar significativamente o ambiente em nosso sangue e tecidos, onde as células imu-

nológicas trabalham; assim nosso sistema imunológico passa a funcionar melhor.

A longo prazo, os fortalecedores do sistema imunológico são como um capital que aplicamos numa conta de poupança, para ser usado mais tarde quando o nosso sistema tiver de enfrentar um antagonista. Manter um estilo de vida saudável, mesmo quando estamos bem, ajudará esses fortalecedores a vencer mais facilmente as batalhas do amanhã.

❖ ❖ ❖

Apesar dos fortalecedores do sistema imunológico ajudarem nossas defesas a funcionarem melhor, eles não são o que concebemos como "terapeutas". Na medicina moderna ortodoxa, uma terapêutica é concebida como um agente externo – uma pílula ou uma poção que combate as doenças. Tipicamente nós concebemos a terapêutica como algo que possui um efeito independente numa doença. Esses remédios não incluem a assistência ao nosso corpo.

Por outro lado, os fortalecedores do sistema imunológico funcionam melhorando as energias de nosso próprio corpo, que serão usadas posteriormente para combater as doenças, e não como substitutos dessas nossas forças. Eles podem melhorar nossa saúde em pouco tempo e reduzir dramaticamente nossas chances de ficarmos doentes. Nosso programa de fortalecimento da imunidade nos ajuda na prevenção das doenças, construindo a cada dia o sistema que enfrentará as ameaças à nossa saúde.

É claro que muitas vezes os remédios são essenciais para a cura, mas alguns desses remédios deprimem o sistema imunológico. Os antibióticos, por exemplo, destroem as bactérias, independentemente de qualquer coisa que nosso corpo faça. De fato, eles trabalham ocupando o lugar do nosso sistema imunológico, e possivelmente enfraquecem-no a longo prazo. Portanto, a utilização de remédios durante muito tempo pode enfraquecer nossas defesas, ao passo que a aplicação do programa aqui apresentado por um tempo considerável fortalecerá nossas defesas e nos tornará mais saudáveis. Ao longo do livro enfatizamos que cada fortalecedor do sistema imunológico funciona melhor na companhia de outros fortalecedores.

Pequenas fábricas

Para visualizar como funcionam os fortalecedores do nosso sistema imunológico, imagine as células imunológicas como fabriquetas que fabricam vários produtos. O núcleo da célula pode ser visto como a equipe administrativa corporativa. Dentro da célula os gens comandam a fabricação de vários produtos, como as citócines (mensageiras químicas), os anticorpos, e uma série de substâncias químicas tóxicas que destroem bactérias, vírus e células cancerosas.

Nas épocas em que cresce a demanda, cada fábrica se expande para produzir novas fábricas, ou células – um processo chamado de mitose. Como em todas as fábricas, cada célula precisa de matéria-prima para produzir. Essas matérias-primas – os carboidratos, proteínas, antioxidantes, minerais, e outros nutrientes importantes – provém principalmente da nossa alimentação.

A importância da comunicação

Cada célula controla uma rede de comunicações internas integradas. Quando um antígeno é localizado pelos receptores semelhantes a antenas do exterior da célula, são repassados sinais desse receptor ao núcleo da célula. Ali os gens agem de acordo com essas instruções. Os receptores podem ser vistos como o departamento de "marketing" da fábrica – os funcionários que mantém o contato com o mundo exterior e suas condições mutantes.

As linhas de comunicação precisam estar abertas e funcionando bem para que a célula funcicne apropriadamente. Quando são passados os sinais corretos, dos receptores aos núcleos e depois aos gens, a célula responde apropriadamente a um antígeno. Na maioria dos casos ela é capaz de neutralizar o antígeno sem criar os sintomas que nos alertam para a presença de uma doença. Mas se algo interfere na comunicação entre os receptores e o núcleo, a célula imunológica pode deixar de funcionar adequadamente contra um invasor. A célula responderá só parcialmente, isto é, ela poderá produzir só pequenas quantidades de citócines ou fatores químicos que destroem as bactérias, os vírus, ou as células cancerosas. Essa resposta insuficiente pode permitir que o invasor se multiplique e ganhe terreno no sistema. Isso ocorre freqüentemente dentre os idosos. O sistema imunológico deles pode se tornar tão fraco a ponto de deixar de produzir níveis normais de citócines, como o fator de necrose tumoral.

Outra forma de fracasso da célula é a incapacidade de se reproduzir diante de uma ameaça. Como mostraremos no capítulo 11, isso às vezes ocorre quando as pessoas sofrem de depressão devido à perda de um ente querido. Os linfócitos simplesmente falham ao responder a um agente patogênico ou a uma célula cancerosa. Em outros casos, a célula pode literalmente se autodestruir. Isso pode beneficiar o sistema como um todo se a carência de alimentos faz da redução uma prioridade; mas às vezes a mensagem de auto-destruição pode ser transmitida por engano devido a uma falha na comunicação entre o receptor e o núcleo. Esses problemas revelam como é importante uma boa comunicação entre os receptores, o núcleo, e os gens. Essa comunicação é afetada pelas condições do nosso sangue e tecidos, que, como veremos adiante, são bastante influenciados por nossas atitudes e comportamentos diários.

Os macrófagos e células CD4 são as mais vulneráveis ao cruzamento de sinais. Ambos dependem da sensibilidade de seus receptores para determinar exatamente o tipo de antígeno que estão enfrentando. Cada célula precisa reconhecer o tipo de antígeno que foi encontrado, e depois passar corretamente essa informação ao seu núcleo. Como citamos no capítulo 2, só as células CD4 com o receptor correto podem responder ao tipo específico de antígeno apresentado pelo macrófago. Esta espera que a célula

CD4 com o receptor certo passe por ali e entre em contato com o antígeno. Só a célula CD4 com o receptor correto faz isso; ela envia um conjunto de sinais ao seu núcleo, informando-o da presença de um tipo específico de ameaça ao nosso corpo. Esse fluxo de informações entre o receptor e o núcleo – uma série de delicadas reações químicas – pode, infelizmente, ficar bloqueado.

Como o fluxo de informações é bloqueado

O fluxo de informações entre o receptor e o núcleo pode ser bloqueado pela gordura. Quando consumida em excesso, a gordura pode cobrir o receptor da célula e se infiltrar nela, (como a gordura do leite cobre o copo ou a gordura da carne cobre o prato) e impedi-la de reconhecer os antígenos. Infiltrações desse tipo perturbam a comunicação dentro da célula. A gordura também pode obstruir a membrana celular, impedindo que os macrófagos forneçam antígenos às células CD4. Finalmente a gordura pode impedir a produção de citócines em macrófagos e células CD4. As gorduras saturadas, encontradas na maioria dos alimentos de origem animal, e as gorduras poliinsaturadas, encontradas em vegetais e peixes, podem colar as células CD4 e os macrófagos, se forem consumidas em excesso.

Alguns estudos demonstraram que as mulheres que comem quantidades excessivas de óleos de peixe (uma gordura poliinsaturada, a que se tem atribuído propriedades de prevenção contra doenças cardíacas) têm uma produção reduzida de citócines, inclusive as interleucines 1, 2 e 6. Vocês lembrarão que a interleucine 2 sinaliza às células CD4 para que se multipliquem, reforçando as respostas imunológicas a um agente agressor. Reduzindo a produção de interleucines importantes, as gorduras têm efeitos generalizados em todas as células imunológicas, inclusive as células CD4 e B, e na produção de anticorpos. É dessa forma que a gordura deprime a função imunológica.

Envelhecimento, declínio e radicais livres

O tempo cobra seus tributos de todos nós. Chamamos isso de envelhecimento, mas o que ocorre de fato é uma forma de declínio ao nível celular. As moléculas são bastante estáveis, até que entram em contato com moléculas de oxigênio altamente reativas chamadas de oxidantes. Os oxidantes têm um efeito degenerativo nas moléculas, fazendo com que percam elétrons, se rompam e deteriorem. Quando essas moléculas (chamadas de radicais livres) degeneram, as células e tecidos também o fazem. Um radical livre tenta recuperar seus elétrons perdidos roubando-os de moléculas vizinhas, um efeito desestabilizador que pode causar cicatrizes no tecido, inflamações e deformidades, e romper o DNA das células, causando o câncer. Essas moléculas decadentes causam a maioria das doenças debilitantes que sofremos hoje em dia, incluindo o câncer, as doenças cardíacas, a doença de Alzheimer, o mal de Parkinson, cataratas, cirroses hepáticas e doenças renais. Elas são também responsáveis pela maioria dos sintomas de envelhecimento que conhecemos tão bem, como a flacidez muscular, a fraqueza óssea e o enrugamento da pele.

Muitos fatores podem causar a produção acelerada dos radicais livres. Dentre os mais comuns estão os raios-X, a luz ultravioleta, muitas formas de radiação, de poluição do ar, o ozônio do escapamento dos carros, o dióxido de enxofre (o principal componente da chuva ácida) as drogas (tanto as recreativas quanto as farmacêuticas) os cigarros e as gorduras – especialmente as gorduras saturadas – em nossa comida. Todos esses produtores de radicais livres contribuem para o envelhecimento e as doenças.

Nosso sistema imunológico precisa lidar com os radicais livres. A taxa de degeneração das nossas moléculas determina a carga sobre o nosso sistema imunológico e a velocidade com que envelhecemos. Felizmente ainda temos um bocado de influência na rapidez com que isso ocorre. Como veremos no capítulo seguinte, uma das formas de reduzir a velocidade da produção de radicais livres e do processo de envelhecimento é comer alimentos ricos em antioxidantes – nutrientes que interrompem o processo de oxidação e assim retardam o colapso de nossas células e tecidos.

A imunidade e a mente

Certos comportamentos também contribuem para o enfraquecimento ou o fortalecimento das funções imunológicas. Nossas funções imunológicas são afetadas pelo nosso modo de pensar, pelas nossas emoções, pelo estresse que experimentamos, e pela qualidade dos nossos relacionamentos. Essas influências são transformadas em respostas físicas e químicas, incluindo a produção de hormônios e substâncias químicas do cérebro chamadas neurotransmissores. Por exemplo, as situações estressantes geralmente desencadeiam uma resposta do tipo, "lute ou fuja", na qual dependendo do condicionamento psicológico e biológico, corremos do perigo ou ficamos e lutamos contra ele. Situações estressantes desse tipo levam à produção de substâncias neuroquímicas como o cortisol (um hormônio que abre as passagens bronquiais, intensificando a respiração) encefalinas e endorfinas (compostos do tipo morfina que diminuem a sensação de dor) e adrenalina (um hormônio que intensifica o metabolismo, a respiração, e o consumo de energia).

O sistema imunológico responde a cada uma dessas substâncias químicas. O cortisol, por exemplo, liga-se a um receptor específico dentro da célula CD4. Uma vez preso ali, o cortisol sinaliza aos gens do interior do núcleo da célula CD4 para que suprimam a produção de importantes citócines, como a interleucine- 2 (IL-2). Como a IL-2 promove a proliferação da célula CD4, o cortisol evita que essas células T se multipliquem deprimindo assim a resposta imunológica. Essa é só uma das maneiras com que o estresse impede que tenhamos uma boa reação imunológica, quando nos defrontamos com um vírus ou uma bactéria e estamos estressados.

No momento em que chegamos aos cinqüenta ou sessenta anos já experimentamos décadas de estresse e exposição aos oxidantes, o que deixa suas marcas no sistema imunológico. Conseqüentemente o envelhecimento está associado com a depressão da função imunológica. Mesmo assim, não é necessário se resignar a essa eventualidade; as pesquisas nos mostram que sempre que os fortalecedores do sistema imunológico são integrados à vida das pessoas, mesmo tarde na vida, a força do sistema imunológico retorna.

Infelizmente, a maioria de nós não dá ao sistema o apoio de que ele necessita para se manter em bom funcionamento. Por isso ele enfraquece com a idade. E esse enfraquecimento ocorre virtualmente em todos os aspectos do sistema imunológico, especialmente nas células CD4. Estudos mostram que o funcionamento da célula CD4 é marcadamente prejudicada com o envelhecimento, em parte porque a produção de IL-2 cai significativamente entre os idosos. As células CD4 ou as células T não são as únicas células imunológicas a sofrer. Devido à acumulação de tensões tóxicas, as células B desenvolvem uma variedade grande de anomalias e muitas vezes deixam de produzir anticorpos em quantidades suficientes para lidar eficazmente com substâncias estranhas. Elas podem, de fato, criar autoanticorpos que atacam as células e os tecidos do corpo. Os granulócitos também se tornam mais fracos com a idade.

Esses fatores aumentam nossa suscetibilidade para as doenças degenerativas. Ao mesmo tempo a acumulação ao longo da vida dos danos causados ao DNA aumenta nossas chances de desenvolver um câncer. Mas, como já dissemos, a depressão do sistema imunológico é evitável. Podemos conservar a saúde e a força das nossas defesas incorporando os fortalecedores do sistema imunológico à nossa vida.

Introduza em sua vida os fortalecedores do Sistema Imunológico

Como veremos nos capítulos seguintes, há muitas formas de promovermos uma boa resposta imunológica e até mesmo de restaurarmos a força do nosso sistema.

O primeiro fortalecedor que discutiremos é o grupo de nutrientes chamados de antioxidantes. Esses compostos diminuem e às vezes até interrompem a produção de radicais livres. Eles fazem isso doando elétrons para moléculas em declínio, interrompendo a degeneração dessas moléculas, das células e dos tecidos. Eles também melhoram a comunicação dentro da célula, protegem a membrana celular, incentivam a habilidade da célula de reconhecer os antígenos, e estimulam a multiplicação das células CD4 e mortíferas naturais diante de um antígeno.

Simplesmente reduzindo a gordura e o colesterol em nossa dieta, podemos melhorar a habilidade de nossas células CD4 de responder apropriadamente aos antígenos. Além disso, diversos minerais, ervas, nutrientes e comportamentos específicos podem promover a saúde de células imunológicas individuais e a função imunológica geral. Dentre os mais eficazes comportamentos fortalecedores da imunidade estão os exercícios moderados, a meditação, e técnicas de relaxamento que utilizam o poder da mente para ajudar o corpo. Até mesmo a presença de relacionamentos de apoio em nossas vidas representa um papel importante no combate à doença.

❖ ❖ ❖

Todos os fortalecedores do sistema imunológico se combinam para criar um bom ambiente para a saúde nas trincheiras – o sangue e os tecidos onde as guerras imunológicas são travadas. Nossos tecidos podem ser considerados uma reserva da qual as células imunológicas podem retirar antioxidantes, minerais e nutrientes especiais, quando for preciso. Nosso sistema imunológico necessita de toda uma gama de nutrientes para responder eficazmente a um agente agressor. Além disso ele precisa funcionar num ambiente que não esteja poluído por hormônios prejudiciais ou quantidades excessivas de gordura e colesterol. Portanto, ao invés de nos concentrarmos exclusivamente em certos nutrientes individuais, precisamos também olhar o quadro como um todo, que é a necessidade de mantermos um ecossistema rico e saudável em nossos tecidos.

Por isso, o que fazemos num determinado dia tem menos importância do que aquilo que fazemos constantemente, a longo prazo. Se estivermos ingerindo alimentos saudáveis que incluem muitos fortalecedores do sistema imunológico, se estivermos lidando eficazmente com o estresse e mantendo uma vida equilibrada no trabalho e nos relacionamentos, os desvios esporádicos de nosso estilo de vida não nos afetarão muito. Mas se privarmos o nosso corpo do que ele precisa, numa base constante, estaremos correndo riscos. Vejamos como essa informação funciona na prática, na vida de Steve, um ser humano fictício. Ele vivenciará as circunstâncias imuno-depressivas que encontramos todos os dias. Felizmente ele leu algumas coisas sobre os fortalecedores do sistema imunológico e adotou um estilo de vida apropriado. Eis como esses fortalecedores produzem a diferença entre manter-se saudável e ficar gravemente doente.

O Sistema Imunológico de Steve

Steve é um homem de quarenta anos de idade, de saúde e compleição medianas. É casado com Sally. Juntos eles têm dois filhos em idade escolar, e um cão. Steve e Sally interessam-se pelas práticas de melhoria da saúde, e realizaram mudanças em seus estilos de vida para se protegerem contra as doenças. Entretanto, como para Steve grande parte do que acontece em seu interior é invisível, ele não sabe quão poderosas essas mudanças são de fato, para protegerem-no das doenças. Ele está prestes a obter um dos maiores benefícios provenientes da melhoria de seu estilo de vida, apesar de nunca chegar a saber disso.

Hoje Steve vai se deparar com muitas das substâncias típicas que deprimem o sistema imunológico; de fato, a maioria de nós se depara com esses fatores cotidianamente. Ele será inclusive exposto à bactéria da tuberculose (TB). Enquanto tudo isto estiver acontecendo, nós acompanharemos os eventos dentro de Steve e veremos como essas ações fortalecem ou deprimem sua resposta imunológica diante de uma série de antagonistas.

❖ ❖ ❖

Ao nascer de cada dia da semana, Steve e sua família se levantam para tomar um saudável café da manhã, freqüentemente com aveia ou outro cereal ou grão, torradas e geléia. Steve e sua mulher costumam tomar café preto. É segunda-feira, e estão todos atrasados e correndo para os seus destinos: Steve e sua mulher Sally para os seus empregos, Heather e Kelly, as crianças, para suas salas de aula da sexta e da quarta séries. Infelizmente, na casa deles o cereal acabou durante o final de semana, por isso todo mundo só comeu torradas com manteiga e engoliu um pouco de café preto ou suco. O pão de trigo integral é uma boa escolha, mas a manteiga no pão não é. E além disso, Sally coloca creme em seu café, enquanto Steve toma o dele puro, sem nada. Assim como a manteiga, o creme é muito gorduroso.

Gordura, radicais livres e o Sistema Imunológico de Steve

Steve e sua família começaram o dia com uma pequena porção de manteiga, que é produtora de radicais livres. Felizmente os membros da família não consomem grandes quantidades de gordura, o que reduz o impacto da gordura em seus sistemas imunológicos. Uma fração reduzida de seus macrófagos pode ficar temporariamente inerte, mas o colesterol e os triglicérides (ácidos graxos no sangue) estão baixos, portanto a manteiga tem pouco impacto em seus sistemas imunológicos. Antes de saírem de casa correndo eles pegam as marmitas da geladeira e colocam-nas nas mochilas que depois são presas às costas.

A poluição do ar e o Sistema Imunológico de Steve

Steve e Sally entram em seus carros e vão para o trabalho. No caminho, Steve deixa as crianças na escola. Assim que elas descem do carro, ele pega uma via expressa e entra no trânsito da hora de pico. Ele abre um pouco a janela do carro e respira o ar poluído, que em sua maior parte vem dos escapamentos dos carros, e é composto principalmente de monóxido de carbono, ozônio, cádmio, e outros metais pesados, todos eles produtos de radicais livres. O monóxido de carbono reduz a capacidade do sangue de transportar oxigênio, o que força o coração a trabalhar mais para levar o oxigênio às células. Algumas células sufocarão. O gás tóxico e outros poluentes também se acumularão no fluído dos tecidos, o que causará danos ao sistema imunológico, tornando-o menos capaz de lidar com vírus, bactérias e outras toxinas que poderão ser encontradas durante o dia.

Assim em seu caminho para o trabalho Steve sofre mais um enfraquecimento do seu sistema imunológico. E ele enfrenta isso todos os dias.

O estresse e um encontro infeliz

Steve quase não observa o trajeto que faz para o trabalho. Ele precisa pensar na entrega de vários projetos, o que pesa muito em sua mente. À medida em que ele vai imaginando várias possibilidades – muitas com resultados negativos – seu nível de estresse começa a crescer.

O estresse causa muitas mudanças no corpo, inclusive alterações no comportamento da musculatura, na respiração, nos níveis hormonais, e na atividade das células imunológicas. Mas dentre as mudanças mais comuns causadas pelo estresse está a depressão da atividade das células mortíferas naturais e uma redução na atividade dos linfócitos T. O estresse torna as células mortíferas naturais e os linfócitos T menos ativos diante de um agente patogênico. Quando saudáveis, essas células se multiplicam rapidamente ao enfrentarem um desafio – como uma célula cancerosa, um vírus ou uma bactéria – e assim organizam um ataque mais vigoroso contra qualquer agressão ao corpo.

Mas sob o estresse, especialmente o estresse crônico, as células mortíferas naturais e os linfócitos T não se multiplicam mais

COMO FUNCIONAM OS FORTALECEDORES DO SISTEMA IMUNOLÓGICO

com tanta rapidez, e em condições extremas, podem até permanecerem inertes quando confrontadas com um antígeno. Como se a poluição e o estresse já não fossem ameaças suficientes, a frente do carro de Steve é cortada por outro carro que entra violentamente na sua faixa, ao sair da via expressa. A raiva de Steve aciona outra explosão de reações químicas em seu corpo. As batidas cardíacas e a pressão sangüínea disparam. Suas glândulas adernais expelem adrenalina, a respiração se acelera, o fígado secreta glicogênio na corrente sangüínea, tudo para aumentar as reservas de energia. As células de gordura liberam seu conteúdo na corrente sangüínea como resultado desse fluxo de adrenalina; apesar de tudo isso produzir mais energia, seu efeito global é a sobrecarga do sistema imunológico, forçando os macrófagos a deglutirem essas partículas de gordura. O estresse também causa um impacto direto nas células imunológicas.

A menos que Steve seja um monge Zen budista treinado, essas reações são inevitáveis; o estresse e a raiva são reações normais a situações de pressão e de ameaça. Assim, no momento em que Steve entra na vaga do estacionamento do edifício de seu escritório, seu sistema imunológico já está um pouco mais fraco.

Steve corre para dentro do prédio em direção às portas dos elevadores, que estão prestes a se fecharem. Uma pessoa atenciosa segura as portas, e Steve entra no elevador lotado. "Muito obrigado", diz ele à pessoa que segurou as portas. Mal as palavras saíram da sua boca, uma outra pessoa ao seu lado espirra diretamente sobre o seu rosto. Infelizmente essa pessoa é tuberculosa. Involuntariamente Steve inspira o ar infectado. Ele não sabe, mas foi exposto à TB.

Um pouco sobre a TB

A cada ano, a *Mycobacterium tuberculosis* – bactéria que causa a tuberculose – causa oito milhões de novos casos de TB e mata 2,9 milhões de pessoas em todo mundo. Entre 1881 e 1985 a doença regrediu, principalmente por causa das melhores condições sanitárias e métodos de tratamento mais eficientes. No início deste século surgiram antibióticos que conseguiram destruir a bactéria. Nos cinqüenta anos subseqüentes, o número de pessoas que morreram com a doença caiu progressivamente. No entanto, desde 1985 esse padrão se reverteu, e o número de pessoas a contrariem a TB vem crescendo constantemente.

Várias razões explicam o ressurgimento da TB, mas dentre as mais importantes está a expansão da AIDS (síndrome da imunodeficiência adquirida). A AIDS ataca e enfraquece o sistema imunológico humano e conseqüentemente torna-o mais vulnerável a outras doenças infecciosas, inclusive a TB. Essa população crescente de portadores do HIV é a fonte de infecção daqueles com quem entram em contato.

A bactéria da TB é transportada pelas partículas de água no ar ou até pelas simples partículas de poeira. Como é gerada no ar, a TB é facilmente transmitida entre as pessoas, ao contrário do HIV. Uma pessoa com a doença pode espalhá-la aos outros através do espirro, da tosse, ou até da fala. Ela também pode ser transmitida quando grãos de poeira são levantados pelo ar em movimento e inspirados sem querer por uma pessoa, até chegarem aos seus pulmões. É claro que a TB pode representar uma ameaça à vida.

Mas é muito mais provável que a TB se aloje num corpo protegido por um sistema imunológico enfraquecido. Noventa por cento das pessoas que têm contato com a TB não manifestam sintomas, porque uma vez inaladas, as bactérias são destruídas por um sistema imunológico sadio. Na maior parte dos casos as células imunológicas reconhecem as bactérias imediatamente e destroem-nas nos pulmões. Até mesmo uma pessoa beijada por alguém com TB geralmente não pega a doença, porque os sucos gástricos no estômago destroem as bactérias antes delas terem tido a chance de entrar na corrente sangüínea. As bactérias são mortas pela luz do sol. Portanto, recintos bem iluminados pela luz do sol geralmente ficam livres do organismo da TB.

A TB está alcançando proporções epidêmicas também porque as bactérias estão se tornando cada vez mais resistentes aos antibióticos normais. A resistência aos remédios surgiu em grande escala porque as pessoas infectadas muitas vezes interrompem o tratamento antes das bactérias terem sido totalmente destruídas, o que deu à TB um tempo para se adaptar aos antibióticos. Assim, enquanto a TB se torna mais resistente à terapêutica medicamentosa, o sistema imunológico humano – em termos coletivos – parece estar se tornando mais fraco. Esses fatores se combinam para dar à TB um terreno mais fértil em todos os lugares.

A TB atingiu proporções epidêmicas nos Estados Unidos. Além disso, até que novos medicamentos sejam criados, a TB, agora resistente a múltiplas drogas, só pode ser combatida por sistemas imunológicos fortes – mais uma razão para que cuidemos melhor de nós mesmos.

De volta ao escritório

Quando chega ao escritório, Steve toma mais café, mantendo assim elevados os seus níveis de adrenalina. Neste momento as coisas não parecem muito boas para Steve, mas ele está pretendendo mudá-las.

Ao contrário da viagem no carro quando sua mente estava concentrada no lado obscuro das questões que o pressionavam, Steve pode agora enfrentar seus problemas e usar a sua competência para conseguir controlar uma situação de desafio. Ele começa a trabalhar. A pesquisa nos mostra que Steve pode fazer muitas coisas para fortalecer suas funções imunológicas ao longo do resto do dia.

Ele não precisa ser vítima das dificuldades, ao invés disso ele pode reagir. Primeiro Steve delega várias tarefas e pede ajuda aos seus colaboradores para a resolução dos seus problemas mais prementes. Isso dispersa imediatamente uma parte da pressão que ele sente e alivia o seu estresse. Ele começa a se sentir apoiado e conectado à sua comunidade de trabalho. Esses sentimentos de conexão e apoio aliviam o seu estresse e fortalecem a sua imunidade. O alívio do estresse faz com que os linfócitos T e os macrófagos se tornem menos inertes e reajam melhor às ameaças ao sistema, inclusive a invasores bacterianos, como a TB.

Além da sensação de apoio, Steve sente que tem mais controle sobre o seu ambiente e sobre a fonte de seu estresse. Isto provoca um grande impacto em sua sensação de bem estar e seu sistema imunológico. Estudos em animais e alguns humanos demonstraram uma redução significativa das funções do sistema imunológico e uma maior suscetibilidade a infecções em sujeitos que estão sofrendo de estresse crônico. No entanto, quando os animais de laboratório e os seres humanos experimentam uma sensação de controle sobre situações estressantes ou encaram a adversidade como um desafio, os efeitos prejudiciais do estresse se neutralizam. As células mortíferas naturais e os linfócitos T são diretamente afetados e reagem melhor.

Como Steve não se rende a seus problemas, seus esforços são compensados através de uma elevação na sua resposta imunológica. Alguns estudos demonstraram que mulheres com diagnósticos positivos para o câncer, e que o enfrentaram com espírito de luta, tinham índices de sobrevivência bem maiores, depois de cinco e dez anos, do que aquelas que se sentiram indefesas ou que aceitaram estoicamente a doença. A razão provável é uma resposta imunológica mais forte diante de um desafio.

Na hora do almoço Steve faz uma pausa, e a marmita que ele trouxe está na sua bandeja quente. Ele trouxe arroz integral com algumas sementes de girassol espalhadas por cima, uma xícara de legumes verdes cozidos misturados com vinagre temperado, sobras de batatas, uma laranja e uma maçã.

Os antioxidantes e o Sistema Imunológico de Steve

O almoço de Steve contém vários nutrientes que fortalecerão seu sistema imunológico. E dentre os mais poderosos desses fortalecedores estão alguns compostos dos alimentos, chamados de antioxidantes. Eles ajudam a evitar o efeito devastador provocado pelos radicais livres. Os antioxidantes fornecem elétrons aos átomos, às células e tecidos, e com isso estabilizam ou interrompem a degeneração. Também chamados de varredores dos radicais livres, eles promovem igualmente a atividade das células imunológicas.

COMO FUNCIONAM OS FORTALECEDORES DO SISTEMA IMUNOLÓGICO

Os três antioxidantes mais conhecidos são as vitaminas C, E e o beta-caroteno, a fonte vegetal de vitamina A. O selênio, a vitamina B_6 e a glutatione também são importantes. O almoço de Steve é rico em todos esses antióxidos. Em primeiro lugar, o arroz integral e as sementes são boas fontes de vitamina E e glutatione. Ambos são poderosos "varredores" de radicais livres, e ambos fortalecem as funções das células imunológicas. Os legumes e a laranja fornecem vitamina C, um dos mais poderosos antioxidantes e fortalecedores do sistema imunológico no suprimento alimentar. Ela é particularmente boa protetora contra doenças do coração, porque evita a queda do colesterol e a eventual formação de placas ateroscleróticas. As verduras de folhas verdes e a maçã do almoço de Steve contém bastante beta-caroteno, que bloqueia a degeneração de células e tecidos causada pela formação de radicais livres. Ele aumenta o número de vários tipos de células imunológicas e as torna mais potentes contra as doenças, inclusive contra as células do câncer. Finalmente o arroz integral e as sementes são boas fontes de zinco, um mineral que fortalece poderosamente o sistema imunológico. O zinco evita todas as formas de infecção e promove a produção de células B, que por seu lado produzem os anticorpos que atacam os antígenos.

O almoço de Steve contém outros nutrientes, como complexos de carboidratos para fornecer energia, fibras para uma digestão saudável, o que influencia toda a sua saúde de forma positiva. Além disso, Steve consome porções generosas desses nutrientes, o que quer dizer que o efeito em sua saúde será significativo.

E o que é importante também nesse tipo de almoço composto de grãos, legumes e frutas – é que ele é habitual para Steve. Nos dias em que não traz o seu almoço, ele vai a um restaurante próximo e come um sanduíche de pão integral, uma salada, e legumes frescos refogados; e também compra um pedaço de fruta de uma banca na rua. Steve descobriu o que muitos americanos já sabiam há algum tempo: o alimento saudável é bem mais fácil de se conseguir do que muitas pessoas acreditam. Num restaurante chinês ele poderá pedir o arroz integral, legumes refogados e laranjas. Em locais que servem lanches rápidos, ele poderá pedir uma grande salada e um pãozinho de trigo integral, no qual poderá colocar as verduras da salada para fazer um sanduíche "vegetal". Poderá também pedir um copo de suco de laranja e uma maçã. Num restaurante japonês ali perto, Steve poderá pedir uma sopa de "missô", que contém uma substância fitoquímica chamada "genistein", do qual se descobriu através de pesquisas, que pode interromper o crescimento de tumores (falaremos mais sobre a "genistein" adiante, neste livro) arroz, legumes, macarrão, e outros pratos saudáveis. Steve ama a comida italiana, especialmente as massas e o molho à marinara, um prato com pouca gordura e rico em vitamina C e outros nutrientes. Junto com a refeição, ele come uma salada de verduras cheia de antioxidantes e fibras. Steve aprendeu que existem muitas opções, e ele está constantemente tendo novas idéias. Assim a cada dia ele vai construindo suas reservas de importantes vitaminas e minerais.

Um pouco de exercício

Após o almoço, Steve dá uma pequena caminhada pelo quarteirão. Ele faz isso simplesmente para gastar um pouco de energia e se refrescar, mas além disso o passeio também fortalece o seu sistema imunológico. Alguns estudos demonstraram que exercícios moderados melhoram a capacidade dos macrófagos de neutralizarem os vírus e as bactérias. Como tantos outros fortalecedores do sistema imunológico usados por Steve no dia de hoje, a pequena caminhada melhora o desempenho dos macrófagos, e assim combate o TB que ele inalou pela manhã.

Steve trabalha duro e produz muito nas horas seguintes, mas às 15:00 horas ele entrega os pontos. Está um pouco tenso e cansado, e seus olhos pesados. Ele não agendou nenhuma reunião urgente, por isso decidiu dar mais uma voltinha rápida para estimular a circulação. Depois do passeio ele come a maçã que sobrou do almoço e se sente refrescado. A fruta contém outro tanto de beta-caroteno e bastante fibras, o que abaixa seu colesterol e diminui ligeiramente a carga sobre seus macrófagos. No momento em que termina seu trabalho, ele passou um dia inteiro fortalecendo seu sistema imunológico.

O jantar, e mais alguns fortalecedores do Sistema Imunológico

Ao voltar para casa, Steve se sente satisfeito e otimista; essa atitude ajuda os macrófagos, linfócitos T e células mortíferas naturais a funcionarem melhor. Ele coloca uma fita cassete no toca-fitas do carro para ouvir um pouco de música, outro estímulo à imunidade. A música estimula uma resposta de relaxamento, o que alivia a tensão muscular e reduz o estresse.

Em casa, Steve e Sally preparam um jantar delicioso, que contém uma grande variedade de poderosos fortalecedores do sistema imunológico. O prato principal é peixe com um molho simples de laranja, cozido com vários temperos suaves, inclusive cominho. Batatas cozidas e uma mistura de legumes incluindo couve, cenouras e cogumelos "shiitake" refogados num leve óleo de gergelim e um molho de alho, completam a refeição. Finalmente, há uma salada regada a azeite de oliva e vinagre temperado com ervas.

Enquanto cozinha, Steve bebe uma cerveja, o que ele faz rotineiramente depois do trabalho. Entretanto como Steve bebe moderadamente – uma cerveja ou um copo de vinho tinto, em média – o álcool exerce pouco, ou nenhum efeito em seu sistema imunológico. De fato, alguns estudos sugerem que em quantidades moderadas ele pode promover a produção de colesterol HDL (lipoproteínas de alta densidade) – o colesterol bom – e ter um leve efeito fortalecedor do sistema imunológico.

Por outro lado, a refeição da família chega aos limites do terapêutico. Para começar, têm baixos teores de gordura, principalmente de gordura saturada, o que em si mesmo já retira o estresse do sistema imunológico. É plena de antioxidantes e minerais, e inclui também ervas e outros ingredientes, principalmente cogumelos "shiitake" e alho, que melhoram o desempenho do sistema imunológico.

As pesquisas descobriram que o cogumelo "shiitake" é um forte combatente do câncer e um poderoso redutor de colesterol. Suas propriedades anti-virais e anti-bacterianas estimulam o sistema imunológico de Steve a lutar contra a TB. O alho também melhora a saúde de várias maneiras. Ele estimula os linfócitos e os macrófagos a reagirem com mais vigor a um antígeno, e força o fígado a metabolizar e neutralizar carcinógenos que de outro modo produziriam células cancerígenas e tumores.

Depois do jantar Sally toma uma xícara de chá de camomila, um chá de ervas que encoraja os macrófagos a consumirem (ou fagocitarem) bactérias e vírus.

Várias coisas não-tangíveis na vida de Steve produzem uma resposta imunológica reforçada. Ele mantém uma intimidade muito afetuosa com sua esposa e seus filhos. Esses relacionamentos íntimos beneficiam o sistema imunológico. Foi demonstrado que eles promovem a longevidade, principalmente entre pessoas que lutam contra uma doença que ameaça suas vidas. Steve também mantém uma rotina de horários consistentes; ele acorda à mesma hora todos os dias e vai dormir mais ou menos no mesmo horário todas as noites. Esse também é um hábito que mantém a saúde.

Finalmente, ele costuma dormir bem à noite, o último fortalecedor do sistema imunológico daquele dia. O corpo precisa de uma certa quantidade de repouso, principalmente um sono profundo, a fim de manter uma função imunológica saudável. Durante o sono profundo o corpo reduz bastante o ritmo de suas atividades, para concentrar suas energias e defesas imunológicas na cura.

Três meses depois

A tuberculose precisa de duas a oito semanas para manifestar os sintomas e ser diagnosticada. Três meses depois do encontro com a bactéria, Steve está bem. Ele não apresenta os sintomas da doença. Seu sistema imunológico emergiu vitorioso sobre a TB, com quem Steve nem mesmo sabe que se encontrou.

PART II

Os dez melhores fortalecedores do Sistema Imunológico

CAPÍTULO 4

Fortalecedor nº 1 do Sistema Imunológico: os antioxidantes

Provavelmente hoje em dia não há nenhum grupo de nutrientes, nos suprimentos alimentares, mais famoso do que os antioxidantes. Eles previnem as doenças, fortalecem o sistema imunológico, e até retardam o processo de envelhecimento. De fato, eles são os mais poderosos protetores da saúde nos alimentos. Entretanto ainda há muitos mal-entendidos a respeito desses nutrientes essenciais. Em primeiro lugar, não precisamos comprar comprimidos caros para sermos saudáveis. De fato, pesquisas recentes nos mostraram que algumas pessoas que tomam o antioxidante beta-caroteno em forma de comprimidos podem até aumentar o risco de contrair doenças, uma descoberta que criou uma enorme confusão. Muitas pessoas se perguntam se os antioxidantes são realmente tudo o que supostamente deveriam ser, outros se preocupam, achando que eles podem até ser um pouco perigosos. Os antioxidantes são de fato essenciais para uma boa saúde, mas a forma em que são tomados é tão importante quanto os próprios nutrientes. Na maior parte das vezes, os antioxidantes são mais eficazes quando são tomados da forma mais antiquada: como parte do alimento que ingerimos.

Os antioxidantes parecem ser mais eficazes quando trabalham em combinação com outros nutrientes fortalecedores da imunidade e os que combatem o câncer, presentes igualmente nos alimentos. Com certeza esse parece ser o caso do beta-caroteno, um nutriente que quando ingerido como alimento, é claramente um importante fortalecedor do sistema imunológico. Tomado sob a forma de comprimidos ele não parece ter a mesma eficácia, e há mesmo uma leve chance dele aumentar o risco do câncer em fumantes; por quê isso ocorre ainda não se sabe. O único antioxidante que vale a pena acrescentar à nossa dieta é a vitamina E. Suplementos de duzentos miligramas ao dia, ou mais, parecem ter um efeito positivo na resposta imunológica, sem nenhuma evidência de efeitos colaterais prejudiciais.

Mesmo decidindo tomar doses adicionais de vitamina E, não devemos nos restringir somente aos suplementos. A melhor forma de tomar os nossos antioxidantes é comendo muitas maçãs, laranjas, verduras de folhas, brócolis, cantalupos, arroz integral, azeite de oliva, e muitos outros alimentos deliciosos. Esses grãos integrais, verduras e frutas contém uma enorme quantidade de antioxidantes, assim como outros nutrientes que combatem o câncer e fortalecem o sistema imunológico. Simplesmente ingerindo esses e outros alimentos, podemos nos proteger de alergias, artrites, do resfriado comum, da gripe, da catarata, do câncer, e dos enfartes, só para citar algumas doenças.

Em muitas ocasiões esses aliados potentes podem nos ajudar a superar doenças crônicas e graves, assim como nos manter mais jovens e em boa forma.

Tratando a causa da doença e do envelhecimento: a oxidação

Os antioxidantes atacam as causas da doença, da depressão do sistema imunológico e do envelhecimento. Atualmente as doenças mais comuns ocorrem porque as células, tecidos e órgãos se degeneram, ou decaem, através da oxidação (discutida em detalhes no capítulo 3). A oxidação cria radicais livres, moléculas desestabilizadoras que formam cicatrizes em lugares muito sensíveis do nosso corpo, inclusive na pele, nas artérias, nos olhos e no cérebro. O tecido danificado substitui o tecido normal, mas não consegue desempenhar sua função normal. Quando a cicatriz se manifesta no colágeno de nossa pele, esta fica enrugada; quando se manifesta nos olhos, podemos contrair a catarata; quando se manifesta no cérebro, podemos ter a doença de Alzheimer ou o mal de Parkinson. Porém a cicatriz não é o único problema causado pelos radicais livres. Eles surgem na corrente sangüínea para formar a placa de colesterol em nossas artérias, o que pode causar enfartes e derrames. Eles causam inflamações em nossas articulações e deformidades em nossos ossos, o que resulta na artrite. Os radicais livres também podem enfraquecer e debilitar o sistema imunológico. E o que é mais perigoso ainda, eles podem romper o DNA das células e provocar o câncer. No total, os radicais livres são responsáveis por mais de sessenta doenças importantes – aquelas que deformam, incapacitam, e matam a maioria de nós hoje em dia.

Oxidantes: os que podemos e os que não podemos evitar

Seria ótimo se pudéssemos evitar os oxidantes e radicais livres, mas não podemos. Muitos radicais livres são formados porque nossas células produzem oxidantes no curso normal de seu trabalho. Simplesmente utilizando o oxigênio e a nutrição para reconstruir o corpo, as células produzem oxidantes, que por seu lado criam radicais livres. Os mamíferos – incluindo os seres humanos – tendem a produzir oxidantes em velocidades muito diferentes, dependendo da rapidez do trabalho de seus metabolismos. De acordo com o pesquisador dr. Bruce N. Ames, Ph. D., e seus colegas da Universidade da Califórnia, em Berkeley, o DNA em cada uma de nossas células recebe aproximadamente dez mil pancadas por dia dos oxidantes, o que causa um dano considerável aos centros de comando de nossas células. Esses ataques podem ferir nosso DNA, incapacitando, matando ou criando mutações na célula, e inclusive possíveis cânceres. Felizmente o núcleo de cada célula, no qual a DNA está armazenado, possui enzimas que restauram esse DNA e curam a maioria desses ferimentos. Mas alguns ferimentos não são curados e podem eventualmente causar câncer.

Até agora nós falamos principalmente dos oxidantes que surgem através do metabolismo normal, mas a maioria dos oxidantes que atacam nossas células, não provém dos nossos processos metabólicos normais, mas de venenos que assimilamos em nosso corpo. Poluição do ar, fumaça de cigarro, gordura e colesterol, radiação (inclusive a exposição excessiva à luz do sol), álcool, drogas recreacionais e farmacêuticas, poluentes químicos, são as principais fontes de oxidantes e radicais livres que o nosso corpo precisa combater todos os dias.

Muitos desses fatores são evitáveis, o que significa que o nosso comportamento determina, numa ampla escala, a velocidade do nosso envelhecimento, a facilidade com que adoecemos, e se contrairemos ou não uma doença em particular.

Bloqueando os radicas livres em suas trajetórias

É onde os antioxidantes entram em cena. Também conhecidos como varredores dos radicais livres, os antioxidantes restauram a estabilidade de moléculas, células e tecidos, fornecendo elétrons às moléculas em degeneração. Eles evitam que as moléculas precisem roubar elétrons de seus vizinhos. Desse modo os antioxidantes retardam e em muitos casos páram o processo oxidativo, que é uma das maneiras de prevenir doenças e retardar o envelhecimento. Como já dissemos no capítulo 1, as pesquisas mostram que atualmente os antioxidantes podem ser capazes de reduzir pela metade a incidência de certas doenças degenerativas mais comuns.

Além das nossas conhecidas vitaminas C e E e beta-caroteno, os antioxidantes incluem a vitamina B_6, o glutatiônio, os bioflavanóides (um grupo de compostos encontrados em alimentos vegetais) vários minerais (inclusive o selênio, o zinco, o cobre e o manganês) e um aminoácido chamado cisteína-L.

Para assimilar quantidades adequadas de antioxidantes, *deveríamos comer no mínimo cinco porções de cereais integrais, verduras e frutas ao dia, em quase todas as combinações.* As pessoas que não comem pelo menos essas cinco porções todos os dias correm um grande risco de adoecer, e isso inclui a ampla maioria dos americanos. O dr. Ames e seus colegas calcularam que aqueles que não comem as cinco porções recomendadas de alimentos ricos em antioxidantes correm um risco duas vezes maior de desenvolver um câncer. Os idosos são particularmente suscetíveis a esse risco porque muitas vezes eles não absorvem um suprimento adequado de antioxidantes em suas dietas. Entretanto, quando os cidadãos mais velhos aumentam sua ingestão de antioxidantes, seus sistemas imunológicos voltam às condições anteriores de força e vigor. A mesma coisa acontece com pessoas de todas as faixas etárias.

Os principais antioxidantes

Nas próximas páginas examinaremos os efeitos dos mais potentes antioxidantes do sistema imunológico. Também relataremos como os antioxidantes previnem as doenças e podem até ser eficazes no tratamento de algumas delas.

Beta-caroteno

O beta-caroteno e o Sistema Imunológico

Nosso corpo usa o beta-caroteno para sintetizar, ou criar, a vitamina A, como o beta-caroteno é muitas vezes chamado na qualidade de nutriente vegetal dessa vitamina. O beta-caroteno é um dos membros de uma família constituída de centenas de nutrientes chamados coletivamente de *carotenóides*. São encontrados em todas as verduras e frutas coloridas, como couves, chicória, alfaces escuras (como a romana), brócolis, abóboras, cenouras e outras raízes, couve de Bruxelas, e virtualmente todas as frutas coloridas, como maçãs, pêras, morangos, amoras, e cerejas.

Assimilamos dezenas de carotenóides – às vezes até centenas – quando comemos uma verdura cor de laranja, verde ou amarela. É claro que esse é mais um argumento para comermos uma ampla variedade de verduras.

O modo como os carotenóides influenciam a saúde continua sendo um mistério para a ciência, simplesmente porque eles ainda não foram estudados mais profundamente. Muitos deles, se não todos, poderiam fortalecer o sistema imunológico e combater o câncer, o que ainda não sabemos exatamente. No entanto, o beta-caroteno já foi bastante estudado, e as pesquisas mostram uma perspectiva promissora.

Para começar, o beta-caroteno interrompe a degeneração das células e dos tecidos causada pela oxidação e pela formação de radicais livres. No processo, ele elimina o estresse de nosso sistema imunológico e diminui a velocidade do envelhecimento. Além disso, o beta-caroteno parece aumentar o número de vários tipos de células imunológicas, inclusive as células CD4 e células mortíferas naturais, sempre que o nosso corpo enfrenta algum tipo de doença. Ele também dá mais força a essas células no combate a infecções, ao câncer, ou às doenças cardíacas.

O beta-caroteno tem demonstrado fortalecer o sistema imunológico no combate à *Cândida albicans,* a causa mais comum de infecções por leveduras. Ficou provado também que a vitamina A reduz dramaticamente as infecções, principalmente as do trato intestinal e dos pulmões. Ela também reduz o número de mortes provocadas por infecções em crianças com deficiências dessa vitamina.

O beta-caroteno e as doenças cardíacas

Numerosos estudos demonstraram que o beta-caroteno é particularmente eficaz em evitar que a gordura e o colesterol sejam oxidados e formem a aterosclerose, a placa de colesterol que causa enfartes e derrames. Sua eficácia na redução das gorduras levou os pesquisadores a sugerir que o beta-caroteno também poderia ser uma potente forma de terapia para pacientes com doenças cardíacas.

Mulheres que comiam cinco ou mais porções de cenoura por semana tinham 68 porcento menos derrames do que aquelas que comiam cenouras só uma vez ao mês. Outros estudos mostraram uma redução no número de enfartes entre aqueles cujas dietas incluíam quantidades similares de alimentos ricos em beta-caroteno.

O beta-caroteno e o câncer

Sugeriu-se que o beta-caroteno também protegeria o corpo contra o câncer. O nutriente estimula os macrófagos a produzirem o fator de necrose tumoral, uma substância química capaz de destruir células cancerosas.

Um estudo publicado na revista médica *Câncer* (15 de março de 1991) demonstrou que a suplementação de beta-caroteno em homens com câncer – da boca ou do esôfago – aumentou a porcentagem de células T e células mortíferas naturais. Os pesquisadores descobriram que o beta-caroteno melhorou significativamente a capacidade das células mortíferas naturais de matarem as células cancerosas.

Num amplo estudo populacional entre 6.500 chineses, realizado por pesquisadores da Universidade Cornell, eles descobriram que o consumo diário de alimentos com altos teores de beta-caroteno estava associado a baixos índices de certos tipos de cânceres, particularmente de cânceres de estômago.

No entanto, estudos recentes levantaram dúvidas sobre o fato de ser o beta-caroteno nos alimentos a ter efeito protetor, ou outros carotenóides encontrados nos mesmos alimentos. Nestes estudos, descobriu-se que suplementos de beta-caroteno não nos protegem contra o câncer.

A vitamina C

A vitamina C e o Sistema Imunológico

De acordo com cientistas da Universidade da Califórnia, em Berkeley, a vitamina C pode ser o antioxidante mais eficaz disponível no suprimento alimentar, por causa da sua notável capacidade de reduzir o teor de oxidação que ocorre dentro das células. Ao mesmo tempo, a vitamina C faz com que o sistema imunológico responda com mais vigor aos vírus, bactérias e células cancerosas. Ela também previne a inflamação produzida por uma forte resposta imunológica, reduzindo assim os desconfortos que normalmente acompanham os resfriados e as infecções.

A vitamina C e as doenças cardíacas

Devido às suas poderosas propriedades antioxidantes, a vitamina C evita a oxidação de gorduras que leva à aterosclerose, aos enfartes e aos derrames. Alguns estudos mais recentes sugerem que a vitamina C pode ser até mais protetora do que a vitamina E contra a aterosclerose, que foi alardeada, na imprensa popular, como a grande protetora contra as doenças cardíacas. Num estudo que compara os efeitos da vitamina C aos da vitamina E, os pesquisadores descobriram que a *oxidação de lipídeos foi totalmente interrompida* durante o período em que a vitamina C esteve presente na corrente sangüínea das pessoas pesquisadas.

Num estudo realizado na Harvard School of Public Health (Faculdade de Saúde Pública de Harvard) descobriu-se que a vitamina C evita a oxidação das partículas de LDL (*low-density lipoprotein* = lipoproteína de baixa densidade, que é o colesterol "ruim"), envolvendo-as com uma película protetora. Outra pesquisa descobriu que as pessoas com mais de sessenta anos, que comiam pelo menos 180 miligramas de vitamina C por dia – uma quantidade que pode ser obtida comendo-se só alguns raminhos de brócolis – tinham onze porcento a mais de colesterol HDL (o "bom" colesterol, aquele que evita as doenças do coração) e corriam um risco cinqüenta porcento menor de ter pressão alta do que aqueles que não ingeriam essa dose mínima de vitamina C por dia.

A vitamina C e o câncer

Numa pesquisa da Universidade da Califórnia, em mais de mil e cem homens, descobriu-se que aqueles cuja dieta era rica em vitamina C tinham um índice quarenta e cinco porcento mais baixo de doenças cardíacas do que os homens cujas dietas eram pobres nessa vitamina.

Doses recomendadas de vitamina C

A ingestão de doses excessivas de vitamina C (a tolerância varia entre os indivíduos) pode causar desordens gástricas e urinárias. Mesmo para pessoas mais idosas, que muitas vezes têm deficiências desse tipo de vitamina, parece que as quantidades ótimas são de 100 miligramas ao dia. Uma pesquisa publicada no *Journal of Age and Aging* (Jornal do Idoso e do Envelhecimento) de maio de 1991, revelou que 100 miligramas normalizaram os níveis sangüíneos, e quando combinados com Vitamina E e beta-caroteno, afetaram positivamente todos os parâmetros imunológicos testados. Podemos alcançar facilmente esses níveis sangüíneos com a ingestão diária de alimentos ricos em vitamina C. Um ramo de brócolis, por exemplo, contém 134 miligramas de vitamina C.

Vitamina E

A vitamina E e o Sistema Imunológico

Também conhecida como *tocopherol,* a vitamina E é essencial à manutenção do equilíbrio metabólico e ao funcionamento saudável do sistema imunológico. A vitamina E nos protege principalmente contra o declínio do sistema imunológico devido ao envelhecimento natural. Ela reduz os danos à musculatura, e também às células musculares, depois da prática de exercícios físicos.

Aqueles que não ingerem quantidades suficientes de vitamina E geralmente sofrem de respostas imunológicas enfraquecidas e de freqüentes doenças infecciosas. No entanto, com o aumento da ingestão de vitamina E a resposta imunológica se fortalece consideravelmente. As células CD4 e os granulócitos respondem com mais vigor à presença das doenças. As células mortíferas naturais são estimuladas a identificar e a destruir os vírus e as células cancerosas, e as células imunológicas comunicam-se melhor entre si, devido a um aumento da produção de certas citócines.

Não só ela promove, num curto espaço de tempo, uma melhora significativa das funções imunológicas, mas as pesquisas mostraram que pessoas que suplementaram a alimentação com duzentos miligramas de vitamina E por dia durante seis meses tiveram uma melhora duradoura e substancial de suas respostas imunológicas.

"Depois de tomar suplementos de vitamina E, uma pessoa sente o seu sistema imunológico responder mais vigorosamente aos antígenos", diz Mohsen Meydani, Ph.D., professor assistente de nutrição no Laboratório de Pesquisas de Antioxidantes na Universidade de Tufts. "A resposta imunológica global é fortalecida pela vitamina E, porque ela estimula as células imunológicas a se multiplicarem mais rapidamente na presença de um antígeno."

A vitamina e o câncer

A vitamina E está associada a uma menor incidência do câncer, especialmente do câncer estomacal, quando ela é consumida em quantidades duas vezes maiores do que dez miligramas, recomendadas como dose diária (RDA).

A vitamina E e as doenças cardíacas

Um grande estudo realizado em 87.245 enfermarias mostrou que a ingestão de vitamina E reduz o risco de enfartes à metade. A vitamina E nos protege contra as doenças coronárias do coração evitando a oxidação do colesterol LDL, ou a sua transformação em placas ateroscleróticas. Pelo menos em um dos estudos descobriu-se que níveis sangüíneos baixos de vitamina E foram o fator isolado mais importante a predispor a pessoa à morte por doenças cardíacas – mais até do que os níveis sangüíneos elevados de colesterol. A vitamina E também abaixa o colesterol do sangue e assim o protege contra a formação da placa de colesterol; além disso a ingestão de vitamina E demonstrou reduzir o tamanho das placas nas artérias.

Doses recomendadas de vitamina E

A vitamina E é o único antioxidante que vale a pena ser tomado como suplemento à alimentação, caso a pessoa não inclua em sua dieta grandes quantidades de grãos integrais e verduras. Por outro lado, o consumo a longo prazo de grãos integrais e verduras frescas está associado com níveis sangüíneos elevados de vitamina E e com a proteção contra as doenças degenerativas. Mesmo assim, muitos cientistas são contra essa suplementação, porque as pessoas nos mostram que os efeitos da vitamina E são particularmente poderosos acima de sessenta miligramas ao dia. Muitas pessoas podem ingerir trinta miligramas por dia comendo grãos, sementes e óleos vegetais. O dr. Mydani e outros afirmam que quando a vitamina E é consumida consistentemente ao longo do tempo, parece que mesmo as pequenas quantidades fortalecem o sistema imunológico. Entretanto, se os níveis sangüíneos de vitamina E estiverem baixos, é útil tomarmos uma suplementação até que a alimentação geral melhore. Quando tomamos suplementos de vitamina E é aconselhável tomarmos pequenas doses – a quantidade geralmente recomendada é de sessenta a cem miligramas diárias.

A vitamina B_6

A vitamina B_6 é um antioxidante e um nutriente essencial na produção de citónices, como o interleucine-2. Quando o suprimento de B_6 é insuficiente, a proliferação de linfócitos diminui significativamente. As deficiências de B_6 são especialmente comuns entre os homossexuais masculinos infectados com o HIV; essas deficiências se devem principalmente à ingestão insuficiente de alimentos que contém essa vitamina.

Quando são consumidos alimentos ricos em B_6, a proliferação de linfócitos é estimulada.

Bioflavonóides

Os bioflavonóides nos ajudam na proteção contra os venenos do meio ambiente, como os gases dos escapamentos de automóveis, a dioxina, os efluentes industriais e os poluentes do ar. Todos eles contém toxinas, chamadas de hidrocarbonetos aromáticos, que se ligam aos receptores das células. Uma vez ligados aos receptores eles são transportados ao núcleo, onde podem danificar o DNA, causando mutações e câncer.

Os bioflavonóides ligam-se aos mesmos receptores celulares que de outro modo absorveriam os poluentes químicos. Como essa ligação é competitiva – só há alguns receptores, e portanto esse é o primeiro arranjo – os bioflavonóides impedem a absorção dos poluentes, protegendo o núcleo dessas células dos venenos.

Os bioflavonóides também demonstraram evitar a oxidação do colesterol LDL e reduzir a tendência das plaquetas de formar coágulos ou trombos arteriais, responsáveis pela maioria dos enfartes. Um estudo realizado nos Países Baixos mostra um número reduzido de ataques cardíacos em pessoas que consomem muitos bioflavonóides.

Efeitos sinergísticos

Nenhum nutriente isolado é uma panacéia. Os nutrientes trabalham em harmonia uns com os outros. Muitas vezes a eficácia de um nutriente depende da presença de outro. Por exemplo, descobriu-se que a vitamina C auxilia na regeneração da vitamina E; a ausência de vitamina C resulta em níveis mais baixos de vitamina E na corrente sangüínea. Alguns estudos sugerem que a vitamina C pode ter um papel protetor também para outros oxidantes. Talvez a vitamina C seja um antioxidante tão poderoso a ponto de neutralizar as maiores fontes de oxidantes, preservando assim níveis elevados de outros antioxidantes no sangue. Quando tomadas em conjunto, as vitaminas A, C e E fortalecem significativamente a imunidade, especialmente entre os idosos. A ingestão crescente de antioxidantes produziu uma baixa significativa nos índices de morbidez e mortalidade entre idosos subnutridos.

Além disso, todos os três principais antioxidantes se combinam para melhorar a relação entre as células CD4 e as células supressoras CD8.

Há uma crença cada vez maior entre os pesquisadores de que o consumo de antioxidantes – especialmente os três grandes, o beta-caroteno e as vitaminas C e E – deveria se constituir numa terapia regular para os pacientes de AIDS.

Os antioxidantes e outras doenças

A informação anterior baseou-se numa pesquisa que considerou alguns antioxidantes específicos, como o beta-caroteno, e as vitaminas C e E. No próximo item examinaremos o relacionamento entre o consumo de anti-oxidantes e enfermidades específicas.

Artrite

Os baixos índices de antioxidantes no sangue aumentam o risco do desenvolvimento da artrite reumatóide e promovem um agravamento da doença naqueles que já a possuem. Um estudo de 20 anos em 1.419 homens e mulheres finlandeses demonstrou que aqueles com os mais baixos níveis sangüíneos de antioxidantes eram oito vezes mais propensos a desenvolver a artrite reumatóide, do que aqueles com os níveis mais elevados.

Muitas pessoas relatam melhoras nos sintomas da artrite depois de tomarem beta-caroteno, vitamina C, vitamina E e selênio (um mineral antioxidante). O dr. Andrew Weil disse ter receitado aos seus pacientes uma fórmula de antioxidantes à base de beta-caroteno, vitaminas C e E, selênio, vitamina B_6 e a erva "matricária" *(Tanacetum parthenium)* com resultados muito positivos (para saber mais sobre ervas, veja capítulo 7).

Em vários estudos, pacientes que tomaram de cem a seiscentos miligramas de vitamina E por dia sentiram um alívio significativo da dor e uma redução da inflamação proveniente da artrite. É interessante notar também que a aurofina, um composto do ouro freqüentemente usado para tratar a artrite reumatóide, age como um "varredor" dos radicais livres.

A asma

A asma gera oxidantes, o que contribui para a gravidade da doença. Numa pequena pesquisa, os pacientes relataram uma melhora em seus sintomas depois de tomar novecentos miligramas por dia de vitamina E, durante vários meses. Vários estudos sugeriram que os antioxidantes em geral reduzem a gravidade da asma e talvez devessem ser usados em seu tratamento.

O câncer

A oxidação e a formação de radicais livres se combinam para formar o câncer, rompendo o DNA das células e causando assim a sua mutação e a sua reprodução contínua. Algumas fontes de oxidantes e radicais livres são particularmente eficientes na produção do câncer, como o cigarro, a ingestão de gorduras, e a exposição às luzes ultravioletas.

Essas ameaças de câncer são reduzidas quando se consomem antioxidantes em quantidades adequadas e regulares.

A catarata

A catarata surge quando ocorre uma oxidação nas células e tecidos da lente do olho, causando a formação de um tecido cicatrizado opaco, o que resulta numa perda parcial ou total da visão. Os antioxidantes em geral e a vitamina E em particular parecem fornecer uma proteção significativa contra a formação da catarata. Entretanto, é importante combinar uma alimentação rica em antioxidantes com a exclusão de substâncias que elevam os oxidantes em nossa corrente sangüínea, como a fumaça dos cigarros e as comidas gordurosas. A catarata pode parecer relativamente menos grave comparada com muitas outras doenças, mas a sua incidência é tão grande que ela contribui com a maior fatia das despesas dos seguros de saúde.

A infecção

Os estudos demonstraram que os antioxidantes reduzem significativamente o número e a gravidade das infecções, inclusive o resfriado comum.

A esclerose múltipla

Apesar dos resultados das descobertas serem ainda bastante preliminares, dois estudos em animais mostraram que um composto do ácido retinóico, uma forma de vitamina A, reduz a gravidade das duas formas de esclerose múltipla, a aguda e a crônica (recidiva).

As quantidades adequadas, e de onde podemos obtê-las

Os antioxidantes estão concentrados nos grãos integrais, nas verduras frescas, nos legumes, nas frutas e nos óleos vegetais. A maior parte dos grãos, verduras e frutas contém vários antioxidantes, o que quer dizer que quando comemos uma verdura de folhas verdes, absorvemos vitamina C, vitamina E, beta-caroteno, e talvez dúzias de outras carotenóides. No final deste capítulo há uma lista dos principais antioxidantes, suas fontes primárias, e a quantidade de cada um deles que precisamos consumir por dia.

Hoje em dia existe uma grande polêmica se devemos ou não tomar suplementos antioxidantes e outros nutrientes que fortalecem o sistema imunológico. Os alimentos já contém tantos nutrientes fortalecedores da imunidade e que combatem o câncer, que nenhuma suplementação – não importa quantos comprimidos tomemos – pode igualar o valor dos grãos integrais, das verduras, frutas, sementes e nozes.

O estudo do efeito da nutrição no sistema imunológico prossegue. Muitos nutrientes estão sendo descobertos só agora, como os fitoestrógenos e os bioflavonóides, que combatem o câncer e fortalecem o sistema imunológico. Outros ainda podem ser descobertos e se mostrarem essenciais a uma boa saúde. Os relacionamentos entre os nutrientes são outro campo recém pesquisado. É claro que os antioxidantes trabalham melhor juntos do que isoladamente. Entre, digamos, as vitaminas C e E, ou a vitamina E e o beta-caroteno, existem relações sutis que estão sendo descobertas só agora. Mas as formas como os nutrientes conjugam ou fortalecem os efeitos entre si, no corpo, ainda são em sua maioria desconhecidas.

O alimento nutritivo, é claro, não beneficia somente o sistema imunológico mas também o funcionamento do corpo todo. Um bom exemplo são as fibras – um constituinte dos alimentos que reduz os níveis sangüíneos de gordura, colesterol e estrogênio, ao mesmo tempo em que melhoram as funções intestinais e a saúde. Quando comemos arroz integral ou verduras de folhas verde-escuras, uma cenoura ou uma maçã, estamos ingerindo uma grande variedade de antioxidantes e outros fortalecedores do sistema imunológico; estamos também ingerindo uma gama de nutrientes que combatem o câncer e melhoram a saúde, como minerais, e complexos de carboidratos, proteínas e fibras. Em outras palavras, os alimentos integrais fornecem uma série de fatores indutores da boa saúde que podem até não ter um impacto direto na imunidade, mas são essenciais a um corpo saudável. Todos os especialistas concordam em que não há substitutos para uma boa alimentação, mesmo quando se necessita de uma suplementação.

Entretanto, às vezes a suplementação pode ser uma escolha prudente. Estes casos incluem as pessoas idosas, principalmente homens e mulheres que têm um longo histórico de alimentação pobre e agora têm problemas de tolerância com as quantidades elevadas de fibras que acompanham uma dieta saudável. O melhor conselho para as pessoas que se incluem nessa categoria é melhorar a dieta gradativamente, enquanto tomam uma gama de vitaminas em doses reduzidas e suplementos minerais. As doses elevadas podem ser tóxicas, além de caras e desnecessárias; há pouca, ou até nenhuma evidência de que doses elevadas de qualquer nutriente, com a possível exceção da vitamina E, promovam qualquer benefício significativo às respostas imunológicas.

Homens e mulheres infectados com o vírus HIV também podem se beneficiar com a suplementação, que pode fortalecer a imunidade de pessoas com desordens imunológicas, especialmente aqueles que têm alguma deficiência de um ou mais nutrientes. Um exame de sangue simples pode nos dizer se temos alguma deficiência em nutrientes essenciais.

Finalmente, as crianças pequenas que resistem a uma alimentação saudável podem precisar de suplementação. Mais uma vez afirmamos que não há substitutos para os alimentos saudáveis – e nenhum suplemento eliminará totalmente os efeitos de uma alimentação pobre – mas um suplemento multivitamínico e multimineral nos fornecerá nutrientes essenciais ausentes da dieta e manterá uma função imunológica saudável.

Ao tomarmos uma suplementação, devemos fazê-lo em doses reduzidas

Ao decidirmos suplementar a alimentação, devemos saber que as doses reduzidas são melhores do que as elevadas. Uma pesquisa publicada no *The Lancet* (11 de novembro de 1992) mostrou os efeitos da adição de certos nutrientes importantes às dietas de noventa e seis cidadãos mais velhos, todos eles com sessenta e seis anos de idade, ou mais. Eles foram divididos em dois grupos; a um dos grupos foi dado um placebo (um comprimido com um pouco de cálcio e magnésio) enquanto ao outro grupo foi dada uma suplementação que continha os seguintes nutrientes:

- Beta-caroteno (16 miligramas)
- Cálcio (200 miligramas)
- Cobre (1,4 miligramas)
- Folato (400 miligramas)
- Iodo (0,2 miligramas)
- Ferro (16 miligramas)
- Magnésio (100 miligramas)
- Niacina (16 miligramas)
- Riboflavina (1,5 miligramas)

- Selênio (20 miligramas)
- Tiamina (2,2 miligramas)
- Vitamina A (120 miligramas)
- Vitamina B_6 (3 miligramas)
- Vitamina B_{12} (4 miligramas)
- Vitamina C (80 miligramas)
- Vitamina D (4 miligramas)
- Vitamina E (44 miligramas)
- Zinco (14 miligramas)

Ambos os grupos foram acompanhados durante um ano. Os pesquisadores descobriram que o grupo que tomou a suplementação tinha menos infecções e ficava doente por períodos menores de tempo; esse grupo ficou doente durante um total de vinte e três dias, comparados aos quarenta e oito dias registrados pelo outro grupo, que tomou o placebo. Testes sangüíneos revelaram que o grupo suplementado tinha respostas imunológicas mais fortes e um maior número de macrófagos e outras células imunológicas em circulação no corpo. Além disso, esses benefícios foram obtidos com doses relativamente pequenas de suplementação alimentar. Como dizem os pesquisadores: "É importante notar que não foram usadas grandes doses; de fato, doses muito elevadas de muitos micronutrientes podem prejudicar a imunidade."

❖ ❖ ❖

A lista a seguir, de alimentos contendo antioxidantes, mostra claramente que esses compostos estão concentrados primariamente nos grãos integrais, verduras frescas, legumes e frutas. O Ministério da Saúde dos Estados Unidos e outras autoridades de saúde recomendam uma dieta rica nesses alimentos. Caso esses alimentos se constituam no centro da nossa dieta, obteremos uma grande quantidade de antioxidantes e nutrientes que fortalecerão nosso sistema imunológico.

Grande parte das informações sobre o conteúdo nutricional dos alimentos está baseado no "The Diet Balancer" (O Equilibrador da Dieta) (Nutridata Software Corporation, Wappinger Falls, N.Y. 1988 - 90).

Alimentos ricos em antioxidantes

BETA-CAROTENO

Quantidades ótimas: 10-30 mg por dia. Não há RDA (dose diária recomendada / permitida). Boas fontes: todas as verduras coloridas. Suplementos: 50-100 mg, se desejado. Os fumantes não devem tomar suplementos.

	Porções	Beta-caroteno (mg)	% Diária recomendada (30mg)
Verduras			
repolho de Bruxelas	1/2 xícara	3,4	11
cenouras	1 média	12,2	41
rúcula	1/2 xícara	1,0	3
couve	1/2 xícara	8,2	27
chicória	1/2 xícara	7,3	24
abóbora	1/2 xícara	16,1	54
espinafre	1/2 xícara	4,4	15
batata doce	1 média	2,9	16
nabo (cozido)	1/2 xícara	2,4	8
Frutas			
abricó	3 médias	1,7	6
cantalupo	1/2 médio	5,2	17
manga	1 média	4,8	16
papaia	1 média	3,7	12

BIOFLAVONÓIDES

Quantidades ótimas: desconhecido.
Boas fontes: frutas (especialmente maçãs), cebolas, chá (especialmente chá verde) e vinho tinto (uma xícara de chá ou um copo de vinho tinto elevam os níveis de bioflavonóides no sangue durante várias horas).

VITAMINA C

Quantidades ótimas: 100-400 mg por dia. O RDA de 60mg está bem abaixo da ingestão ótima.
Boas fontes: muitas verduras verdes e frutas.
Suplementos: 100-400mg, se desejado.

	Porções	Vitamina C mg	% da Necessidade diária (60mg)
Verduras			
brócolis	1/2 xícara	49	82
repolho	1/2 xícara	17	28
couve-flor	1/2 xícara	34	57
pimentão vermelho	1/2 xícara	109	182
rúculas	1/2 xícara	9	15
pimentão verde	1 média	95	158
couve	1/2 xícara	51	85
ervilhas (lata)	1/2 xícara	12	20
ervilhas (frescas)	1/2 xícara	38	63
batata (assada)	1 média	26	43
repolho azedo	1/2 xícara	17	28
abóbora	1/2 xícara	10	17
Frutas			
cantalupo	1/2 médio	113	188
grapefruit	1/2 médio	41	68
laranja	1 média	70	117
papaia	1 média	188	313
morangos	1 xícara	85	142

VITAMINA E

Quantidade ótima: 30-100mg por dia. O RDA de 10mg ao dia está bem abaixo da ingestão ótima.

Boas fontes: todos os grãos integrais e muitas verduras e óleos vegetais.

Suplementos: 60-100 mg por dia como medida preventiva; 300-800 mg por dia como medida terapêutica. Quantidades maiores devem ser monitoradas por um médico.

	Porções	Vitamina E (mg)	% da Necessidade diária (10 mg)
Cereais e Grãos			
arroz integral	1/2 xícara	1,2	12
pão de 7 grãos	1 fatia	0,3	3
pão de trigo integral	1 fatia	0,2	2
pão branco	1 fatia	0,3	3
arroz branco	1/2 xícara	0,4	4
arroz c/casca	1/2 xícara	1,8	18
Sementes e Nozes			
amêndoas	28g	5,0	50
amendoins	28g	3,1	31
sementes de girassol	28g	14,8	148
Verduras			
aspargos	1/2 xícara	1,8	18
beterrabas	1/2 xícara	2,0	20
legumes	1/2 xícara	4,4	44
feijão branco (cozido)	1/2 xícara	4,1	41
espinafre (cru, gelado ou cozido)	1/2 xícara	1,9	19
batata doce*	1 média	5,5	55
nabo	1/2 xícara	1,8	18

(cont...)

	Porções	Vitamina E (mg)	% da Necessidade diária (10 mg)
Frutas			
maçã	1 média	0,4	4
manga	1 média	2,7	27
pêra (lata)	1/2 média	1,8	18
pêra (fresca)	1 média	1,3	13
Peixe			
bacalhau escaldado ou grelhado (em lata)	85g	0,8	8
cavalinha	85g	1,5	15
salmão (grelhado)	85g	1,6-1,8	16-18
camarão (frito ou grelhado)	85g	06-35	6-35
Óleos			
de milho	1 colher de sopa	11,2	11,2
margarina	1 colher de chá	8,0	80
azeite de oliva	1 colher de sopa	1,9	19
de açafrão	1 colher de sopa	5,5	55

* Em comparação com as batatas doces, os inhames não têm vitamina E, e 1/2 xícara de purê de batatas tem somente 0,1 mg.

FORTALECEDOR Nº 1 DO SISTEMA IMUNOLÓGICO: OS ANTIOXIDANTES

VITAMINA B_6

Quantidade ótima: 1-2 mg por dia.
Boas fontes: grãos integrais, legumes, nozes, frutas, carne.*
Suplementos: 2mg por dia para mulheres grávidas com mais de um feto ou que são fumantes; 1mg por dia se necessário, para os adultos em geral.

	Porções	Vitamina B_6 (mg)	% da Necessidade diária (2 mg)
Verduras			
vagens	1/2 xícara	0,6	30
batatas (assadas)	1 média	0,7	35
batata doce	1 média	0,3	15
Frutas			
abacate	1 médio	0.5-0.8	25-40
banana	1 média	0,7	35
cantalupo	1/2 média	0,3	15
tâmaras	10	0,2	10
uvas passas	1/2 xícara	0,2	10
melancia	1 xícara	0,2	10
Grãos			
arroz integral	1/2 xícara	0,1	5
farelo de arroz	1/3 xícara	1,1	55
arroz branco	1/2 xícara	0,05	2-3
arroz com casca	1/2 xícara	1,3	65
Carne			
fígado	85g	0,8	40

* Feijão branco, brócolis, cenouras, pimentão vermelho, espinafre e quiabo têm cada um 0.2 mg por porção, o que dá 10% do RDA.

CAPÍTULO 5

Fortalecedor nº 2 do Sistema Imunológico: os minerais

Os minerais são pedrinhas minúsculas – de fato, imperceptíveis – em nossa comida. É o mesmo material extraído das minas e usado para construir edifícios, fazer baterias, e condutores elétricos. Os metais compõem grande parte da crosta terrestre. Esses fragmentos de pedra são desenterrados pela chuva, pelos rios, pelo vento, carregados à superfície e absorvidos por plantas, que são então comidas por animais e seres humanos. As plantas são, por assim dizer, os intermediários na longa viagem realizada por esses minúsculos fragmentos desde o solo até a nossa corrente sangüínea e nossas células.

Os minerais ajudam a construir as proteínas que se combinam para formar a estrutura subjacente de nossos ossos, órgãos, músculos e tecidos nervosos. Os minerais são também necessários para manter a função desses tecidos.

Mais de sessenta minerais são usados pelo corpo humano; juntos, eles compõem cerca de 4 porcento de nosso peso total – mas só vinte e dois deles são considerados essenciais. Sete deles, o cálcio, o cloro, o magnésio, o fósforo, o potássio, o sódio, e o enxofre, estão presentes em nossos tecidos em quantidades relativamente grandes, e portanto são definidos como macrominerais. Os outros cinqüenta ou mais são classificados como traços de minerais, o que quer dizer que estão presentes em nossos tecidos em quantidades relativamente pequenas. Finalmente, os minerais em traços existem em nossas células só em quantidades ínfimas. Essas quantidades mínimas podem nos levar a acreditar que esses metais são insignificantes, mas isso não é verdade. Assim como as vitaminas, os minerais agem sinergisticamente com as enzimas, com outras vitaminas e outros minerais, possibilitando ao corpo utilizar todos os nutrientes essenciais e manter a atividade celular normal. Por exemplo, o boro, um traço de mineral encontrado em frutas e verduras (como maçãs, pêras, brócolis e cenouras) é encontrado no sangue só em quantidades mínimas. Entretanto ele é essencial para a utilização e a regulação do cálcio, do magnésio e do fósforo – todos macrominerais. Sem o boro, três dos minerais mais importantes que conhecemos não seriam tão bons para nós.

Apesar de atualmente serem estudados assiduamente, muita coisa sobre os minerais e as vitaminas ainda é desconhecida. No entanto, o que é conhecido aponta diretamente para a necessidade de uma alimentação saudável e equilibrada, que é a única forma de garantir a presença de todos os nutrientes necessários, inclusive aqueles que a ciência ainda não compreende muito bem.

Os minerais são essenciais a uma ampla gama de funções metabólicas do sistema imunológico, e portanto fundamentais à saúde humana. Todos os minerais de que seu corpo precisa podem ser fornecidos por fontes vegetais, entre as quais os grãos integrais, os legumes, as verduras, as raízes e as frutas. Além disso, os peixes, as aves e a carne vermelha também são fontes abundantes. Porém, a carne vermelha e certas partes das aves são muitas vezes ricas em gorduras, o que deprime o sistema imunológico. Portanto, devemos confiar principalmente nos alimentos vegetais como fonte de minerais, suplementando-os ocasionalmente com alimentos de origem animal. A tabela no final deste capítulo pode ajudá-lo a fazer uma escolha.

Apesar de todos os minerais usados pelo corpo serem essenciais, só alguns provaram ter funções claramente relacionadas à imunidade, ou papéis específicos na proteção contra as doenças. Esses minerais são o zinco, o ferro, o cobre e o magnésio. Eis o que a ciência descobriu a respeito de cada um desses minerais, o seu relacionamento com o sistema imunológico e com cada uma das doenças.

O zinco e o Sistema Imunológico

A deficiência de zinco

A deficiência de zinco – o problema mais comum relacionado com o zinco em seres humanos – está associada a uma resposta imunológica enfraquecida, e a uma maior suscetibilidade às infecções. Infelizmente neste caso a antiga e muitas vezes falsa crença de que "se um pouco é bom, muito é melhor", não é verdadeira. Precisamos de níveis balanceados de zinco em nosso sangue. O zinco demais é tão prejudicial ao sistema imunológico quanto o zinco de menos.

A deficiência de zinco causa a atrofia ou o encolhimento da glândula timo. O timo é composto de compartimentos que produzem linfócitos T, inclusive células CD4, os generais que comandam o sistema imunológico. Esses compartimentos encolhem quando os níveis de zinco caem abaixo do normal, mas depois de três a seis meses de suplementação esses compartimentos voltam ao tamanho original. Além disso, o zinco é usado pelo timo para produzir hormônios tímicos, necessários na transformação dos linfócitos T imaturos em células CD4 totalmente maduras e funcionais. Quando os níveis de zinco estão baixos, ocorre a formação de cistos dentro do timo. Entretanto muitas vezes esses cistos desaparecem quando os níveis de zinco se normalizam.

Fora da glândula timo a deficiência de zinco tem um efeito independente em células CD4 maduras, diminuindo o número delas no sangue. Os níveis inadequados de zinco também reduzem a força da resposta das células CD4 à presença de doenças. Elas não se multiplicam tão rapidamente quanto deveriam, e não destróem as doenças tão agressivamente quanto o fariam se os níveis de zinco fossem ótimos.

Entretanto, o sistema imunológico se recupera quando os níveis de zinco voltam ao normal. As células CD4 respondem às doenças com sua antiga ferocidade, e o seu número volta ao normal.

As células T não são as únicas prejudicadas pela quantidade inadequada de zinco. As células mortíferas naturais, tão importantes na luta contra células e tumores malignos, tornam-se significativamente mais inertes diante do câncer e de outras doenças. Assim as doenças têm uma chance maior de resistir ao sistema. Quando os níveis de zinco são baixos, as células B não produzem quantidades adequadas de anticorpos, o que torna menos eficaz a resposta imunológica a uma bactéria ou vírus.

As causas da deficiência de zinco

A deficiência de zinco pode ocorrer de várias maneiras, começando com a absorção insuficiente do material pelo intestino delgado. A absorção pode ser prejudicada pelos excessos de outros componentes da dieta, principalmente o ferro e os fitatos encontrados em produtos de soja, que interferem com a assimilação do zinco. Teoricamente, as pessoas que comem muitos produtos de soja, como os vegetarianos, deveriam ter níveis de zinco abaixo do normal, mas estranhamente isso ainda não foi demonstrado pelos pesquisadores. De fato, um estudo entre os adventistas do Sétimo Dia (que são vegetarianos) demonstrou que seus níveis de plasma e de assimilação do zinco eram normais.

As pessoas que geralmente têm níveis baixos de zinco são os usuários de drogas intravenosas e os alcoólatras, principalmente os alcoólatras com cirrose hepática. Outras pessoas que correm esse risco são os pacientes com doenças inflamatórias nos intestinos, os adolescentes e os idosos. Todos os três grupos tendem a manter uma dieta possivelmente pobre em zinco. Os adultos convalescentes têm uma demanda de zinco mais elevada do que o normal porque o tecido muscular precisa ser reposto. É claro que isso coloca os idosos numa situação de risco bem maior.

Os baixos níveis de zinco também podem ocorrer quando há uma excreção excessiva do mineral, acelerada pelo estrógeno, o estresse e a fome. As mulheres que tomam pílula e fazem dietas freqüentes correm esse risco. Certos remédios, como a isoniazida para a TB e a penicilamina, também podem contribuir para a deficiência de zinco.

Como o zinco afeta as doenças

O zinco e as doenças

As crianças que têm níveis inadequados de zinco em suas correntes sangüíneas apresentam índices de infecção significativamente mais elevados do que as crianças com níveis adequados desse mineral. Algumas pesquisas também mostraram que os resfriados em pessoas com níveis adequados de zinco não duram muito, em comparação com os daquelas que possuem níveis mais baixos.

Estudos com animais mostraram que camundongos com dietas de baixos níveis de zinco tornaram-se menos propensos a combater as infecções por *Cândida albicans* e outras infecções parasitológicas, em parte devido à queda da sua capacidade de produzir citócines, e em parte à reduzida ação mortífera dos macrófagos.

O zinco e o câncer

Apesar dos efeitos do zinco sobre o câncer terem sido bem menos estudados, é provável que ele também tenha um efeito protetor nestes casos.

Em estudos com animais, descobriu-se que a suplementação alimentar com zinco reduziu a velocidade do crescimento de células tumorais. Estudos com seres humanos indicaram que os níveis de zinco tendem a ser mais baixos em pacientes com cânceres mais avançados; esses níveis mais baixos podem contribuir àquele enfraquecimento do sistema imunológico encontrado em pacientes com câncer avançado. A resposta imunológica enfraquecida permite um crescimento mais livre do câncer, e também torna os pacientes mais suscetíveis as infecções sérias. Pelo menos um dos estudos demonstrou que a suplementação com o zinco, unicamente, ou em conjunto com o selênio, melhorou as respostas das células T, a função dos granulócitos, e os níveis de "serum interferon" em pacientes com câncer avançado.

O zinco e as outras doenças

Generalizando, a deficiência de zinco está associada com a perda de peso, a ausência dos sentidos do paladar e do olfato, a amenorréia (ausência de menstruação), a atrofia testicular, as brotoejas e o nanismo.

O excesso de zinco

Assim como outros nutrientes que são tóxicos em níveis acima dos normais, o zinco também pode prejudicar a resposta imunológica, quando o ingerimos em grande quantidade.

As doses elevadas de zinco também podem causar uma deficiência secundária de cobre e adversamente afetar os níveis sangüíneos de colesterol. Outros distúrbios provocados pelo excesso de zinco incluem a náusea, o vômito, o sangramento, e as dores abdominais. Em mulheres grávidas ele pode causar o parto prematuro e a morte do feto.

O teor elevado de zinco, especialmente naquelas pessoas que tomam suplementos, é muito mais perigoso do que as pessoas imaginam. Pode representar a diferença entre ser um HIV positivo e desenvolver a AIDS totalmente. Um estudo recente em homens de HIV positivo mostrou que até mesmo a ingestão de doses moderadamente elevadas de zinco estava associada a um maior risco de desenvolvimento da AIDS.

A análise dividiu os participantes da pesquisa em quatro grupos, baseados em diferentes níveis de ingestão de zinco. Aqueles que consumiram os níveis mais baixos, menos de 11,6 miligramas por dia, foram os menos propensos a desenvolver a AIDS. Entretanto, o risco de desenvolver a AIDS crescia à medida em que aumentavam as doses ingeridas. Esse resultado inesperado provavelmente está relacionado a um aspecto paradoxal da infecção pelo HIV: o combate a esse vírus requer níveis mais elevados de zinco. (Discutiremos essa descoberta mais a diante, no capítulo 15.)

Os efeitos do zinco quando combinado com outros minerais

Como já dissemos, os minerais agem em conjunto para criar efeitos sinergéticos. O zinco e o cobre, por exemplo, são necessários para o funcionamento da enzima "superóxida dismutase", que por outro lado destrói oxidantes prejudiciais.

O ferro e o Sistema Imunológico

Como as células imunológicas têm mecanismos extensos de controle de suas reservas de ferro, elas parecem funcionar normalmente numa ampla gama de níveis de ferro no sangue. Entretanto, as deficiências e os excessos acabam afetando a resposta imunológica.

As deficiências de ferro estão associadas a maiores incidências de infecções. A capacidade dos macrófagos de matar bactérias e vírus fica reduzida, e as células CD4 e mortíferas naturais também enfraquecem.

Entretanto na maioria dos adultos o efeito global da deficiência de ferro no sistema imunológico parece pequeno, e há pouca evidência de que o número de infecções e de outras doenças cresça com os baixos índices de ferro. Os problemas efetivos só ocorrem quando a ingestão de ferro é excessiva.

O excesso de ferro

O excesso de ferro deprime a resposta imunológica. Apesar dos efeitos nas células imunológicas individuais ainda não serem bem compreendidos, sabe-se que a atividade das células mortíferas naturais pode ser deprimida, enquanto o número das células T supressoras (células CD8) pode aumentar. Em resumo, quanto mais células supressoras, tanto mais o sistema imunológico se retrai ou é dominado pelas células CD8. Por estas razões os cientistas geralmente recomendam que os adultos não adicionem suplementos de ferro às suas dietas.

O imunologista John Kemp escreveu no *Journal of Clinical Immunology* (13:81-89,1993), "No que concerne aos adultos, no entanto, os riscos de [suplementos de ferro] provavelmente superam os benefícios. Parece que essencialmente não há uma razão satisfatória para a suplementação rotineira de ferro a menos que tenha sido documentada uma deficiência significativa."

O cobre e o Sistema Imunológico

O cobre é necessário para formar e manter saudáveis os ossos, os vasos sangüíneos, os nervos, e também manter uma resposta imunológica adequada no nosso organismo. Ele também se combina com o ferro para criar as células sangüíneas vermelhas. As deficiências de cobre são incomuns porque o mineral está amplamente disponível nos alimentos; a maioria dos alimentos não processados contém cobre em quantidades adequadas para garantir a saúde.

Graves deficiências de cobre mostraram afetar a função imunológica, mas a maior parte dos dados que demonstraram tais efeitos provém de estudos em animais. Não se sabe ainda se a deficiência pequena ou marginal de cobre afeta a imunidade humana.

O magnésio e o Sistema Imunológico

O magnésio está envolvido em tantos processos metabólicos, que se torna essencial para a saúde de cada uma das células do corpo. Felizmente ele também é abundante num amplo sortimento de alimentos vegetais e animais; portanto, as deficiências não são comuns, e quando aparecem, são facilmente corrigidas.

O magnésio representa um papel interessante na resposta imunológica. De fato, ele age como uma espécie de Velcro humano, uma capacidade conhecida como reação adesiva. As células imunológicas circulam pelo corpo, viajando através da corrente sangüínea. Para que as células imunológicas sejam atraídas às áreas em que são necessárias, elas desenvolvem moléculas de adesão, substâncias que lhes permitem aderir a locais determinados dentro do corpo; assim elas permanecerão no lugar certo para lidarem com um problema específico.

Por exemplo, suponha que você machucou o joelho e na ferida surgiu uma pequena infecção. As células que estão nos vasos sangüíneos de seu joelho desenvolverão novas proteínas em suas superfícies, que tornarão essas células grudentas. Essas proteínas são chamadas de moléculas de adesão, ou integrins. Quando as células imunológicas são ativadas, elas também produzem seus próprios integrins. Então você recebe um Velcro no local do machucado e nas células imunológicas que estão por perto. À medida em que as células imunológicas vão circulando pelo corpo, elas aderem às placas grudentas nos vasos sangüíneos próximos aos locais da inflamação. Agora elas podem começar o trabalho de destruir os organismos intrusos. As moléculas de aderência são também necessárias para ajudar as células imunológicas a colarem nas células que carregam vírus ou bactérias. Assim que elas grudam em seus alvos, as células imunológicas podem matar o invasor.

O magnésio é essencial ao trabalho dos integrins. Entretanto, apesar da importância desse mineral, não há evidências suficientes do efeito clínico da deficiência de magnésio em seres humanos. Mas uma perturbação na relação do cálcio com o magnésio pode prejudicar o sistema nervoso.

O selênio e o Sistema Imunológico

O selênio, um elemento "traço", age como um antioxidante. Ele também se combina com outros nutrientes para ativar as propriedades antioxidantes do glutatiónio. Pequenos aumentos de selênio mostraram fortalecer a produção de células CD4 e células mortíferas naturais. O selênio também aumenta a produção do interferon e estimula as células B a produzirem mais anticorpos.

O selênio e o câncer

O papel do selênio como antioxidante decorre do fato dele estar associado a índices mais baixos de câncer entre as pessoas que comem quantidades adequadas do mineral. Estudos em animais demonstraram que a ingestão está associada com uma menor incidência de tumores da mama. Há muitos anos atrás, o selênio foi considerado um nutriente com grandes propriedades de proteção contra o câncer. Entretanto, novas pesquisas sugeriram que apesar do selênio ser realmente um inibidor do câncer, é possível que ele não tenha os efeitos protetores independentes em que os cientistas acreditavam antigamente. Como em seu relacionamento com o glutatiónio, o principal papel do selênio pode ser combinar-se com outros nutrientes que trabalham na proteção contra o câncer. Em qualquer caso, resta muita coisa a ser entendida sobre o papel do selênio na prevenção dessa doença.

Até o momento, é melhor sempre assimilar esse nutriente através das suas muitas fontes alimentícias, ao invés de tomá-lo como um suplemento.

O selênio e a função mental

A ingestão adequada de selênio pode estar associada com a saúde e o bem-estar emocional. Os pesquisadores David Benton e Richard Cook, do University College em Swansea, no País de Gales, descobriram que as pessoas que ingerem quantidades muito pequenas de selênio sofrem de mais ansiedade, depressão e fadiga. Quando essas pessoas aumentam a ingestão do selênio, seus estados de espírito e níveis de energia melhoram bastante.

O excesso de selênio pode ser tóxico, o que torna imprudente a suplementação desse mineral.

❖ ❖ ❖

Os minerais são muito importantes para o sistema imunológico e para a saúde em geral. Muita coisa permanece um mistério a respeito dessas partículas minúsculas, mas poderosas. Até que saibamos mais, no entanto, uma alimentação rica em minerais só nos trará benefícios, e felizmente, isso é fácil de realizar.

Alimentos ricos em minerais

ZINCO

Quantidades ótimas: 15-20mg por dia, para homens; 12-18mg por dia, para mulheres.
Boas fontes: grãos, mariscos, carnes e legumes.

	Porções	Zinco (mg)	% da Necessidade diária (12 mg)
Grãos			
cereais fortes	28g	15,0	125
granola	28g	1,0	8
painço	1 xícara	2,9	24
Frutos do Mar			
lagosta (cozida)	85g	7,0	58
ostras orientais	6 médias	76,0	633
camarão	85g	1,3	11
Carnes			
peito de frango	85g	1,0	8
carne moída	85g	6,0	50
costeleta	85g	6,0	50
rosbife	85g	6,0	50
peru (carne escura sem pele)	85g	3,8	32
Legumes			
legumes refogados	1/2 xícara	1,8	15
feijão	1/2 xícara	1,2	10

Nem todos os cereais frios são boas fontes de zinco. Os flocos de milho, por exemplo, não contém nenhum. Consulte as informações nutricionais que constam na caixa do cereal.

FERRO

Quantidades ótimas: 15mg por dia para as mulheres que menstruam; 10mg por dia para os homens e todas as outras mulheres.
Boas fontes: certas carnes e peixes, e certos vegetais, algas marinhas e grãos.
Suplementos: não recomendados.

	Porções	Ferro (mg)	% da Necessidade diária (15 mg)
Carnes e Peixes			
fígado	85g	7,5	50
costeleta	85g	2,2	15
sardinhas	85g (15)	2,5	17
camarão	85g	2,6	17
Verduras, Legumes e Grãos			
painço	1 xícara	5,7	38
pêras	1/2 xícara	1,9	13
feijões	1/2 xícara	2,7	18
batata com casca	1 média	2,7	18
espinafre	1/2 xícara	3,2	21
tofu (queijo de soja)	1/2 xícara	6,6	44

COBRE

Quantidades ótimas: 1.5-3mg por dia
Boas fontes: grãos integrais, verduras de folhas verdes, legumes, nozes e frutas.

MAGNÉSIO

Quantidades ótimas: 350mg por dia para homens; 280mg por dia para mulheres.
Boas fontes: grãos integrais, verduras de folhas verdes, legumes, nozes e frutas.

	Porções	Magnésio (mg)	% da Necessidade diária (350 mg)
Legumes e Verduras			
feijão "fava"	1/2 xícara	88	25
batata (assada)	1 média	55	16
espinafre	1/2 xícara	79	23
tofu	1/2 xícara	127	36
Peixes			
bacalhau	85g	36	10
escargot	85g	147	42
linguado	85g	91	26
ostras	6 médias	37	11
Nozes e Grãos			
amêndoas	28g	85	24
farelo	28g	60	17
painço	1 xícara	137	39
amendoim	28g	53	15

SELÊNIO

Quantidades ótimas: 70mg por dia para homens, 55mg por dia para mulheres.
Boas fontes: trigo, outros grãos integrais, nozes e sementes, e peixes.
Suplementos: não recomendados.

CAPÍTULO 6

Fortalecedor nº 3 do Sistema Imunológico: uma dieta com pouca gordura

Gordura é uma palavra feia no dicionário nutricional. Ela contribui, ou causa, as doenças mais amplamente difundidas e mortais do mundo ocidental. A dieta americana típica, baseada primeiramente em alimentos de origem animal, como carne vermelha, produtos lácteos e ovos, virtualmente garante que as pessoas comerão gorduras suficientes para deprimir seus sistemas imunológicos e eventualmente contrair doenças sérias, como doenças cardíacas, câncer, diabetes adquiridas na idade adulta, obesidade, catarata, mal de Parkinson e doença de Alzheimer.

Num esforço para reduzir a gordura os americanos reduziram o consumo de carne vermelha, mas muitos passaram a consumir outros alimentos gordurosos, como queijo, leite integral e sobremesas gordurosas. Por isso, a ingestão de gordura, apesar de diminuir lentamente, permanece elevada e conseqüentemente provoca doenças evitáveis e pesos acima do normal em milhões de pessoas.

Na China, a média de consumo de gorduras é de aproximadamente 14,5 por cento da dieta total – menos da metade do consumo da maioria dos americanos. Para aqueles que seguem uma dieta de poucas gorduras, a incidência de doenças cardíacas, câncer e outra doenças degenerativas é notavelmente baixa. Entretanto, aqueles chineses que têm uma alimentação muito gordurosa – alguns chineses comem muito mais carne do que o cidadão médio – passam a ter as mesmas doenças que nós ocidentais. De fato, a mesma tendência existe nos Estados Unidos. Aquelas pessoas que adotam dietas de baixo teor de gorduras – 30 por cento, ou menos – têm uma taxa bem menor de incidência de doenças. Felizmente, o consumo de gorduras está sob o nosso controle, por isso pode ser um instrumento importante e poderoso de fortalecimento do sistema imunológico.

Gordura, energia, calorias e longevidade

Um adulto precisa primariamente de energia, e esta provém de sua alimentação; a melhor fonte de energia são os carboidratos, especialmente os complexos, provenientes de grãos integrais, verduras e frutas. Os carboidratos simples, também conhecidos como açúcares simples, queimam rapidamente, e logo deixam um adulto num estado de falta de energia. Os carboidratos complexos queimam mais devagar e fornecem uma energia mais duradoura. Portanto, os carboidratos – e não os alimentos ricos em gordura – é que deveriam ser os elementos principais de nossas dietas.

Existem três tipos de gorduras: gorduras **saturadas,** encontradas em todos os produtos de origem animal e em algumas verduras; gorduras **poliinsaturadas,** encontradas em grãos, sementes, verduras, frutas e peixes (os peixes também têm gorduras saturadas, mas muito menos do que outros alimentos de origem animal); gorduras **monoinsaturadas,** encontradas em azeitonas e nozes. Quimicamente essas gorduras diferenciam-se pela quantidade de átomos de hidrogênio encontrados na molécula de gordura. Essa molécula consiste de oxigênio, carbono e hidrogênio. Quanto mais hidrogênio houver na molécula de gordura, tanto mais saturada ela será.

À temperatura ambiente as gorduras saturadas tendem a ser sólidas, enquanto as insaturadas e monoinsaturadas são líquidas.

As gorduras saturadas causam a elevação do colesterol no sangue, provocando o surgimento de placas de colesterol dentro das artérias, também conhecida como aterosclerose. Podem também provocar o câncer e outras doenças graves. As gorduras poliinsaturadas tendem a baixar o colesterol no sangue, inclusive o colesterol LDL – e também evitam o espessamento do sangue; as gorduras monoinsaturadas tendem a exercer um efeito menor de redução do colesterol. Quantidades excessivas de gorduras poliinsaturadas também deprimem o sistema imunológico e têm sido relacionadas ao câncer.

O papel primário da gordura é servir como uma fonte secundária de energia, a ser usada quando os estoques de carboidratos se tornam reduzidos. O nosso corpo queima primeiro todos os carboidratos – ingeridos sob quaisquer formas – e armazena a gordura que comemos em nossos tecidos adiposos, localizados abaixo da superfície da nossa pele. Conseqüentemente, todas as gorduras acrescentam calorias e peso ao nosso corpo. De fato, a gordura é nossa poupança de energia; ela não é o combustível principal.

A gordura é essencial para metabolizar as vitaminas A, D, E e K (as assim chamadas vitaminas solúveis na gordura) e criar hormônios, inclusive as prostaglandinas, que ajudam a controlar a pressão sangüínea e as inflamações. As prostaglandinas também têm um papel importante na regulação da resposta imunológica. Finalmente, as gorduras (também conhecidas como *lipídeos*) são uma parte integral da membrana celular. Elas mantém a fluidez da membrana e precisam ser mantidas em equilíbrio com a estrutura externa da célula, para que essa comunicação entre os receptores das células e o seu núcleo seja mantida. Mas todas essas funções requerem quantidades pequenas de gordura.

A gordura é o nutriente mais caloricamente denso de nossas dietas. Um grama de carboidrato contém quatro calorias; um grama de gordura contém nove calorias. As pesquisas demonstraram que as pessoas que consomem alimentos de baixas calorias vivem mais do que as que têm dietas de altas calorias. Como a gordura possui muitas calorias, conclui-se que as pessoas que têm dietas de pouca gordura tendem a consumir menos calorias e assim melhorar suas chances de longevidade.

Consumidas em excesso, todas as gorduras deprimem o sistema imunológico. As gorduras poliinsaturadas e monoinsaturadas podem ser tão nocivas quanto as gorduras saturadas, quando as comemos em excesso. A grande maioria das verduras, no entanto, contém significativamente menos gorduras do que os alimentos de origem animal, e portanto podem ser consumidas em maiores quantidades sem sobrecarregar o organismo de gorduras.

A gordura e o nosso Sistema Imunológico

O consumo excessivo de gorduras ataca o sistema imunológico como uma pancada devastadora de dois tempos: por um lado, a gordura produz radicais livres, provocando a mutação das células e a aterosclerose; por outro lado, ela deprime o sistema imunológico, o que enfraquece o nosso corpo na luta contra as doenças causadas por essa gordura.

Cada célula imunológica é rodeada por uma membrana equipada de receptores do tipo "antenas", que captam informações de fora da célula e assim determinam a presença de ameaças próximas. Uma vez reconhecida a ameaça, a célula passa a informação através da membrana celular até o núcleo, que então ensina a célula a responder à ameaça.

A membrana celular é composta de aproximadamente 50 porcento de proteínas e 50 porcento de lipídios. Esse equilíbrio delicado entre proteínas e gorduras é alterado quando comemos quantidades excessivas de gordura. Ao ficar cheia de gordura, a membrana celular torna-se menos fluída e portanto menos capaz de conduzir a informação sensorial, o que significa que a célula imunológica não consegue transmitir a informação de seus receptores ao núcleo da célula, ou ao centro do cérebro. Sem essa informação, as células não sabem como responder às bactérias invasoras, aos vírus ou às células do câncer. Os efeitos desse bloqueio na comunicação são variados e amplos.

As células CD4 e a gordura

Podemos dizer que a gordura provoca o entorpecimento do sistema imunológico, ou pelo menos, que ela o deixa preguiçoso. Estudos demonstraram que a gordura impede as células CD4 de se multiplicarem rapidamente na presença de doenças. E pior, a alimentação moderada ou altamente gordurosa (esta última com cerca de 41 porcento de calorias) *reduz pela metade* a capacidade das células CD4 e das células mortíferas naturais de matarem as células cancerosas e os tumores!

Os macrófagos e a gordura

Os macrófagos reconhecem antígenos e células cancerosas tocando-os com seus receptores e membranas celulares sensíveis. Infelizmente a gordura se infiltra nas membranas celulares dos macrófagos e reduzem sua sensibilidade às substâncias ameaçadoras e às células. Isso, é claro, permite que os agentes agressores proliferem e cresçam com mais vigor antes que o sistema imunológico possa organizar um ataque.

Os óleos de peixe e a imunidade

Os óleos de peixe contém gordura poliinsaturada omega-3, que reduz os níveis de colesterol no sangue. Eles também tornam o sangue menos espesso, o que evita a formação de coágulos sangüíneos dentro das artérias. Esses coágulos, conhecidos como trombos, são a causa da maioria dos ataques cardíacos e dos derrames. Todos esses benefícios fizeram com que os óleos de peixe parecessem uma panacéia para as doenças cardíacas. No entanto, são necessárias grandes quantidades de óleo de peixe para baixar o colesterol (às vezes de setenta e cinco a cem gramas diárias) e esse óleo de peixe pode deprimir o sistema imunológico.

Os óleos de peixe inibem a produção de mensageiros químicos no interior do nosso sistema imunológico (especificamente a interleucine-1 e o fator de necrose tumoral), o que fez com que alguns cientistas pensassem que os óleos de peixe seriam benefícios no tratamento da artrite, uma enfermidade caracterizada pela inflamação. De fato, estudos subseqüentes descobriram que os óleos de peixe reduziam o inchaço e a dor nas juntas das pessoas que sofriam de artrite.

Entretanto, a redução de mensageiros químicos definitivamente têm seu lado negativo. Quantos de nós iriam querer ter níveis mais baixos de interleucine-1 e fator de necrose tumoral no sangue, ambos essenciais na luta contra os vírus e o câncer? E estas não seriam as únicas áreas de preocupação. Um estudo publicado no *The Journal of Leukocyte Biology* (Revista de Biologia de Leucócitos) de dezembro de 1993 mostrou que a mesma ingestão diária de óleos de peixe (dezoito gramas) suprimia a multiplicação dos linfócitos em quase setenta porcento.

Todos os benefícios do óleo de peixe podem ser aproveitados reduzindo-se bastante a ingestão de gordura e de colesterol. Uma dieta de pouca gordura nos protege contra as doenças do coração e o câncer, ao mesmo tempo em que fortalece a imunidade. O sangue fica espesso, e assim menos propenso a formar coágulos sangüíneos e trombos. Finalmente, as pesquisas nos sugerem que uma dieta desse tipo pode até nos proteger contra problemas de auto-imunidade, como a artrite.

As dietas de pouca gordura e a artrite

Há muito tempo os cientistas suspeitam que a alimentação tem um papel crucial no surgimento da artrite, mas a eliminação de certos alimentos em particular nunca apresentou resultados convincentes; alguns cientistas noruegueses adotaram um enfoque diferente. Num estudo publicado no *The Lancet* (12 outubro 1991) os cientistas compararam os efeitos de duas dietas diferentes em dois grupos pequenos com artrite reumatóide. O primeiro grupo, composto de vinte e sete pessoas, seguiu uma dieta estritamente vegetariana, enquanto o grupo de controle com vinte e seis pessoas, seguiu uma dieta padrão de muita gordura.

Os que seguiram a dieta vegetariana passaram por um regime de três estágios. O primeiro estágio, que durou sete dias, consistiu somente de alimentos vegetarianos, em sua maioria sopas e sucos.

Portanto, os sujeitos consumiram sucos vegetais, chás de ervas, e alho. Durante o segundo estágio, que durou três meses e meio, o grupo ingeriu somente verduras e evitou todas as carnes vermelhas, os ovos, os alimentos lácteos, as frutas cítricas, os açúcares refinados, os temperos, o sal e os grãos que continham glúten (como o trigo). Depois de fazer esse regime durante quatro meses, os produtos lácteos foram sendo gradualmente reintegrados na dieta. A cada dia era acrescentado um novo alimento lácteo, até que a dieta final passou a consistir de alimentos vegetais, certos grãos integrais e produtos lácteos. Esta dieta foi mantida durante um ano. Ambos os sujeitos, tanto os da dieta vegetariana quanto os do grupo de controle registravam diariamente o que eles comiam, anotando qualquer mudança em seus sintomas.

Os resultados já eram de se esperar. Depois de um mês, as pessoas que mantiveram a dieta vegetariana relataram reduções significativas no número de juntas inchadas e doloridas. Sentiram também uma diminuição significativa na rigidez das juntas, especialmente de manhã, e menos acessos de sintomas. Os vegetarianos também relataram que se sentiam mais fortes e saudáveis em geral. Notadamente, essas melhorias perduraram ao longo de todo o estudo de treze meses.

Comparativamente, o grupo de controle continuou sofrendo com os sintomas habituais de artrite; a dor e o inchaço até pioraram para muitos. Os pesquisadores concluíram que um período de jejum, seguido de uma dieta vegetariana, reduz substancialmente os sintomas da artrite.

As calorias e a resposta imunológica

Como já mencionamos antes, o consumo de calorias parece ter um efeito independente no sistema imunológico. A média dos homens nos Estados Unidos come aproximadamente 2500 calorias por dia, e a média das mulheres cerca de 1800. É claro que muitas pessoas comem muito mais do que a média, o que fica evidente pelo fato de que um quarto dos americanos é obeso. De fato, o corpo precisa de muito menos calorias para manter o metabolismo natural e a saúde. Estudos em animais demostraram que quando as calorias são reduzidas à metade das quantidades normais, a longevidade cresce significativamente, mesmo entre os animais que têm problemas de auto-imunidade e tempos curtos de vida. Esses tempos de vida aumentam, nos animais mesmo quando a dieta de restrição de calorias é composta de 80 por cento de proteínas. A restrição de calorias também reduz enormemente a porcentagem de animais que desenvolvem leucemia depois de receberem algumas doses de radiação. Num dos estudos, menos de um décimo dos animais com dietas de restrição de calorias desenvolvem a leucemia, comparados àqueles que mantinham uma dieta de níveis elevados de calorias.

A gordura, que é a maior fonte de calorias, parece ter também um efeito independente. Alguns estudos demonstraram que quando as calorias e a gordura são analisados separadamente, quanto aos seus efeitos na longevidade, a gordura é a que exerce o maior impacto nas taxas de mortalidade e na saúde. A gordura parece enfraquecer o sistema de várias maneiras, e uma delas é adicionar grandes quantidades de calorias, prejudiciais à saúde.

No Centro de Ciências da Saúde da Universidade do Texas em Santo Antônio, o imunologista dr. Gabriel Fernandes provou que ao diminuir o consumo de gorduras em animais ele conseguiu reduzir significativamente o risco deles contraírem doenças de deficiência imunológica e câncer. Ele provou também que camundongos, submetidos a dietas de pouca gordura experimentaram uma redução de doenças relacionadas com o envelhecimento e depressões do sistema imunológico – mesmo numa série de camundongos geneticamente predispostos a deficiências do sistema imunológico e ao câncer.

O dr. Robert Good, um imunologista da Fundação de Pesquisas Médicas de Oklahoma, da cidade de Oklahoma, disse que "atualmente há evidências abundantes de que mesmo as doenças geneticamente determinadas podem ser modificadas ou mesmo totalmente evitadas através da restrição de proteínas, calorias, ou do conteúdo de gordura na alimentação".

A gordura e o câncer

As pesquisas relacionaram a ingestão total de gordura, assim como o tipo de gordura ingerida, com a incidência do câncer, especialmente do câncer de mama, do cólon, dos ovários e da próstata. A maior parte das evidências provém de estudos culturais cruzados, ou epidemiológicos. Em países nos quais o consumo de gordura é baixo, as taxas de câncer também são baixas; mas nos países onde a ingestão de gordura é alta, as taxas de câncer também são altas. As pesquisas demonstraram que as pessoas que têm dietas de pouca gordura em seus países de origem, como os japoneses, e emigram para os Estados Unidos adotando dietas mais ocidentais, de muita gordura, acabam tendo uma taxa mais elevada de incidência de câncer, igualando-se à dos americanos.

As fontes da gordura também parecem ser importantes. Gorduras de origem animal (o óleo de peixe menos do que as outras) estão associadas a taxas mais elevadas de câncer do que as gorduras vegetais. Alguns estudos sugerem que os óleos de peixe e o azeite de oliva podem na verdade reduzir a incidência do câncer. No entanto essa pesquisa é mais sugestiva do que definitiva. É difícil tirarmos conclusões diretas a partir de pesquisas epidemiológicas porque não é fácil compararmos todas as diferenças sutis de alimentação e de estilos de vida entre os diversos países.

Quando analisamos os estudos dentro de um único país, a associação de gorduras e câncer, particularmente o câncer da mama, é menos clara. Por exemplo, alguns estudos em nações ocidentais não demonstraram uma associação convincente entre taxas mais elevadas de câncer de mama e a ingestão total de gorduras. Quando mulheres com câncer de mama foram comparadas a mulheres sem esse câncer, descobriu-se que a ingestão total de gorduras não parecia ser diferente entre os dois grupos. No entanto, certas correlações pareciam importantes, como os níveis de gorduras saturadas consumidas por essas mulheres. Um dos estudos demonstrou que para cada 5 porcento de aumento no consumo de gordura saturada, havia um aumento de 50 porcento no risco de uma morte por câncer de mama.

Porém outros fatores confirmam a ligação entre a ingestão de gorduras e o câncer, particularmente o câncer de mama. As células de gordura produzem estrogênio, e alguns estudos demonstraram que as mulheres com câncer de mama possuem níveis de estrogênio mais elevados do que as mulheres que estão livres dessa doença. Quanto mais gorduras as mulheres comerem, tanto mais estrogênio os seus corpos produzirão. Assim as mulheres que têm uma alimentação muito gordurosa possuem níveis de estrogênio mais elevados do que a média, o que as coloca num grupo de maior risco.

Diminuindo o estrogênio naturalmente

Uma das formas de diminuir os níveis de estrogênio é aumentar a ingestão de fibras, que se ligam ao estrogênio e o eliminam através do intestino. Adotando uma dieta de pouca gordura e muitas fibras, uma mulher pode reduzir substancialmente o risco de contrair câncer de mama.

As pesquisas demonstraram que muitos tumores malignos da mama dependem do estrogênio; quando seus níveis são reduzidos significativamente, o tumor regride. Essa é a base para o uso da droga "tamoxifen" no tratamento do câncer de mama; ela reduz o efeito do estrogênio nas células. Entretanto, um dos melhores e mais rápidos meios de diminuir o estrogênio no sangue é mudar a dieta, especificamente reduzindo a gordura e aumentando a ingestão de fibras. Os efeitos dessas mudanças são enormes. Num desses estudos mulheres com altos níveis de estrogênio adotaram dietas de pouca gordura e muitas fibras: seus níveis de estrogênio caíram 50 porcento em vinte e dois dias. Isso representa uma queda notável, tanto no estrogênio quanto no risco de câncer de mama.

Mas são necessárias muitas pesquisas ainda para se conhecer os efeitos da gordura e das fibras no câncer de mama. No entanto, até que todos os dados sejam coletados e analisados, o melhor conselho é ser prudente com o consumo de gordura, principalmente a gordura animal saturada. As mulheres deveriam manter a ingestão de gorduras abaixo dos 25 porcento de calorias totais.

Além do mais, as mulheres com câncer de mama deveriam reduzir seus consumos de gordura a menos de 20 porcento.

As gorduras e as doenças cardíacas

A maioria de nós não pensa nas doenças cardíacas como relacionadas ao sistema imunológico, mas elas o são de fato. No fígado a gordura é convertida em lipoproteínas de baixa densidade, ou colesterol LDL. Uma vez na corrente sangüínea, essas partículas LDL se oxidam e se tornam radicais livres. Os macrófagos reconhecem as partículas LDL degeneradas como um produto descartável e começam a fagocitá-las ou devorá-las. Os macrófagos então ficam saturados com o LDL e afundam até as paredes das artérias, onde ficam encrustados. Nesse meio tempo as partículas LDL ingeridas, que degeneram dentro do macrófago, deformam tanto os macrófagos quanto as paredes das artérias. Ali, elas formam a primeira camada de tecido cicatrizado, conhecido como estria gordurosa, que é o primeiro estágio da aterosclerose. À medida em que aumenta o consumo de gorduras e colesterol, mais os macrófagos consomem as partículas LDL, ficam saturados de radicais livres degenerativos, e chegam a formar crescimentos maiores dentro da artéria. Esses crescimentos tornam-se eventualmente furúnculos voláteis, ou plaquetas, que podem tornar-se tão grandes a ponto de bloquearem os dutos das artérias, impedindo o fluxo de sangue e de oxigênio ao coração ou ao cérebro. Essa cadeia de eventos pode levar a um enfarte ou a um derrame.

❖ ❖ ❖

O elo entre o índice elevado de gordura e as doenças cardíacas está bem estabelecido. No entanto, está se tornando mais claro que diferentes tipos de gordura têm efeitos bem diferentes nos níveis de colesterol do sangue. Todas as formas de gordura saturada, inclusive as gorduras parcialmente hidrogenadas em manteigas e margarinas, aumentam claramente os níveis sangüíneos de colesterol e formam a base para a aterosclerose. O "National Cholesterol Education Panel (NCEP)" (Painel Nacional de Educação sobre o Colesterol) recomenda uma redução de gorduras saturadas, da média atual de 14 porcento de ingestão calórica total, a aproximadamente 4 porcento. As gorduras poliinsaturadas reduzem o colesterol e tornam o sangue menos espesso, e assim menos propenso a formar plaquetas. O NCEP recomenda que os americanos substituam a maioria de suas gorduras saturadas por gorduras poliinsaturadas, o que significaria aumentar o nível atual de óleos vegetais, da média de 6 porcento de ingestão calórica, a dez porcento. Finalmente as gorduras monoinsaturadas, que parecem ter um efeito neutro no colesterol sangüíneo, deveriam diminuir, da média atual de 14 porcento a 10 porcento. No geral, isso significaria a sugestão de uma redução de cerca de 36 a 25 porcento no consumo de gorduras.

Certos óleos vegetais, como o óleo de milho e de açafrão, têm a vantagem adicional de serem fontes muito ricas de vitamina E. Mesmo o azeite de oliva – uma gordura monoinsaturada – está obtendo bom apoio científico como um óleo que possui qualidades de proteção à saúde principalmente da forma como é usado na alimentação dos povos mediterrâneos. Um estudo de 1994 (com a duração de vinte e sete meses) descobriu que mulheres que consumiam mais azeite de oliva morriam menos de enfarte e tinham menos enfartes não-fatais. Elas também tinham níveis sangüíneos mais elevados de vitaminas A e E. Apesar desses resultados serem intrigantes, ainda é muito cedo para dizer se foi realmente o azeite de oliva o responsável pela diminuição no número de enfartes ou algum outro fator associado.

❖ ❖ ❖

Todos nós devemos ter cuidado com a ingestão de gorduras – não importa a fonte. Recomendamos que as pessoas comam gorduras de fontes primariamente vegetais e restrinjam o consumo de todos os óleos. No entanto, diante da escolha entre uma gordura saturada e uma gordura poli ou monoinsaturada, sempre opte pela gordura vegetal ao invés da gordura saturada de origem animal.

Ao limitar a nossa ingestão de gordura, daremos um grande passo na corrida contra todas as doenças graves, em parte porque isso fortalecerá enormemente o nosso sistema imunológico.

Calculando a quantidade de gordura na alimentação

Uma pessoa que ingere duas mil calorias por dia deveria obter quatrocentas a quinhentas calorias de gordura. Traduzindo esse número em gramas de gordura, divido por nove, pois existem aproximadamente nove calorias em cada grama de gordura, a resposta seria aproximadamente quarenta e quatro a cinqüenta e cinco gramas de gordura por dia.

Use a tabela como guia, e dê uma olhada nas informações nutricionais das embalagens dos alimentos para escolher produtos de pouca gordura. Reduzindo a ingestão de gorduras diminuiremos os riscos de contrair câncer e doenças cardíacas, e poderemos aliviar os sintomas de doenças autoimunes, particularmente a artrite reumatóide.

Fontes de gordura

	Porções	Gramas de gordura
Carnes, Galinha e Peixe[1]		
peito de galinha (sem pele)	85 g	3,1
bife de carne moída	85 g[2]	17,8
bife de carne magra	85 g	14,0
linguado	85 g	15,0
costeleta	85 g	9,9
salmão	85 g	6,4
bacalhau	85 g	0,7
camarão	85 g	1,7
alcatra	85 g	8,0

(cont.)

	Porções	Gramas de gordura
Produtos Lácteos[3]		
queijo americano	28 g	8,8
queijo branco	28 g	8,1
queijo brie	28 g	7,8
manteiga	1 colher de chá	4,1
queijo cheddar	28 g	9,3
sorvete	1/2 xícara	5,0-18,0
margarina	1 colher de chá	11,4
leite integral	1/2 litro	8,2
leite com 1% de gordura	1/2 litro	2,6
milkshake	16 fl oz	9,5
muzzarela	28 g	6,1
iogurte (magro)	1 xícara	3,5
iogurte com fruta	1 xícara	5,5
Biscoitos Crackers e Petiscos*		
flocos de milho	28 g	10,0
pipoca de microondas	3 xícaras	5,0[4]
batatinhas fritas	1 xícara	10,0
bolinhos de arroz	1	0
crackers salgados	3	2,9
biscoitos de centeio	1	0
saltines	4	1,4
palitinhos de trigo	8	3,0
Doces		
torta de maçã	1/8 torta de 23cm	13,0
mousse de maçã	1	19,3
bolachas de chocolate	1 (diâmetro 5cm)	2,1
barras de figo	2	1,0
bombas de frutas	1	13,0
sonho	1 pequeno	5,0
bolinho de gengibre	2	1,1
granola	28 g	5,6
rosca de geléia	28 g	18,4

FORTALECER Nº 3 DO SISTEMA IMUNOLÓGICO

(cont.)

	Porções	Gramas de gordura
Doces		
bolachas de mel	2	2,9
Torta de nozes	1/8 torta de 23cm	29,3
waffer de baunilha	2	7,0
Nozes[5]		
amêndoas	28 g	14,5
avelãs	28 g	0,2
macadamias	28 g	20,6
amendoins	28 g	13,8
peçãs	28 g	18,0

1 - Todos, com exceção do camarão e do bacalhau contém gorduras saturadas.
2 - Uma porção de 85 g é típica de um sanduíche. Porções maiores dessas carnes devem pesar cerca de 150 g.
3 - A maioria contém gorduras saturadas.
4 - 0,3g quando são estouradas no ar, sem gordura.
5 - As nozes têm geralmente altos teores de gorduras monoinsaturadas.

* O tipo de gordura varia. Verifique as embalagens.

CAPÍTULO 7

Fortalecedor nº 4 do Sistema Imunológico: ervas medicinais, aromáticas e alimentos de combate ao câncer

Se há algo na medicina que fecha o círculo entre o antigo e o moderno, esse algo é o uso das plantas medicinais. A tradição oral e escrita que forma os fundamentos da herbologia tem milhares de anos. Esse conhecimento tem sido usado com sucesso para tratar mais pessoas no mundo todo do que qualquer outra forma de medicina. Hoje, nossos estudos de ervas e de outros alimentos específicos benéficos à saúde são essencialmente um reexame – se bem que de uma perspectiva científica – de nossa própria herança dos grandes médicos do passado: Hipócrates, Galeno, Avicenna, Paracelso e o mítico Imperador Amarelo da China. A busca científica do conhecimento caminha em parceria com esses terapeutas tradicionais, porque foram eles que identificaram certas plantas específicas como tendo propriedades terapêuticas. Essas plantas obtiveram uma atenção especial nos laboratórios.

Nós ocidentais temos o compromisso de usar a ciência para determinar a eficácia de uma determinada terapia, e assim nos comprometemos a reaprender o uso das plantas medicinais, de nosso próprio ponto de vista. Muitos livros descrevem o uso das plantas medicinais a partir de uma perspectiva tradicional; nós preferimos citar a documentação científica, quando ela existe, atestando a eficácia dessas terapias e incentivando o uso mais seguro possível dessas plantas.

É conveniente termos um certo cuidado ao usarmos as plantas medicinais. Às vezes elas contêm substâncias químicas potentes que podem ter efeitos profundos no corpo. Em doses apropriadas elas podem aliviar sintomas e causar excitação, relaxamento, ou desintoxicação, mas em excesso elas podem provocar vômitos, dores de cabeça, diarréia, convulsões, danos ao fígado e até levar ao coma. Além disso, como sua produção não é regulada, alguns preparados podem estar contaminados com chumbo, tálio, acônito, ou outras substâncias perigosas. Esses contaminantes têm sido associados com problemas que vão desde a perda de cabelos até danos ao fígado e ao coração, podendo até levar à morte. Escolhemos as ervas mais seguras disponíveis no mercado, e mais amplamente estudadas, para serem apresentadas aqui.

Outra advertência: certas ervas aromáticas que foram pesquisadas e demonstraram ser benéficas ao sistema imunológico podem causar alergias em algumas pessoas.

Entre elas encontramos o "curry" e o gengibre. Pelo que sabemos, além dos itens que relatamos neste capítulo e na parte III, não há registros de efeitos colaterais resultantes de quaisquer plantas medicinais aqui citadas.

Outra preocupação relativa ao uso de ervas é que a força dos ingredientes ativos de uma planta depende das condições sob as quais ela é cultivada, o que torna a determinação da dose eficaz sujeita a adivinhações ou a "tentativas e erros". Recomendamos que você adquira ervas só de fontes confiáveis e mencione seu uso ao seu médico, particularmente se surgirem novos sintomas. Por exemplo, algumas plantas causam sintomas semelhantes àqueles associados com o complexo relativo à AIDS (ARC) em pessoas infectadas pelo HIV, o que poderia confundir tanto o paciente quanto o médico.

Tendo isso em mente, vamos examinar as evidências. Como veremos adiante, os pesquisadores estão descobrindo que existe uma base científica para muitas das práticas tradicionais e populares relativas às plantas medicinais.

Cogumelos shiitake

O cogumelo shiitake (do gênero *Lentinula*) é um cogumelo de cabeça grande e chata, cultivado tradicionalmente na Ásia e hoje amplamente comercializado nos Estados Unidos e na Europa. Há séculos ele vem sendo usado na cozinha asiática como um delicioso alimento que faz bem à saúde. Nas últimas duas décadas, o cogumelo shiitake cresceu em popularidade no Ocidente, graças aos bons restaurantes que oferecem o suculento cogumelo como um prato exótico, para pessoas familiarizadas com seus usos medicinais tradicionais. Hoje em dia a ciência já está documentando seus variados e poderosos efeitos no sistema imunológico e sua capacidade de nos proteger contra as doenças cardíacas e o câncer.

Os cogumelos shiitake têm alto teor de proteínas (13 a 18 por cento) e contém niacina, tianina, riboflavina e um polisacarídeo chamado *lentinan,* que foi aprovado no Japão como uma droga anti-cancerígena. Pesquisas recentes demonstraram que o lentinan estimula os macrófagos e as células mortíferas naturais a destruírem as células cancerosas e os tumores.

Outra substância isolada nos cogumelos shiitake, chamada cortinelina, provou ser um eficaz antibiótico de amplo-espectro. Além disso, componentes conhecidos como sulfetos encontrados nesses cogumelos, podem eliminar vermes, fungos e outros causadores de doenças de pele.

Estudos do Instituto Nacional do Câncer nos Estados Unidos e do Instituto Nacional do Câncer no Japão confirmaram o cogumelo shiitake como um alimento que combate o câncer, um fortalecedor do sistema imunológico, e um poderoso redutor do colesterol. Ele também inibe a reprodução dos vírus. Cientistas da Escola de Medicina da Universidade de Yamaguchi, no Japão, descobriram que o extrato de cogumelo shiitake protege as células contra a destruição normalmente causada pela infecção HIV. Os cientistas passaram a recomendar o uso de cogumelos shiitake em conjunto com outros tratamentos de AIDS.

Goro Chihara, um famoso pesquisador japonês do lentinan, diz que a substância "prolonga o tempo de vida de pacientes com câncer avançado e recorrente de estômago, coloretal e de mama".

Cogumelos shiitake e doenças cardíacas

O pioneiro da pesquisa do shiitake, o dr. Kisaku Mori, Ph.D., fundou o Instituto de Pesquisa do Cogumelo em Tóquio. Mori documentou os efeitos curativos do cogumelo shiitake e tentou isolar seus componentes mais ativos.

Os pesquisadores americanos e japoneses demonstraram que um desses componentes, chamados eritadenine, reduz dramaticamente o colesterol no sangue. Os estudos mostraram que ao comer 85 g (cinco ou seis cogumelos) ao dia, podemos reduzir os níveis sangüíneos de colesterol em 12% numa semana. Outras pesquisas sugeriram que o efeito redutor de colesterol, do extrato de cogumelo shiitake — a forma concentrada do cogumelo — pode chegar a 25 porcento, quando ele é usado ao longo de algumas semanas.

Os cogumelos shiitake estão amplamente disponíveis em supermercados e lojas de produtos naturais. Podem ser usados em sopas, cozidos e misturas de verduras — refogados, cozidos ou empanados. Recomendamos a ingestão de dois a seis cogumelos por semana (ou dois a quatro, se você estiver também comendo cogumelos reishi).

Cogumelos reishi

Um cogumelo medicinal usado tradicionalmente na China é o reishi *(Ganoderma lucidium)* amplamente utilizado para melhorar a função do sistema imunológico. Ele demonstrou provocar a multiplicação rápida dos linfócitos diante de um agente patológico, assim como o estímulo à produção de interleucine-2. O reishi também promove a criação de moléculas de adesão que ajudam a reunir as células imunológicas num local específico onde elas são necessárias. Ele estimula igualmente a produção do fator de necrose tumoral. Seu extrato é facilmente encontrado em lojas de alimentos naturais; o cogumelo em si é comum nos mercados de alimentos orientais e em algumas lojas de alimentos naturais. Recomendamos a ingestão de dois a quatro cogumelos por semana.

O alho

O alho tem sido considerado há séculos, tanto no Oriente quanto no Ocidente, como um poderoso fortalecedor da saúde. Hoje a ciência moderna está descobrindo as razões bioquímicas para a reputação dessa erva de cheiro forte, especialmente como um agente anti-infeccioso e anti-câncer.

O alho contém compostos de tiol, que estimulam as atividades de desintoxicação do corpo. Esses compostos incluem a alicina (o mais conhecido), a ajoena, o s-alil-mercaptocisteina, e o álcool alil. A alicina é mais eficaz quando é comida crua, mas pesquisadores do Instituto Nacional do Câncer dizem que o alho tem efeitos benéficos à saúde mesmo depois de cozido.

Muitas dessas mesmas substâncias químicas são também encontradas em cebolas, mas aparentemente em quantidades menores. "Parece que quanto mais forte é o alimento – e no caso do alho, isso significa, o cheiro – tanto mais fortes são os efeitos benéficos à saúde", diz Michael Wargovich, M. D., um professor de medicina no Centro M. D. Anderson de Câncer em Houston e um especialista em alho.

O alho e o Sistema Imunológico

O extrato de alho fortalece várias atividades imunológicas que poderiam estar relacionadas com o controle do câncer. Elas estimulam a proliferação das células T e estimulam também a atividade das células mortíferas naturais. O alho também promove a proliferação e a eficácia da interleucine-2. Em outra série de experiências, ficou provado que os extratos de alho fortalecem os poderes oxidativos dos macrófagos. Estes usam esses poderes oxidativos para matar as bactérias, as células cancerosas, e as células produtoras de vírus. O alho também mostrou ser um eficaz anti-bacteriano e antiviral.

O alho e o câncer

O alho pode ter um efeito anti-câncer independente do sistema imunológico, pois os mecanismos exatos pelos quais ele nos protege contra o câncer, e até ataca as células cancerosas e tumores, ainda têm de ser totalmente compreendidos.

A pesquisa epidemiológica mostra uma associação entre o elevado consumo de alho e os baixos índices de câncer gástrico (cânceres do estômago, do trato intestinal e do reto) nas populações da Itália e da China.

O alho também protege os lipídeos (gorduras e colesterol no sangue) contra a oxidação, evitando o surgimento da formação de radicais livres, a causa da maioria das doenças degenerativas. De fato, os extratos de alho mostraram diminuir o desenvolvimento de cânceres mesmo depois da exposição a carcinogênios poderosos, como a radiação.

Supostamente ele tem um papel de desintoxicação dos carcinogênios. De acordo com o dr. Wargovich, o alho melhora a capacidade do fígado de metabolizar e neutralizar carcinogênios, que de outra forma produziriam células cancerosas e tumores. O alho estimula o fígado a identificar mais eficazmente esses venenos e a transformá-los em compostos inofensivos e solúveis em água.

O alho também induz o corpo a produzir uma grande variedade de enzimas desintoxicantes, algumas das quais atacam diretamente as células do câncer e os tumores. Cientistas especulam que o alho pode bloquear os efeitos de um certo grupo de ácidos gordurosos chamados de prostaglandinas, que são substâncias do tipo "hormônios". As prostaglandinas podem estimular o crescimento dos tumores, quando não são controladas.

Como se não bastasse, os componentes do alho também inibem a formação de trombos, evitando a agregação de plaquetas, o que pode reduzir o risco de derrames e doenças cardiovasculares.

Finalmente, o alho também é uma boa fonte de selênio.

Use o alho duas ou três vezes por semana, cru ou cozido, e preferencialmente nas duas formas. O alho cozido vai bem em pratos de massas e de verduras, e como condimento no pão; cru ele pode ser servido com verduras e saladas.

Alcaçuz

A alcaçuz é o alimento herbáceo menos festejado – mas a criança em todos nós com certeza se sentirá feliz em redescobri-lo. Um polisacarídeo, o extrato de alcaçuz, chamado glicirizina, é usado clinicamente, e dizem que tem efeitos anti-inflamatórios, anti-tumorais e anti-virais. Além da glicirizina, a raiz de alcaçuz pode conter dez diferentes bioflavonóides, componentes que fortalecem o sistema imunológico e combatem o câncer.

O alcaçuz deve ser evitado por pessoas com doenças cardíacas, hipertensão, obesidade ou problemas renais. A erva serve como estimulante para o coração e a circulação, o que pode sobrecarregar as pessoas com doenças cardiovasculares.

A ingestão de alcaçuz deve ser limitada a 50 ou 90g de balas de alcaçuz por dia para evitar problemas com inchaços, aumento de pressão sangüínea, e vômitos. Recomendamos uma xícara de chá de alcaçuz por dia, três ou mais vezes por semana, no caso de um resfriado ou uma gripe. Em outras ocasiões, use-o esporadicamente como um fortalecedor do sistema imunológico e como mais uma proteção contra o câncer. Saquinhos de chá de alcaçuz podem ser encontrados à vontade em lojas de produtos naturais.

Equinácea

A equinácea *(Echinacea compositae)* está entre as ervas medicinais mais usadas no mundo hoje. Conhecida há muito tempo por suas propriedades fortalecedoras do sistema imunológico, agora comprovadas por pesquisas científicas, a equinácea demonstrou, consistentemente, aumentar a capacidade dos macrófagos e dos granulócitos de fagocitar bactérias ou células produtoras de vírus. Alguns estudos demonstraram que esses efeitos podiam ser intensificados ao se tomar a equinácea em combinação com extratos de outras ervas, inclusive *Eupatirium perfoliatum, Baptisia tinctoria,* e *Arnica montana.*

FORTALECER Nº 4 DO SISTEMA IMUNOLÓGICO: ERVAS MEDICINAIS... 117

Estudos em animais demonstraram que a equinácea aumenta a produção de interleucine-1, interleucine-6, e o fator de necrose tumoral pelos macrófagos, todos oferecendo mais proteção contra infecções por vários organismos parasitários, como a levedura *Cândida albicans*. A equinácea tem propriedades anti-inflamatórias e estimula as células CD4 a se multiplicarem com mais força diante de um agente causador de doenças.

A equinácea funciona melhor quando é tomada em pequenas doses num período curto de tempo, como uma ou duas vezes ao dia, por um dia, ou até três, no máximo. Nesse momento é preferível permitir que a erva realize seu trabalho, sem que seja necessária a ingestão de outras doses. Numa das pesquisas, a tomada de uma dose moderada foi seguida de uma semana sem a equinácea. Essa dose única estimulou a proliferação de linfócitos, e num teste padrão de pele causou uma reação que mostrou um fortalecimento e uma grande resposta do sistema imunológico, quando este foi desafiado. Entretanto, doses mais elevadas da erva, administradas durante vários dias, pareciam suprimir a proliferação das células T e a reação ao teste de pele. Herbalistas tradicionais freqüentemente recomendam o uso da equinácea duas vezes ao dia, durante um a três dias, e seguidos de uma pausa. Geralmente isso é suficiente para a erva melhorar uma resposta imunológica contra um resfriado ou qualquer outra infecção branda. A equinácea pode ser tomada duas vezes ao dia, por dois a sete dias, sem efeitos colaterais. Use-a sempre que sentir a chegada de um resfriado ou quando já estiver gripado. A dosagem padrão é de trinta gotas de equinácea em tintura.

Ginseng

O ginseng *(Panax Schinseng)* é uma raiz com fama de ter todos os tipos de poderes. Um dos estudos mostrou que compostos contidos no ginseng provocam uma vigorosa multiplicação de linfócitos T, em resposta a uma ameaça. No entanto, assim como no caso da equinácea, níveis mais elevados dos mesmos compostos chegaram a inibir a proliferação. Alguns voluntários que receberam cápsulas com cem miligramas de extrato de ginseng duas vezes ao dia durante oito semanas, mostraram um incremento em inúmeras funções imunológicas, inclusive uma fagocitose aumentada nos macrófagos e uma melhoria na capacidade dos granulócitos de matar organismos estranhos.

Muitos produtos chamados de ginseng não derivam da *Panax* e provavelmente não têm os poderes do ginseng verdadeiro. Os ginsengs da Sibéria e do Brasil provêm de plantas de famílias diferentes e presumivelmente possuem efeitos diferentes, que atualmente ainda são desconhecidos. O ginseng pode ser adquirido facilmente em lojas de produtos naturais e mercados de produtos orientais.

Recomendamos doses de cem miligramas, duas vezes ao dia, durante três a sete dias, quando o sistema imunológico precisar de um reforço. Mesmo quando ingeridas ao longo de várias semanas, essas doses não causam efeitos colaterais prejudiciais e fortalecem a imunidade, mas doses diárias mais elevadas podem inibi-la.

Aloes

Vários membros da família das Liliáceas (que incluem o alho) provaram melhorar a função imunológica. Entre elas podemos citar extratos de plantas do tipo aloe, como a *Aloe vera*, *Aloe barbadensis* e *Paris formosana*. A *Aloe vera* é uma planta comum, amplamente usada nos Estados Unidos como bálsamo para todos os tipos de doenças de pele e queimaduras. Extratos de aloe são usados no Sudeste da Ásia para tratar doenças inflamatórias.

A aloe inibe a produção de oxidantes, pelos granulócitos, sem afetar sua capacidade de fagocitar ou matar microrganismos intracelularmente. Isso evita o inchaço dos tecidos, sem reduzir a capacidade dos granulócitos de destruir organismos estranhos no interior do sistema.

Um derivado da aloe (chamado Acemannan) provou ter efeitos anti-tumorais em animais, e estimular os macrófagos a produzir citócines que combatem o câncer, dentre as quais a interleucine-1 e o fator de necrose tumoral. Um componente da *Paris for-*

mosana, chamado formosanin C, aumenta a proliferação de linfócitos e estimula a atividade das células mortíferas naturais.

A aloe e suas correlatas são melhor utilizadas como ungüentos tópicos para queimaduras, escoriações, problemas de pele, e picadas.

Astrágalo

O astrágalo é uma das ervas mais amplamente prescritas na medicina chinesa e pode ser adquirido em lojas de produtos naturais e em muitos mercados de produtos orientais. O extrato do astrágalo demonstrou fortalecer a resposta imunológica em pessoas com sistemas imunológicos normais, e também naquelas com a imunidade prejudicada.

Em dois estudos, os sujeitos controlados, assim como os que tinham cânceres avançados, apresentaram um aumento de duas a três vezes na força de suas respostas imunológicas quando lhes foi administrado um teste de pele de antígeno padrão. A proliferação dos linfócitos também aumentou, mas não tão dramaticamente. Essas duas mudanças indicaram uma melhoria na imunidade mediada pelas células, o que significa que a atividade dos linfócitos T e dos macrófagos foi fortalecida.

Um segundo estudo mostrou que a resposta imunológica foi fortalecida pelo astrágalo até mesmo em animais tratados com uma droga imunosupressora, a ciclofosfamida.

Para combater resfriados ou gripes, ou como fortalecedor do sistema imunológico, o astrágalo pode ser adicionado às sopas e aos refogados. Ou então podemos adicionar de vinte a trinta gotas de tintura da erva à água e bebê-la duas vezes ao dia, durante três dias.

Chá verde e chá preto

Tanto o chá verde quanto o chá preto contém antioxidantes, bioflavonóides, tanino e indóis, substâncias que demonstraram combater o câncer. Estudos de populações humanas e pesquisas em animais mostraram haver uma forte correlação entre o consumo de chá e a redução do risco de certos cânceres, especialmente o câncer de esôfago. Esses chás, em suas formas normal ou descafeinada, também demonstraram reduzir o desenvolvimento do câncer de pele em animais.

O chá verde é famoso, na mídia popular, como agente protetor contra o câncer, principalmente depois que se soube que ele é rico em antioxidantes, e que entre os japoneses consumidores de chá verde a taxa de incidência de câncer é bem menor. Recentemente a revista *The Lancet* publicou uma matéria dizendo que o chá preto contém a mesma quantidade de antioxidantes que o chá verde, o que significa que ele pode fornecer a mesma proteção.

O chá contém cerca de um quarto da cafeína do café.

Tome uma ou mais xícaras de chá diariamente, ou quando desejar.

Ervas aromáticas

Muitas ervas aromáticas demonstraram possuir propriedades de ativação do sistema imunológico. Use-as na comida sempre que desejar. Entre elas se incluem o açafrão, o gengibre, o cravo, o cominho, e o cúrcuma. A melhor forma de utilizá-los é simplesmente temperar os alimentos com uma ampla variedade delas para que fiquem saborosos, nutritivos e fortaleçam a saúde.

Açafrão

O açafrão chegou a inibir o crescimento de tumores em ratos. Ele estimulou a resposta proliferativa das células T e elevou os níveis do glutathione antioxidante no sangue. Portanto, o açafrão exerce um efeito antioxidante.

Gengibre

O extrato de gengibre *(Zingiber officinale)* possui propriedades antitérmicas e anti-inflamatórias. O gengibre é usado como chá e como condimento na cozinha asiática, e por suas propriedades curativas na medicina chinesa e ayurvédica. Foi demonstrado que ele reduz a produção de prostaglandinas causadoras de inflamações, e também a dor da artrite. Finalmente, o gengibre inibe a agregação de plaquetas, o que significa que ele melhora a circulação do sangue e fornece alguma proteção contra ataques cardíacos e derrames.

Cúrcuma

A cúrcuma, erva aromática derivada da planta *(Curcuma longa)*, é amplamente usada na cozinha indiana e na medicina ayurvédica. É anti-inflamátoria e inibe a agregação de plaquetas. Pesquisas demonstraram que a curcumina, um componente encontrado na cúrcuma, é até mais eficaz do que o beta-caroteno na prevenção do desenvolvimento do câncer em animais que foram alimentados com um poderoso carcinogênio.

De acordo com o trabalho realizado no Centro de Câncer M. D. Anderson em Houston, a cúrcuma inibe o câncer em vários locais do corpo, bloqueando certos processos químicos que de outra forma levariam a processos malignos.

Ela mostrou também ter uma atividade anti HIV em laboratório, e está sendo testada atualmente para uso clínico.

Cominho

O cominho *(Cuminum cyminum)* um tempero muito comum, demonstrou inibir a agregação de plaquetas. Cientistas israelenses descobriram que as pessoas que adicionam o cominho regularmente à sua comida têm uma taxa menor de cânceres do trato urinário, inclusive da bexiga e da próstata. Cientistas indianos confirmaram essas descobertas e descobriram também que o cominho aumentou bastante a produção de um agente desintoxicante do corpo, chamado GST, e que inibe o câncer.

Cravo

Uma substância derivada do cravo *(Syzygium aromaticum)* possui comprovadas propriedades anti-tumor. O corpo mantém um equilíbrio entre células maduras e imaturas, restringindo a proliferação de células imaturas. No câncer são essas células imaturas que proliferam rápida e ativamente, e portanto são as mais perigosas. O extrato de cravo induziu macrófagos a atacarem essas células imaturas mais rapidamente, tornando-as menos ameaçadoras.

O cravo não é uma planta saudável quando é usada como extrato, ou em cigarros de cravo. Ela pode provocar reações tóxicas nos pulmões, e resultarão em morte se forem tomados em doses elevadas.

A promessa de novas pesquisas

Um grupo de plantas tradicionalmente usadas como ervas foram testadas cientificamente e provaram ser fortalecedoras significativas do sistema imunológico.

Essas ervas estão amplamente disponíveis em lojas de alimentos naturais, em sua maioria disponíveis sob forma de saquinhos de chá fáceis de usar, ou de tinturas (adicione algumas gotas à água ou ao suco de frutas, ou use da forma indicada nos frascos). Algumas são ervas aromáticas que podem ser acrescentadas à comida, e melhoram o sabor de um prato tornando-o também mais saudável. As ervas seguintes começaram a obter o apoio científico pelos seus poderes de fortalecimento da saúde:

• *Calendula officinalis,* mais conhecida como calêndula, pode ser encontrada seca, para ser usada como chá, ou sob a forma de tintura. É antinflamatória quando aplicada localmente.

• *Cassia garrettiana,* mais conhecida como senna, tem sido usada, tradicionalmente como limpador intestinal. Ela inibe a liberação de histamina em reações alérgicas. Está amplamente disponível em pó e como laxante, baseado em frutas.

• *Chamomilla recutita*, ou camomila simples, fortalece a fagocitose. Esta erva é amplamente disponível em saquinhos de chá.

• *Plantago asiatica*, mais conhecida como plantago, é usada desde os tempos de Hipócrates. Pode ser obtida seca ou sob a forma de tintura. Ela estimula a fagocitose e a atividade das células mortíferas naturais.

• *Tamarindus indica*, mais conhecida como tamarindo, é amplamente usada na Índia e na cozinha indiana como fruta (do tamarindeiro) ou como erva medicinal, proveniente das folhas da árvore. Ela melhora a fagocitose e a captura de células sangüíneas brancas em locais inflamados.

Alimentos especiais que combatem o câncer

Para as pessoas que não estão familiarizadas com a medicina tradicional, ou natural, a palavra *erva* pode lhes transmitir uma imagem de estranhas plantas exóticas, especialmente preparadas e depois jogadas em água fervente, talvez até com algumas palavras de evocação mágica. Na verdade, os curadores tradicionais vêem as ervas como nada além de plantas medicinais, e não uma forma de magia. Quanto mais a ciência descobre sobre os agentes terapêuticos disponíveis no reino vegetal, tanto maior se torna a lista de plantas medicinais.

De fato, a ciência está descobrindo que os alimentos mais comuns no mercado e na nossa mesa contém notáveis ingredientes fortalecedores da imunidade e de combate ao câncer. Uma nova gama de compostos que combatem o câncer entrou recentemente na enciclopédia científica, entre eles os indóis, os carotenóides, coumarins, bioflavonóides, isotiocianatos, fitoquímicos, e sulforafaneos, só para citar alguns. Esses nutrientes, que analisaremos nas próximas páginas, podem fazer uma grande diferença em sua saúde e em sua vida.

Os alimentos mencionados a seguir contém nutrientes que nos protegem contra o câncer. Inclua-os freqüentemente em seu cardápio. Ao mesmo tempo em que podemos usufruir de seus maravilhosos sabores, eles nos protegem contra as doenças.

Verduras verde escuras

As verduras de folhas verdes escuras (brócolis, repolho, couve de Bruxelas, rúcula, mostarda e agrião) contém substâncias chamadas de fitoquímicas e indóis, que impedem o estrogênio causador de tumores de atacar a mama. Estudos em animais mostraram que essas substâncias produzem enzimas que protegem o tecido da mama contra os carcinógenos. Eles também são boas fontes de outra substância que combate o câncer, chamada de sulforafano, um potente produtor de desintoxicantes dos tecidos e do sangue, e estimulador da produção de enzimas que evitam a formação do câncer.

A soja e seus derivados

Tofu, tempeh, missô, shoyu (molho de soja) e tamari são produtos feitos de soja, e podem ser usados numa grande variedade de pratos. O tempeh é um bolinho fermentado de soja que pode ser refogado ou picado, e adicionado a sopas e refogados. O missô, o shoyu e o tamari são produtos de soja fermentada. O missô é uma pasta de soja fermentada no sal durante dois meses, ou até dois anos. Muitas vezes é adicionado um grão à mistura, como o trigo, o arroz integral, a cevada, ou o farelo. O missô foi criado pelos japoneses e usado tradicionalmente como base para sopas, refogados e molhos. Há muito tempo já um prato principal no Japão, a sopa de missô é considerada pelos japoneses como um poderoso alimento terapêutico. O shoyu e o tamari são dois tipos de molho de soja, muito usados na Ásia como base para sopas, refogados e molhos.

Em abril de 1993, as *Atas da Academia Nacional de Ciências* relataram que os cientistas isolaram uma substância, no missô e em outros produtos da soja, que bloqueia o fluxo de sangue aos tumores tirando-lhes os nutrientes essenciais ao seu desenvolvimento. A substância, chamada genistein, impede que os vasos sangüíneos cresçam formando tumores, um processo conhecido como angiogênese. As células e tumores cancerosos, como todas as outras células e tecidos no corpo, precisam de oxigênio e nutrição para sobreviver, e para obter ambos, elas precisam de sangue. Assim, o câncer é sustentado no corpo através de vasos sangüíneos que irrigam as células e mantém sua vida. O genistein das sopas de missô impede que os vasos sangüíneos se prendam às células cancerosas, e assim literalmente sufocam e matam o tumor.

O dr. Judah Folkmam da Faculdade de Medicina de Harvard, que estudou como os vasos sangüíneos se formam para manter o crescimento de tumores cancerosos, disse que o genistein pode ser uma forma ideal de terapia contra o câncer, pois ataca as células cancerosas mas deixa intactas as células normais. Numerosos estudos realizados pelo Centro Nacional Japonês de Câncer mostraram que as pessoas que comem sopas de missô regularmente têm 33 por cento a menos de incidência de câncer do que aquelas que nunca as comem. O dr. Wargovich também confirmou que os grãos de soja contém uma substância chamada inibidor de protease, que interfere com a proliferação das células cancerosas, nos estágios inicial e avançado de desenvolvimento.

Leguminosas

As leguminosas são a maior fonte de proteínas do reino vegetal. Conhecidas coletivamente como vagens, feijões e ervilhas, elas contém geralmente entre 20 e 30 por cento de proteínas. Ricas fontes de complexos de carboidratos e fibras, elas também contém quantidades significativas de vitaminas e minerais. Cem gramas de grãos de soja, p.e., contém 226 miligramas de cálcio, 554 miligramas de fósforo, 8,4 miligramas de ferro e 1677 miligramas de potássio, de acordo com o Departamento de Agricultura dos Estados Unidos. Cem gramas de feijão azuki contém 21 miligramas de proteína. Cem gramas de ervilhas contém 20 miligramas de proteínas, e a mesma quantidade de lentilhas contém 25 miligramas de proteínas, de acordo com o Departamento de Agricultura. Todas as leguminosas contém também vitaminas A e B.

Assim como os grãos, as leguminosas contém fibras solúveis que se ligam à gordura e ao colesterol, e baixam os níveis sangüíneos deste último. Isso previne a aterosclerose, ou placas de colesterol que se formam nas artérias que vão ao coração e ao cérebro, e causam os ataques cardíacos e os derrames.

Mas as leguminosas têm outras propriedades que os cientistas estão só começando a analisar. A Fundação Americana de Saúde relatou que o consumo de leguminosas pode ser o motivo pelo qual as mulheres hispânicas têm taxas tão baixas de câncer de mama. As mulheres hispânicas que têm taxas bem menores de câncer de mama do que as mulheres brancas têm uma alimentação duas vezes mais rica em leguminosas do que as mulheres brancas. Num estudo mais aprofundado, os pesquisadores descobriram que as leguminosas possuem grandes quantidades de um nutriente bloqueador do estrogênio, chamado fitoestrogênio, que nos protege contra as doenças da mama, inclusive as doenças malignas.

Frutas

As frutas cítricas contém compostos chamados limonóides, que estimulam a produção de enzimas protetoras. A maioria das frutas contém bioflavonóides e anti-oxidantes, que bloqueiam os locais receptores de hormônios que produzem os cânceres.

❖ ❖ ❖

Hipócrates expressou isso muito bem há dois mil e quinhentos anos atrás: "Deixe o remédio ser seu alimento, e seu alimento o seu remédio".

Hoje, depois de décadas de dependência de drogas sofisticadas e de uma procura crescente por tratamentos genéticos, a sabedoria milenar do "pai da medicina", ainda é o melhor conselho.

CAPÍTULO 8

Fortalecedor nº 5 do Sistema Imunológico: o exercício

Muitos de nós ainda acreditam no velho aforismo de que o exercício é bom numa espécie de auto-flagelação. Achamos que, a menos que nos envolvamos na realização de um monte de exercícios – isto é, um monte de suor e sacrifícios – não obteremos nenhum benefício. Nada mais distante da verdade. Do ponto de vista do sistema imunológico o ideal são os exercícios moderados; caminhar quatro vezes por semana reforçará nossas funções imunológicas e nos protegerá das infecções, do câncer e das doenças cardíacas.

No entanto, quando vistos exclusivamente em termos de benefício para o sistema imunológico, o exercício nos apresenta um paradoxo desafiador. Por um lado, as pessoas vivem mais e usufruem de uma saúde melhor quando praticam exercícios moderados, regularmente. Entretanto, o exercício é uma sobrecarga para o corpo, especificamente para o sistema imunológico. O exercício exagerado deprime certas células imunológicas, pelo menos temporariamente. Além disso, os programas de exercícios a longo prazo, altamente extenuantes, como a corrida competitiva a longa distância, resulta numa imunidade consistentemente mais baixa, pelo menos para certos fatores imunológicos.

Assim, contrariamente ao que muitas pessoas imaginam, existe *sim* algo como exercícios demais. E como muitos outros exemplos de "exagerar numa coisa boa", praticar exercícios demais é algo que pode enfraquecer nossa resposta imunológica a agentes causadores de doenças. Essas revelações nos ensinam, novamente, que o equilíbrio é crucial para uma boa saúde.

É interessante notar que o efeito do exercício no sistema imunológico depende muito do grau de exercitamento, e não tanto da extensão de tempo gasta no exercício. Por exemplo, trinta segundos de exercício extenuante provoca mudanças nos números relativos de células brancas no sangue, ao passo que uma hora de exercícios leves não provoca efeitos mensuráveis nessas células. Além disso, as mudanças observadas depois de trinta minutos de exercícios moderados são as mesmas daquelas observadas depois de duas horas do mesmo tipo de exercício.

Apesar do fato da prática de exercícios ter sido estudada tão extensivamente, especialmente o seu impacto no sistema cardiovascular, ainda há muito a ser entendido sobre o efeito da prática dos exercícios nas funções do sistema imunológico. Geralmente as pessoas que se exercitam moderadamente vivem mais tempo e têm índices mais baixos de doenças cardiovasculares e de câncer. Alguns, ou todos esses benefícios podem estar ligados ao sistema imunológico. Por exemplo, os exercícios moderados fortalecem a função dos macrófagos, células que têm um papel crucial na arteriosclerose e nas doenças cardíacas. Reconhecendo esses efeitos, alguns cientistas especularam sobre o fato de que os benefícios da prática de exercícios para os macrófagos podem representar uma proteção independente contra as doenças cardíacas, sem ligações com os benefícios já conhecidos para as funções cardíacas, a circulação e a respiração. Porém essas e outras questões ainda têm de ser respondidas. O que sabemos é que a prática de exercícios *moderados* produz um melhor impacto sobre o sistema imunológico .

O Sistema Imunológico e os exercícios: boas e más notícias

Primeiro as boas notícias

Os efeitos mais extensivamente estudados da prática de exercícios sobre o sistema imunológico, são as mudanças no número e no tipo de células sangüíneas brancas, a capacidade dos linfócitos de proliferarem e a capacidade das células mortíferas de destruir células-alvo. Em geral, o número de todas essas grandes classes de células sangüíneas brancas – granulócitos, células mortíferas naturais, monócitos (a forma circulatória de macrófagos) e linfócitos – cresce durante a prática de exercícios, especialmente se o exercício não for muito extenuante.

Macrófagos

A prática de exercícios moderados faz com que os macrófagos devorem as bactérias e vírus e as células cancerosas com mais agressividade. Ela também induz os macrófagos a produzirem mais citócines promotoras de saúde, inclusive a interleucine-1 (que aciona a inflamação), interleucine-6 (que também é pró-inflamatória) e o fator de necrose tumoral (que mata células cancerosas e tumores). Em geral as pesquisas demonstram que os macrófagos respondem aos exercícios de forma muito similar à sua resposta às infecções: ficam mais abertas e agressivas a possíveis ameaças à nossa saúde. Os macrófagos se tornam particularmente ativos em áreas de inflamações, o que pode ser uma das razões pelas quais o exercício está associado a índices mais baixos de câncer. Alguns estudos demonstraram que os macrófagos entram no tecido muscular e atacam os antígenos depois dos exercícios.

Granulócitos

Depois de um período de exercícios moderados, os granulócitos também são mais agressivos ao consumir e destruir antígenos. Eles também mostram uma notável melhoria em sua habilidade de identificar áreas do corpo onde eles podem ser necessários para destruir bactérias ou vírus estranhos, ou outros invasores.

Células mortíferas naturais

Assim como os macrófagos e os granulócitos, as células mortíferas naturais ficam mais agressivas e mais numerosas depois de um exercício moderado. Parece que o exercício promove, especificamente, a habilidade das células mortíferas naturais de destruir tumores. Esse efeito é constatado até mesmo em mulheres mais velhas que iniciam e mantém programas de exercícios constantes. As mudanças imunológicas induzidas pelos exercícios tendem a ter vida curta. A maioria das elevações ou reduções nas células imunológicas volta ao normal em quinze minutos, ou até em duas horas depois dos exercícios, apesar de algumas perdurarem por um dia ou mais.

Agora as más notícias

No entanto, após o exercício a habilidade dos linfócitos de proliferar fica suprimida. Mas esse enfraquecimento da imunidade parece ter vida curta, e volta ao normal em uma hora ou duas. Quando as células T se tornam preguiçosas, sua habilidade de produzir citócines, como a interleucine-2, também fica reduzida. Isso significa que as células B se tornam menos reativas aos antígenos, pois dependem das células CD4 para ordenar que produzam anticorpos.

A diminuição da resposta imunológica depois dos exercícios parece ser mais forte entre os atletas competitivos que desenvolvem programas de exercícios muito extenuantes.

O treinamento exagerado e a resposta imunológica

O exercício altera os níveis sangüíneos de certos hormônios da tensão, como o cortisol, a epinefrina, e a beta-endorfina. A quantidade e os tipos de hormônio produzidos variam com o tipo de exercício e seu grau de dificuldade. Quanto mais extenuante o exercício, mais hormônios são produzidos. Os hormônios de tensão, como veremos no capítulo 9, tendem a enfraquecer a resposta imunológica.

Um dos grandes benefícios do exercício é que ele bombeia mais oxigênio ao sangue, mas aqui também existe o lado negativo do benefício. Quando as células respiram, elas produzem mais oxidantes, que rompem as moléculas e formam os radicais livres. Por seu lado, isso eleva a demanda por certos anti-oxidantes nas células e na corrente sangüínea, especialmente o glutationio. A combinação de mudanças hormonais, de elevação de oxidantes, e a maior demanda por anti-oxidantes cria uma tensão no sistema imunológico, que numa pessoa com uma alimentação fraca, pode enfraquecer a imunidade como um todo.

Há uma conexão bastante conhecida entre o treinamento exagerado dos atletas e sua maior susceptibilidade às infecções. Em estudos comparativos entre as respostas imunológicas de atletas altamente treinados e populações controladas, os atletas perderam. Os níveis sangüíneos de linfócitos, os níveis sangüíneos e salivares de imunoglobulinas e a relação de células CD4 com células CD8 eram mais baixos nos atletas. A atividade das células mortíferas naturais também era mais baixa nos atletas.

Os efeitos maléficos da prática exagerada de exercícios são muito mais uma combinação de tensão psicológica e física, conjugada com uma redução de antioxidantes na corrente sangüínea. Quando o time nacional de hóquei alemão se preparava para os Jogos Olímpicos de 1988, a combinação de exercícios intensos durante as concentrações e o estresse psicológico da proximidade da competição provocou uma tremenda depressão dos sistemas imunológicos dos jogadores. Alguns dos jogadores apresentaram quantidades de células CD4 típicas de pacientes de AIDS.

A melhoria da nutrição dos atletas parece reduzir pelo menos alguns dos efeitos negativos do super-treinamento. Um estudo mostrou que maratonistas que tomaram vitamina C depois de uma corrida tinham índices mais baixos de infecções respiratórias do que aqueles que não a tomaram, sugerindo que a reposição de antioxidantes ajuda a diminuir os efeitos negativos dos exercícios. Outros estudos concluíram que, além de manter uma dieta altamente nutritiva, atletas competitivos que praticam exercícios extenuantes devem sempre tomar antioxidantes depois de um exercício vigoroso.

Os efeitos dos exercícios nas doenças

O câncer

A prática de exercícios parece oferecer à mulher uma proteção significativa contra o câncer de mama. Um estudo recente demonstrou que a prática de exercícios reduziu o risco de câncer de mama em mulheres caucasianas de quarenta anos de idade e até menos, particularmente as que tiveram filhos. Mulheres que praticaram exercícios durante uma média de pelo menos quarenta e oito minutos por semana, mostraram-se menos propensas a desenvolver o câncer do que aquelas que praticaram os exercícios por menos tempo, ou até não praticaram nada. A maior proteção coube àquelas que se exercitaram mais, ou seja, mais de 8 horas por semana.

Sobretudo, há uma incidência menor de certos tipos de câncer naquelas que se exercitam regularmente, comparadas àquelas que nunca o fazem.

Asma e alergias

Para aqueles que sofrem de asma e alergias, a melhor forma de exercício parece ser a ioga. Por outro lado, exercícios extenuantes podem causar problemas.

Muitos estudos indicam que os exercícios podem precipitar uma crise asmática e reações alérgicas. A tendência de sofrer essas reações pode ser devida à produção de catecolaminas (norepinefrina e epinefrina, ambas excitantes) durante a prática de exercícios.

A ioga parece ser uma exceção a isso, pois não causa reações asmáticas ou alérgicas. De fato, pelo menos um estudo demonstrou que a ioga melhorou a função pulmonar de jovens asmáticos e reduziu a sua demanda de remédios.

Artrite

Não há efeitos nocivos, como a destruição das juntas, decorrentes da prática de exercícios por pacientes com artrite, de acordo com pesquisas nas quais essas pessoas foram acompanhadas durante quatro anos. Para pessoas com artrite reumatóide é importante a manutenção de um programa rotineiro de exercícios; assim elas aumentarão a força cardiovascular, o tônus muscular e a energia em geral.

Um estudo que pesquisou os efeitos do exercício oriental do tai-chi-chuan mostrou que essa arte marcial, parecida com uma dança, não provocou efeitos nocivos e era bastante segura para pessoas com artrite reumatóide.

Doença de Crohn

Os exercícios reduzem a incidência da doença de Crohn, uma forma de doença inflamatória do intestino. Aqueles que se exercitam regularmente têm menos crises do que aqueles que não o fazem.

Sintoma de fadiga crônica

Pessoas com sintomas de fadiga crônica que se exercitam moderadamente durante trinta minutos ao dia mostram uma redução na fadiga, na confusão mental e na depressão.

Infecções

Aqueles que se exercitam moderadamente têm menos infecções, enquanto os que praticam exercícios extenuantes como os maratonistas, parecem ter índices mais elevados de infecção, principalmente depois de um evento competitivo.

O estresse e os problemas emocionais

A prática do exercício melhora o humor, e alivia o estresse e a depressão. Melhorando o humor e os sentimentos positivos da pessoa sobre a vida em geral, indiretamente o exercício melhora a função do sistema imunológico.

Um estudo publicado em *Postgraduate Medicine* (julho de 1990) relata que aquelas pessoas que sofreram de depressão e outros problemas emocionais experimentaram reduções no estresse e na ansiedade e sofreram menos crises de depressão depois que começaram a se exercitar. Sua capacidade de lidar com o estresse também melhorou com a prática regular de exercícios. Quando as situações estressantes surgiam, as pessoas não sucumbiam à autocrítica e outros tipos de pensamento negativo, hábitos mentais existentes antes delas se exercitarem. Os pesquisadores também descobriram que exercícios consistentes pareciam produzir uma espécie de transformação emocional. As pessoas que participaram do estudo confessaram sentir-se mais saudáveis, mais tranqüilas emocionalmente, e muito mais positivas diante da vida.

Esses efeitos não são simplesmente mudanças superficiais de humor, mas alterações na química do cérebro. Este começa a produzir beta-endorfinas, depois de vinte minutos de corrida. Até a depressão crônica tem sido aliviada através de exercícios regulares.

Quando se trata de alívio do estresse e da melhora do humor, o exercício aeróbico parece ter um impacto maior do que os exercícios anaeróbicos, como o levantamento de pesos. Quando os pesquisadores compararam os efeitos psicológicos do exercício aeróbico com os de levantamento de peso e com a ausência de exercício, descobriram que o exercício aeróbico tem um efeito maior no humor e na sensação de bem estar.

Exercício, envelhecimento e longevidade

Um estudo em mulheres mais velhas mostrou que a incidência de infecções do trato respiratório superior era bem menor naquelas mulheres que se exercitavam regularmente, e especialmente baixo entre as mulheres que praticavam calistenias regulares. Os índices de infecções respiratórias eram mais elevadas entre aquelas que não praticavam exercícios. As mulheres cujo único exercício era andar, também se beneficiaram com menos infecções respiratórias; no entanto, elas não tinham um índice tão baixo de infecções quanto aquelas cujos programas incluíam calistenias regulares.

Não é de se espantar que essas melhorias imunológicas afetem a qualidade de vida, pois as pessoas de qualquer idade que se exercitam regularmente tem índices mais baixos de doenças crônicas e degenerativas. Os estudos também mostram que resfriados, infecções bacterianas e vírus de gripe não duram tanto em pessoas que se exercitam regularmente.

Cientistas do Instituto de Pesquisas Aeróbicas e da Clínica Cooper em Dallas estudaram um grupo de 13.344 homens e mulheres durante oito anos para determinar o efeito, se de fato havia um, que os exercícios poderiam ter na longevidade. Os cientistas mediram os níveis de boa forma dos sujeitos, diretamente com as pessoas andando sobre uma esteira, ao invés de simplesmente preencher questionários. Os participantes do estudo foram divididos em cinco grupos, de acordo com seus níveis de boa forma. Os grupos variavam desde aqueles que tinham vidas sedentárias até atletas bem-condicionados. Como esperado, aquelas que eram mais sedentárias morriam mais cedo. No entanto, os cientistas ficaram supressos em descobrir que o maior benefício para a saúde derivava daqueles que simplesmente saíam e andavam durante meia hora por dia, três ou quatro vezes por semana. Essa pequena quantidade de exercício reduzia o risco de um enfarte ou de um câncer em mais da metade.

Outra pesquisa confirmou essas descobertas. Um estudo publicado no *New England Journal of Medicine* (25 de fevereiro de 1993) descobriu que os homens que praticam esportes pesados entre as idades de quarenta e cinco e cinqüenta e quatro anos, vivem, em média dez meses mais do que os sedentários.

De quanto exercício você precisa?

O impacto global do exercício no sistema imunológico depende em grande parte do grau de intensidade e dificilmente da duração do exercício. As mudanças observadas depois de trinta minutos de exercícios moderados são as mesmas observadas depois de duas horas do mesmo exercício – uma vez atingido seu ápice, o corpo tende a se adaptar e manter o próprio equilíbrio.

Para obter os benefícios de um programa aeróbico, você terá de se exercitar por no mínimo vinte minutos ao dia, três ou quatro dias por semana, e a um ritmo que eleva os índices do batimento cardíaco de 60 a 90 porcento do máximo, de acordo com o *American College of Sports Medicine* (Faculdade Americana de Medicina Esportiva). Para evitar os efeitos imunosupressores do super-treinamento, 80 porcento do máximo é uma meta prudente.

Para determinar o seu índice máximo de batimentos cardíacos, diminua a sua idade de 220. Se você tiver cinqüenta anos de idade, o índice máximo de seus batimentos será 170. Para obter os benefícios de uma sessão de exercícios, uma pessoa de 50 anos de idade deverá chegar a um índice de batimentos cardíacos entre 102 e 136 batidas por minuto, e mantê-lo durante 20 minutos.

Antes de começar os exercícios, faça um aquecimento através de exercícios de alongamento durante dez minutos. Caso você escolha andar, comece num ritmo mais lento do que a sua velocidade ótima e aumente-o gradativamente até alcançar a velocidade do seu exercício regular. Isso servirá para preparar o seu coração, o seu sistema respiratório, e os seus músculos. Quando você tiver terminado os exercícios, volte a fazer um leve alongamento de cinco a dez minutos para esfriar.

Muito importante: Antes de começar os exercícios, faça um check-up completo em seu médico. Não se envolva em esportes se você estiver fora de forma, e não se exercita já há algum tempo. As pessoas se esquecem de si mesmas no calor de uma competição e exageram no esforço, muitas vezes provocando enfartes. Comece devagar, e abra o seu caminho em direção a programas mais intensivos.

Um programa fortalecedor da imunidade

1 - Escolha um momento do dia em que você pode se exercitar, e mantenha-o. A maioria das pessoas prefere se exercitar de manhã. Você precisará somente de vinte a trinta minutos, durante os quais poderá andar em volta do quarteirão pela menos uma vez, e à medida em que você for melhorando a sua forma, mais de uma.

2 - Exercite-se durante o dia. Suba as escadas, ao invés de tomar o elevador. Ande no horário de almoço, ao invés de pegar um taxi. Faça um passeio depois do almoço.

3 - A chave é o prazer. Escolha uma atividade ou um esporte de que você goste, e torne-se bom nele. Os exercícios mais populares são: caminhar, andar de bicicleta, jogar tênis, nadar, aeróbica aquática, e levantamento de peso em casa.

4 - Entre como sócio em um clube. A Associação Cristã de Moços, ou uma academia, é uma ótima forma de praticar e encontrar pessoas. Isso resolve no mínimo dois fortalecedores do sistema imunológico ao mesmo tempo, pois você estará se exercitando e criando relacionamentos ao mesmo tempo. Muitas faculdades e universidades oferecem programas relativamente baratos de desenvolvimento corporal e de saúde.

5 - Os aficionados de aparelhos poderão comprar uma máquina de exercícios, como uma máquina de subir degraus, uma esteira, um equipamento de esqui, uma bicicleta ergonométrica, ou um nautilus.

6 - Transforme um amigo num companheiro de exercícios. Às vezes uma companhia pode ser justamente o incentivo de que você precisa para ir em frente.

7 - Dançar é aeróbico, romântico e social. Existem vários clubes de danças – para danças de salão, swing ou danças modernas – que dão aulas e promovem relações sociais.

8 - Entre num clube de amantes da natureza e de caminhadas; é mais uma forma de combinar os exercícios com as necessidades sociais. Os benefícios são numerosos: você fica em contato com a natureza, uma grande compensadora da tensão; você poderá conhecer melhor a natureza e tornar-se íntimo dela, e obterá a autoconfiança decorrente desse conhecimento. A terra nos sustenta, mas só investindo tempo na exploração da terra é que podemos chegar a conhecer essa verdade tão extraordinária.

9 - Os programas de educação de adultos possuem muitos grupos de exercícios – desde aeróbicas e alongamentos, até tai-chi-chuan e artes marciais.

CAPÍTULO 9

Fortalecedor nº 6 do Sistema Imunológico: redução do estresse

O cenário é bastante familiar: temos de enfrentar uma situação desafiadora, cujo resultado terá um impacto dramático em nossas vidas e talvez nas vidas de outras pessoas. A responsabilidade pelo sucesso ou pelo fracasso do evento cai pesadamente sobre os nossos ombros. Aplicamos toda nossa habilidade, nossa esperança pelo melhor, mas tememos o pior. Enquanto isso, possibilidades tenebrosas sobre o que *poderá* acontecer dominam a nossa mente. Ficamos acordados até tarde da noite, preocupados com os múltiplos imprevistos que poderão afetar o resultado. Talvez até percamos o sono. Surgem sintomas físicos: respiração acelerada e tensão nervosa nos braços, mãos e estômago. O coração dispara e poderá até começar a palpitar; instala-se um sentimento pervasivo de confusão e dúvidas. Chama-se estresse. Quando permanece durante semanas ou meses, é chamado de estresse crônico. Muda tudo em nosso meio ambiente externo e muita coisa também em nosso interior.

O estudo da influência do estresse em nosso sistema imunológico, uma ciência chamada "psiconeuroimunologia" está entre as áreas mais excitantes da pesquisa sobre a saúde humana. O estresse tem um efeito enorme sobre as funções imunológicas do corpo, e o impacto do estresse na imunidade demonstra o poder que cada um de nós tem sobre a própria saúde. Ao reduzir ou eliminar o estresse, podemos remover uma grande carga de nosso sistema imunológico e assim fortalecer nossa resposta imunológica.

A maioria de nós sente um pouco de tristeza de tempos em tempos. Aqueles dentre nós que são cronicamente tristes, o que significa que estão continuamente deprimindo seus sistemas imunológicos, estão aumentando as suas chances de ficarem doentes. O estresse aumenta a probalidade de contrairmos uma infecção bacteriana ou viral, inclusive o resfriado comum. Também aumenta nossas chances de sofrer uma doença degenerativa séria, como doenças cardíacas, pressão alta, câncer, asma, diabetes e doenças inflamatórias do intestino. Muitos médicos acreditam que o estresse tem um papel importante no surgimento da esclerose múltipla, da artrite reumatoíde e outras doenças auto imunes, apesar dessas ligações ainda terem de ser provadas. Entretanto, a ciência nos tem mostrado que o estresse é claramente um depressor do sistema imunológico, o que quer dizer que ele nos coloca à mercê de todo o tipo de desordens.

O estresse e o Sistema Imunológico

Uma grande variedade de funções imunológicas é influenciada pelo estresse. Recentemente, uma equipe de pesquisadores realizou uma meta-análise, ou um vislumbre das melhores pesquisas num campo científico. Depois de rever trinta e oito estudos bem monitorados que examinavam os efeitos do estresse no sistema imunológico, os cientistas concluíram que ele reduz consistentemente vários tipos de resposta imunológica. O sistema imunológico simplesmente é mais fraco em pessoas com estresse. Descobriu-se que pessoas submetidas ao estresse e que depois receberam um antígeno apresentaram respostas imunológicas mais fracas do que aquelas não submetidas ao estresse. Além disso o número e a atividade das células mortíferas naturais se reduz naquelas pessoas que estão com estresse; em um dos estudos, as mudanças na atividade das células ocorreram em paralelo com as mudanças de níveis de adrenalina: quanto mais elevados esses níveis, tanto mais fraca é a resposta das células mortíferas naturais a uma célula viral ou cancerosa.

A pesquisa também mostrou que a produção de citócines, como a interleucine-2 e a gamma-interferon, também diminui com o estresse. Isso nos sugere que as células CD4 e os macrófagos não estão funcionando bem (pois eles produzem citócines). A resposta imunológica global será mais fraca sem o envio desses mensageiros químicos. Os anticorpos produzidos pelas células B para combater o vírus da herpes tendem a ser em número mais elevado quando as pessoas com herpes estão estressadas. Como afirmamos no capítulo 2, alguns vírus como os da herpes e o vírus HIV são capazes de se esconder dentro das células, onde permanecem adormecidos até que o sistema imunológico se enfraqueça, momento em que ele prepara um ataque. O sistema imunológico responde em parte fabricando anticorpos para combater o vírus. A luta se instala. Mas ela ocorre, numa ampla medida, porque a força do sistema imunológico diminui, o que ofereceu ao vírus uma oportunidade de sair do esconderijo, começar a se reproduzir e conquistar um espaço maior no corpo. Um certo número de estudos relata que a proporção entre as células CD4 e CD8 se reduz, muitas vezes porque o número de células CD8 (as supressoras imunológicas) cresce.

Exames, estresse e depressão do Sistema Imunológico

Ronald Glaser e Janice Kilcolt-Glaser, há muito tempo empenhados no trabalho sobre o psiconeuroimunologia, realizaram ao longo de muitos anos uma série de experiências sobre os efeitos do estresse nos exames, em estudantes de medicina da Universidade Estadual de Ohio. Todos os anos eles observavam as respostas imunológicas dos estudantes em épocas de pouco estresse e em períodos de muito estresse, imediatamente antes dos exames. Obviamente os pesquisadores descobriram que o estresse dos exames está associado a uma redução da imunidade em geral. Além disso, uma série de respostas imunológicas específicas também enfraqueceram, inclusive a produção de células T e células mortíferas naturais, além da interleucine-2 e gamma-interferon. Os pesquisadores também descobriram um aumento nos anticorpos do vírus Epstein-Barr, o que significa que durante os períodos de muito estresse, o vírus emergiu de seus esconderijos entre os tecidos. Outros pesquisadores também documentaram mudanças na resposta imunológica a tarefas comuns, como testes de aritmética e entrevistas estressantes, e em todas essas experiências as observações foram consistentes: uma baixa atividade das células mortíferas naturais e uma baixa resposta imunológica a uma ameaça. O efeito do estresse no sistema imunológico se instala rapidamente. Foram observadas respostas imunológicas enfraquecidas, trinta minutos depois do teste ou da entrevista. Grupos submetidos a outros eventos estressantes da vida, como o salto de pára-quedas ou a espera pelo resultado de um teste de HIV, demonstraram ter também efeitos semelhantes de enfraquecimento da função imunológica.

O estresse tem um efeito independente

Os céticos afirmam que o estresse não tem um efeito independente, mas que ele induz as pessoas a adotar comportamentos debilitantes do sistema imunológico, como a perda do sono, má alimentação, o fumo, o excesso de bebida, e outras ações prejudiciais à saúde. No entanto esse argumento provou ser falso.

Glaser e Kiecolt-Glaser consideraram outras possibilidades para a depressão do sistema imunológico em estudantes, como a falta de sono ou de apetite, e descobriram que o estresse tinha um impacto independente sobre a imunidade. Quando olharam para os efeitos desses fatores independentemente, descobriram que as mudanças na função imunológica não tinham relação com mudanças no sono ou no peso, ou mudanças nos níveis de proteína no sangue, que pudessem indicar uma má nutrição. O estresse era debilitante por si mesmo. Em outro estudo cuidadosamente controlado, 154 homens e 266 mulheres foram expostos a um vírus e depois monitorados para ver se pegavam um resfriado. Havia uma evidente correlação linear entre a quantidade de estresse relatada pelos sujeitos durante o ano anterior e sua suscetibilidade aos resfriados. Esse estudo, assim como as pesquisas de laboratório, nos fornecem evidências convincentes de que são os comportamentos relacionados ao estresse a causa das mudanças observadas nas respostas imunológicas.

Hormônios e estresse

O estresse, como muitos de nós sabem, pode provocar um tumulto em nossos hormônios, o que por seu lado pode ter efeitos profundos em nossa saúde. Certos hormônios relacionados ao estresse contribuem diretamente com as doenças cardiovasculares. Alguns desses mesmos hormônios criam também disfunções do sistema imunológico. O estresse aciona a superprodução de uma grande variedade de substâncias neuroquímicas. Dentre as estudadas com mais cuidado está o cortisol, um hormônio produzido pelas glândulas adrenais. O cortisol evita o uso excessivo de energia numa crise, e também inibe quase todos os aspectos do sistema imunológico. O estresse aumenta a produção de cortisol, que por seu lado reduz a resposta imunológica.

Os catecolaminas, que incluem a epinefrina (também chamada adrenalina) e a norepinefrina (um neurotransmissor que, como a adrenalina, também aumenta a excitação física e emocional) muitas vezes causam as sensações físicas ampliadas que sentimos quando estamos sob estresse: medo, excesso de energia, respiração e batimentos cardíacos acelerados, e coordenação física aumentada. Dependendo da quantidade desses neuroquímicos no sangue, eles podem aumentar ou interferir na comunicação entre os receptores das células imunológicas e o núcleo das células. Infelizmente, sempre que estamos sob estresse – principalmente o estresse prolongado – essas substâncias químicas interferem nessa comunicação e com isso não permitem que as células imunológicas respondam aos antígenos. Assim, o equilíbrio hormonal enfraquece a resposta imunológica. Além desses efeitos no sistema imunológico, supõe-se que o estresse contribua ao desenvolvimento das doenças cardíacas, asma, úlceras, síndrome do intestino inflamado, diabetes, enxaquecas e síndromes pré-menstruais.

Humanos versus animais não somos os que se adaptam melhor

Os humanos são bem mais vulneráveis ao estresse de longo prazo, ou crônico, (o tipo mais debilitante) do que quaisquer outros membros do reino animal. Nas pesquisas em animais ficou demonstrado que repetidas exposições ao estresse, como choques elétricos por exemplo, fazem com que o animal se adapte, e assim, com o tempo, o estresse perde seu efeito imunossupressor. Entretanto constatou-se que nos estudos em humanos o dano à resposta imunológica tende a persistir, especialmente quando a fonte de estresse é interpessoal, o que significa que não está necessariamente sob o controle de uma única pessoa. Às vezes as respostas humanas ao estresse crônico podem ser mal adaptadas. Por exemplo, normalmente o corpo possui um sistema de monitoramento embutido que pode bloquear a produção de mais cortisol, um hormônio depressor da imunidade, sempre que os níveis de cortisol ficam muito elevados. Mas quando a depressão crônica se instala, o sistema de monitoramento se torna ineficiente, e assim o cortisol continua a ser produzido além do necessário.

Os humanos também mostram uma pronunciada propensão a se tornarem exageradamente sensíveis ao estresse; a mera sugestão de um elemento estressante em particular, como o sino das experiências de Pavlov, desencadeia uma resposta física, e neste caso, depressora da imunidade. Por exemplo, pacientes com câncer que se submeteram à quimioterapia, muitas vezes sentem náuseas e têm vômitos sempre que antevêem ou sentem a aproximação da próxima consulta, em que receberão outra rodada de remédios. Por exemplo, descobriu-se que as mulheres com câncer nos ovários apresentam uma redução de linfócitos quando sua próxima consulta para aplicação de quimioterapia se aproxima.

Esse mesmo fenômeno ocorre em outras condições nas quais as pessoas vivenciam um estresse de longo prazo. Por exemplo, as pessoas que cuidam de vítimas de mal de Alzheimer e mulheres que se divorciaram recentemente ou que permanecem em casamentos infelizes, apresentam respostas imunológicas insatisfatórias. Especificamente, as células mortíferas ficam enfraquecidas, e caso o vírus esteja presente, há um aumento dos anticorpos da herpes. Essas condições tornam as pessoas mais suscetíveis a uma ampla variedade de doenças virais e bacterianas, assim como ao câncer.

O estresse e condições "pré-natais"

Infelizmente, o estresse psicológico durante a gravidez pode ter efeitos duradouros no recém-nascido. Quando a mãe está estressada o cérebro em desenvolvimento da criança é influenciado pelos níveis anormais de substâncias neuroquímicas e hormônios. Provavelmente, como resultado dessas mudanças durante o desenvolvimento, a resposta imunológica da criança fica fraca ou prejudicada. Estudos demonstraram que as células B e os anticorpos que ela produz são particularmente afetados.

O "estresse bom" e o "estresse ruim"

Assim como a beleza, as situações estressantes existem no ângulo de visão do portador. Uma pessoa pode encarar os desafios em casa ou no trabalho como oportunidades – chances de melhorar os relacionamentos, atingir metas pessoais e utilizar habilidades inerentes. Essa pessoa é mais capaz de superar os obstáculos, e, apesar das dificuldades, muitas vezes encontra a si mesma usufruindo do próprio processo. Ela possui uma certa liberdade para se expressar, assumir riscos, e abrir espaço em si mesma para a experiência e a criatividade. Assim, diante das dificuldades ela fica mais forte e exercita um certo controle, como veremos no próximo capítulo, o que pode melhorar a sua imunidade. Por outro lado, outra pessoa vê as dificuldades como ameaça à sua sobrevivência. Ela recua diante do desafio, tenta se garantir, e se preocupa com o resultado dos acontecimentos. De certo modo, ela acha que tem pouco ou nenhum poder sobre a situação, porque se retraiu diante do desafio. É claro que isso afetará a qualidade de seus esforços – em casa ou no trabalho – e indubitavelmente influenciará o resultado dos eventos. E o que é mais importante, afetará dramaticamente a qualidade da sua vida.

A primeira pessoa está sentindo o que os cientistas chamam de "estresse bom", ou a percepção de que no desafio existe a oportunidade. Essa percepção baseia-se na crença de que o resultado da situação desafiadora provavelmente será positivo. No "estresse bom" estão implícitas atitudes que fortalecem o sistema imunológico. A segunda pessoa sente o "estresse ruim", caracterizado pela preocupação, a ansiedade e o medo. O "estresse ruim" surge da crença de que o resultado da situação difícil com certeza será negativo. O "estresse ruim" deprime o sistema imunológico e pode facilmente resultar numa doença.

Ironicamente, dentre duas pessoas que enfrentaram a mesma situação, uma pode sentir o "estresse bom" enquanto a outra sente o "estresse ruim". Em outras palavras, muitas vezes são nossas atitudes que determinam quando um elemento é desafiador ou estressante. Felizmente nossas atitudes podem mudar.

A ciência está aprendendo que, com a ajuda de uma série de técnicas, podemos transformar nossa forma de pensar e de agir, de modo a evitar os efeitos negativos do estresse. Não só podemos alterar a qualidade da nossa vida – o que é sabido desde o nascimento da religião – mas essas mudanças podem também fortalecer dramaticamente nossas defesas imunológicas. Eis algumas formas eficazes de realizar isso.

Fortalecedores da mente que fortalecem nosso Sistema Imunológico

Todas as técnicas a seguir ajudam a reduzir o estresse e seus efeitos colaterais negativos. Muitos deles não só evitam a depressão imunológica, mas na verdade fortalecem as respostas imunológicas. Entretanto, algumas das técnicas que apresentamos não foram especificamente testadas pelos seus efeitos na imunidade. Mas se concordamos com o fato de que o estresse excessivo prejudica o sistema imunológico (um fato bem constatado) e que a redução do estresse excessivo tem um efeito protetor na imunidade, conclui-se que as técnicas estabelecidas para o relaxamento e o controle do estresse terão, no mínimo, um efeito protetor no sistema imunológico.

Registre suas preocupações num diário ou num bloco de anotações

Numa escola bem conhecida, alguns pesquisadores pediram a alguns estudantes que escrevessem sobre eventos preocupantes ao longo de um período de vários dias. Aqueles que revelaram coisas sobre as quais não haviam conversado antes apresentaram uma resposta imunológica melhorada aos mitogenos. Também marcaram, no ambulatório, menos consultas do que os seus colegas de classe (veja o capítulo 11 para saber mais sobre a escrita e a confissão).

Reze, medite ou repita um mantra

Nada nos relaxa mais do que a fé, e sua eficácia tem sido comprovada sempre de novo nos laboratórios. Pesquisadores da Faculdade de Medicina da Universidade de Miami descobriram que os exercícios diários de meditação ou relaxamento – isto é, a liberação progressiva da tensão dos músculos no corpo todo – causa o aumento do número de células CD4. O estudo foi feito em homens com o vírus HIV, e que normalmente têm uma redução constante de células CD4. Quando Gail Ironson, M.D., uma psiquiatra dessa Faculdade da Universidade de Miami e seus colegas acompanharam a evolução da doença nesses homens até um ano depois, descobriram que aqueles que continuaram a realizar algum tipo de meditação diária ou exercícios de relaxamento tinham menos propensão a apresentar os sintomas da AIDS.

Outra pesquisa mostrou que a meditação e os exercícios de relaxamento aumentaram a atividade das células imunológicas diante de um desafio. Um dos estudos mostrou um aumento significativo de células mortíferas naturais e uma proliferação de linfócitos em estudantes da Faculdade de Medicina que praticavam relaxamentos diários.

FORTALECER Nº 5 DO SISTEMA IMUNOLÓGICO: O EXERCÍCIO

"Há muitas formas de meditação e de exercícios de relaxamento", diz o dr. Ironson. "Eles podem ser tão simples como relaxamentos musculares, ou como a meditação num belo local junto à natureza, ou a repetição de uma única palavra (como um mantra) em nossa mente. Não temos dados suficientes para determinar os efeitos de cada uma dessas práticas no sistema imunológico, mas a pesquisa nos sugere que todos eles – se praticados regularmente – parecem ter um efeito positivo."

A psicóloga da Universidade de Harward, Ellen Langer, descobriu que a meditação transcendental (TM) – uma técnica na qual a pessoa repete silenciosamente uma palavra, ou mantra, sempre de novo – induz um estado profundo de relaxamento e pode estar associado a uma maior longevidade. Depois de três anos de estudos, Langer descobriu que os internados em asilos que praticavam TM viviam mais tempo do que aqueles que não usavam a técnica. Todos os internados que praticaram a TM ainda estavam vivos depois de três anos de pesquisa, em comparação com um índice de 38 porcento de morte entre os pacientes que não usaram a técnica.

Herbert Benson, M.D., professor adjunto de medicina na Faculdade de Medicina de Harward, estudou extensivamente os efeitos da oração e da meditação na saúde e descobriu que esses métodos criaram o que Benson chama "a resposta do relaxamento". Benson acha que uma sessão de dez a vinte minutos de meditação por dia baixa a pressão sangüínea, reduz a velocidade dos batimentos cardíacos, relaxa os músculos e cria uma condição hormonal mais equilibrada; tudo isso pode contribuir para uma resposta imunológica mais forte.

Use uma técnica de relaxamento progressivo

Assim como a meditação, as técnicas de relaxamento progressivo podem mudar os níveis hormonais, causando uma redução no hormônio imunossupressivo cortisol, ao mesmo tempo em que aumenta o hormônio estimulador da imunidade chamado dehidroepiandrosterona sulfato. Um dos estudos demonstrou que o treinamento do relaxamento aumentou a resposta imunológica global em pacientes de casas de repouso. Outra experiência demonstrou que o relaxamento acionou o aumento da atividade das células mortíferas naturais e a proliferação dos linfócitos em estudantes de medicina que estavam fazendo exames, geralmente uma situação que deprime o sistema imunológico.

Num dos estudos descobriu-se que os efeitos combinados de técnicas de relaxamento, exercícios e o controle do estresse aumentou em 10% o número de células T num grupo de homens infectados com o vírus HIV. Outro estudo mostrou que as técnicas de relaxamento, quando combinadas com mudanças alimentares e exercícios leves, eram tão eficazes quanto os remédios para reduzir a pressão alta, e mais ainda quando as mudanças de comportamento tinham o benefício adicional de melhorar a energia e a satisfação sexual.

Medite

Os capítulos 9 e 10 contêm sugestões de meditação. Tente meditar duas vezes ao dia para aliviar o estresse e aprofundar a espiritualidade. A meditação a seguir é um exemplo de uma técnica de relaxamento progressivo que tem sido usada com sucesso por muitas pessoas.

Deite confortavelmente de costas. Respire ritmada e profundamente de forma relaxada. Visualize seus pés. Tensione os dedos dos pés e os pés, e depois relaxe-os subitamente. Faça o mesmo em seqüência, com os dedos das mãos, as nádegas, o estômago, o tórax, os ombros, as mãos, os antebraços, os bíceps, o pescoço e o rosto. Essa meditação criará um relaxamento profundo, e aliviará a tensão muscular e o estresse.

Faça algumas variações desse exercício diariamente e sempre que estiver sob tensão.

Tente o "biofeedback"

O "biofeedback" pode ser a técnica mais eficaz de ensinar às pessoas como fazer um relaxamento profundo e controlar a tensão e os sintomas relacionados ao estresse. Essencialmente, os estados de relaxamento profundo criados durante as sessões de "biofeedback" são os mesmos daqueles experimentados na meditação e no relaxamento progressivo. A única diferença é que você chega a essas condições com a ajuda de instrumentos tecnológicos que medem a temperatura do corpo, a transpiração, o índice de batimentos cardíacos e outros sintomas físicos. As pessoas aprendem a controlar todos esses sintomas físicos com a utilização desses equipamentos. Elas logo percebem que podem baixar suas temperaturas, suas transpirações e seus índices de batimento cardíaco através de suas mentes, e nesse processo elas conseguem obter um relaxamento profundo e uma maior imunidade.

O "biofeedback" provou sua eficácia no tratamento de uma ampla gama de problemas, inclusive angina, ansiedade, asma, desordens intestinais, dores crônicas, epilepsia, dores de cabeça e enxaquecas, pressão sangüínea elevada, taxas muito altas de colesterol, insônia, incapacidade de aprendizado, espasmos musculares, fobias, palpitação, TMJ (disfunção articular têmpora-mandibular) e problemas urinários.

Entre para um grupo de apoio

Existem grupos estruturados de educação, apoio social, treinamento em relaxamento, ou desenvolvimento de habilidades. Pelo menos dois estudos já mostraram a melhora da função do sistema imunológico em pessoas envolvidas em grupos de apoio. Em um dos estudos, um grupo de apoio para pacientes de melancolia apresentou resultados de redução na ansiedade e na depressão e paralelamente um fortalecimento da resposta imunológica. A atividade das células mortíferas naturais foi particularmente estimulada, e os índices de sobrevivência também subiram. Os grupos de apoio demonstraram também aumentar a longevidade em pessoas que sofriam de câncer, principalmente mulheres com câncer de mama.

Dê mais risada

Não é brincadeira. Ficou demonstrado que uma boa gargalhada aumenta a quantidade de IgA (imunoglobulina A) uma substância que combate os vírus. Um simples sorriso pode mudar a química do cérebro, relaxa a musculatura, e fortalece a imunidade. Ele também desencadeia a produção de endorfinas, substâncias químicas semelhantes às opiáceas, que provocam sensações de bem estar e a assim chamada "excitação natural". A risada provoca uma contração muscular temporária e logo depois um relaxamento, induzindo um relaxamento mais profundo e uma pressão sangüínea mais baixa. Pesquisas realizadas na Universidade da Califórnia, em Santa Barbara constataram que o riso é tão eficaz na redução do estresse quanto o treinamento através do "biofeedback". Os cientistas estão descobrindo que até mesmo a mudança de expressão facial, de um leve esgar a um sorriso, altera diretamente o humor para melhor. Pesquisadores da Universidade Clark em Worcester, Massachusetts, descobriram que fazendo com que as pessoas simplesmente adotem a expressão facial de um estado de humor específico cria de fato esse humor nas pessoas. Expressões de medo provocaram sentimentos de medo e estresse. A mesma conjuntura de sentimentos e expressão ocorreu quando foi solicitado que os sujeitos do estudo adotassem expressões de medo, desgosto e tristeza. Por outro lado, quando os pesquisadores pediram às pessoas que repetissem sem parar a letra *e*, que faz o rosto assumir uma expressão similar a um sorriso, criavam-se sentimentos de felicidade.

Essa pesquisa reafirma o antigo ditado que nos incita a "espalhar o sol em todos os lugares, e exibir uma face feliz". Nada é melhor para eliminar a tensão de uma situação difícil do que o humor. Pessoas sábias cultivam o humor como um meio de lidar com a vida, porque – vamos reconhecê-lo – grande parte da vida é um absurdo.

Considere uma terapia

Procure um profissional que possa ajudá-lo a expressar seus sentimentos e desenvolver novas maneiras de lidar com situações difíceis. Expressões de dor ou raiva, por si só, não provaram melhorar o humor ou a resposta imunológica. Entretanto pacientes em terapia, encorajados a expressar dor e raiva, enquanto ao mesmo tempo aprendiam novos comportamentos mais positivos, apresentaram uma melhoria significativa no humor.

Tome um banho quente

Acredite ou não, os banhos quentes provocam um efeito que é mais do que um placebo. A água quente relaxa os músculos, melhora a circulação, e aquece levemente o cérebro, o que os cientistas afirmam ser calmante para o sistema como um todo. A temperatura da água não deve exceder os 38 graus Centígrados. O calor excessivo pode causar choques ao sistema, provocando a contração dos músculos enquanto estimula a circulação – uma combinação nada saudável.

Fique na banheira por no máximo quinze minutos (pessoas com diabetes deveriam evitar totalmente os banhos quentes).

Respire profundamente

Dean Ornish, M.D., diretor do Instituto de Pesquisas em Medicina Preventiva de Sausalito, Califórnia, diz que "respirar profundamente é uma das técnicas de controle do estresse mais simples, porém mais eficazes que existem".

Ornish demonstrou a reversão da aterosclerose nas artérias coronárias – um passo histórico na medicina – usando um programa que incluía uma dieta de pouca gordura, exercícios leves, e controle de estresse. O programa de controle do estresse, de Ornish, concentrava-se principalmente na respiração profunda – especialmente para aliviar a tensão física – e na ioga. A expiração profunda e longa é particularmente relaxante. Alivia a tensão física e cria uma sensação de equilíbrio notadamente livre de tensão.

Considere as terapias corporais

As terapias corporais, como acupressura, massagem, toque terapêutico, criam um relaxamento profundo e afetam positivamente o metabolismo bioquímico e algumas respostas imunológicas. Tenha a certeza de consultar um profissional habilitado.

Experimente a hipnose

Assim como as técnicas de relaxamento, a hipnose pode induzir um relaxamento profundo e melhores condições bioquímicas. Se nenhuma das outras técnicas de relaxamento lhe agradarem, experimente a hipnose.

Espante a tristeza com os exercícios

Estudos mostraram que as pessoas que se exercitam usufruem de uma melhor saúde psicológica e uma maior auto-estima do que as que não praticam exercício algum. Os exercícios estimulam o bom humor e reduzem a depressão, a ansiedade e o estresse. Podem até criar euforia. Eles também abaixam a pressão sangüínea, elevam o HDL (o tipo de colesterol que nos protege da arteriosclerose) e fortalecem a função cardiovascular. (Veja o capítulo 8 para saber mais sobre os exercícios e a mente).

O exercício muda a química do cérebro. Vinte minutos de corrida provocam a secreção de beta-endorfinas pelo cérebro, o que alivia a depressão e cria sensações de bem estar e otimismo. Estudos demonstraram que a corrida pode ser tão eficaz para melhorar o estado psicológico de alguém quanto certas técnicas psicoterapeuticas. Um estudo que examinou os efeitos dos exercícios em pessoas de um hospital psiquiátrico descobriram que os exercícios reduziram significativamente a depressão e a ansiedade, e aumentaram uma certa sensação de vitória. A dra. Dorothy Harris, uma psicóloga do esporte e professora da Universidade Estadual da Pensilvania, diz que correr durante vinte minutos três vezes por semana pode ter um efeito profundo na atitude mental e na saúde.

Alimente sua mente, tanto quanto o seu corpo

Cada refeição muda a química do cérebro e o humor, de acordo com uma pesquisa conduzida pelo Instituto de Tecnologia de Massachussets. O pesquisador John D. Fernstron, Ph. D., escreveu que "está se tornando cada vez mais claro que a química e a função cerebrais podem ser influenciadas por uma simples refeição.

Isto é, em indivíduos bem-nutridos que consomem quantidades normais de comida, as mudanças em curto prazo na composição da comida poderão afetar rapidamente a função do cérebro". De acordo com os pesquisadores do MIT os carboidratos encontrados nos grãos integrais e em pães integrais estimulam a produção de um neurotransmissor químico chamado serotonina, que cria sensações de bem-estar e paz interior. A serotonina acalma a ansiedade, torna a mente mais concentrada, alivia a depressão e produz um sono mais profundo. À medida em que cresce a ingestão de carboidratos, os níveis de serotonina crescem junto com todas essas emoções positivas.

De acordo com Judith J. Wurtman, Ph.D., outra cientista do MIT e pioneira nesse campo, "aquelas pessoas que comem comidas calmantes (que contém carboidratos) dizem sentir-se mais relaxadas, com mais capacidade de concentração, menos estressadas, menos distraídas depois da refeição". De fato, depois que as pessoas comem carboidratos elas relatam que "as sensações de estresse e tensão diminuem e aumenta a capacidade de concentração", diz a dra. Wurtman.

Por outro lado, os cientistas descobriram que os alimentos ricos em proteína animal provocam um aumento de dopamina e norepinefrina, dois neurotransmissores que aumentam a atenção, a capacidade de resposta e a agressividade. Quanto mais proteínas comemos, tanto mais baixos se tornarão os níveis de serotonina. Portanto, os alimentos protéicos elevam os neurotransmissores que competem com os níveis cerebrais de serotonina e até os elevam.

❖ ❖ ❖

Quaisquer que sejam as técnicas de redução de estresse que incorporemos a nosso estilo de vida, podemos ter certeza de que beneficiaremos tanto nosso estado mental quanto a saúde de nosso sistema imunológico.

CAPÍTULO 10

Fortalecedor nº 7 do Sistema Imunológico: crenças e atitudes que curam

Todos nós concordamos que crenças e atitudes são parte daquilo tudo que molda nossas vidas. Elas são o filtro através do qual nós julgamos se uma experiência é boa ou ruim, positiva para a vida ou ameaçadora. De fato, crenças e atitudes são geralmente o fator mais importante que determina o surgimento ou não do estresse, e quão debilitante esse estresse será para os nossos sistemas imunológicos.

Crenças e atitudes, assim como tantas outras coisas do campo emocional, são entidades elusivas, difíceis de serem articuladas e mais difíceis ainda de serem compreendidas – mesmo quando são nossas próprias. Quais são nossas principais crenças? Por que as temos? Como elas moldam nossa percepção da realidade? Você é um otimista ou um pessimista? Você tem certeza disso? Esse auto-conhecimento é necessário para utilizarmos a informação que se segue.

Fazendo comentários sobre as crenças, Albert Einstein foi direto ao cerne das coisas (como ele fazia freqüentemente). Formulou uma pergunta simples que pode esclarecer nossas atitudes básicas sobre a vida. "A pergunta mais importante que todos nós temos de responder", disse ele, "é se o universo é um lugar amistoso para nós ou não."

Apesar da pergunta poder ser respondida com explicações elaboradas – ou evasivas – a resposta de cada pessoa pode, no final das contas, ser reduzida a um simples "sim ou não". E de nossa resposta de uma única palavra transparece a maior parte de nossas atitudes diante da vida, e de fato, nossa resposta nos ajuda a determinar a condição de nosso sistema imunológico.

Se você acredita verdadeiramente que o universo é um lugar amistoso, será capaz de relaxar e se sentir otimista sobre suas expectativas, digamos, nos próximos dez minutos e nos próximos dez anos. Você espera que o universo lhe ofereça tudo o que é bom, vital, e até mesmo belo. Isso é o que significa ser otimista com a vida e o futuro, e essa atitude terá um efeito muito poderoso e positivo em sua saúde. O que não quer dizer que as pessoas otimistas sejam "Polianas" ou tolas. Virtualmente todos os otimistas têm consciência de que coisas ruins também acontecem e de que todo mundo sofre. Mesmo assim o otimista acredita que o universo é essencialmente bom, mesmo quando ela ou ele nem sempre compreende porque a vida se desenrola de uma certa maneira.

Uma das coisa interessantes sobre os otimistas é que eles respondem à pergunta de Einstein a partir de suas próprias *experiências* de vida. Isto é, eles respondem à pergunta baseados no modo como levam suas próprias vidas, e não na forma como julgam o mundo em geral, intelectualmente. Parte do mundo pode estar se dirigindo diretamente ao inferno, com alacridade, mas o otimista acredita ter tido mais boa sorte do que má sorte, e que seu futuro será sempre assim.

O otimismo tem o estranho poder de influenciar o modo como afetamos as outras pessoas. Uma pessoa com uma atitude geralmente positiva diante da vida tem uma certa vitalidade. Ela é capaz de ser um pouco mais tolerante e generosa naquele momento, o que significa que ela tende a inferir as melhores partes das pessoas e situações sem realmente se esforçar.

O otimismo tem outros efeitos curiosos, especialmente no próprio otimista. Leva o otimista a ter sentimentos de gratidão e o desejo de compartilhar sua boa sorte com os outros. Em resumo, o otimismo tende a inspirar ações que são benignas e úteis aos outros. A pessoa que transmite uma mensagem positiva muitas vezes obtém uma resposta positiva. Portanto, o otimismo é uma espécie de profecia que se auto-realiza, como observou Norman Vincent Peale há mais de quatro décadas.

Por outro lado, aqueles que dizem que o universo não é um lugar amistoso estão continuamente em alerta para o momento em que o universo – sob a forma de um evento inesperado – reaja e resolva cometer algum tipo de crime contra eles. Esperam sempre o pior. Assim, os pessimistas tendem a focalizar as coisas ruins que acontecem a eles e às outras pessoas. Argumentam dizendo que este estado de coisas existe porque o universo é caótico ou intrinsecamente injusto; conseqüentemente o mal prevalece.

Em função de experiências negativas vividas, muitas pessoas têm boas razões para manter essas atitudes. De fato, as evidências para apoiar o pessimismo estão por toda parte. Mas é esse o problema com a realidade: ela tende a ser tão rica, tão complexa, e tão completamente paradoxal que podemos encontrar quase tudo o que queremos para provar um determinado ponto de vista. De fato, muitas pessoas afirmam que podemos inferir qualquer coisa que queremos, ou esperamos, da maioria das situações da vida.

Ninguém é uma testemunha objetiva da realidade. Nem mesmo no laboratório a objetividade acontece, como provou a mecânica quântica. Como nos ensinou o princípio da incerteza de Heisenberg, os observadores tendem a ver aqueles eventos que confirmem suas crenças pré-existentes. Portanto, a pessoa que tem uma visão pessimista da vida focaliza eventos – ou os fatos no interior dos eventos – que confirmem suas atitudes e crenças. Assim como o otimismo, o pessimismo também se auto-realiza.

A existência dessa tendência surgiu através da pesquisa. Um estudo recente relatado no *The Lancet* (novembro de 1993) revela que as pessoas que no início da vida se acreditam predispostas a terem doenças graves, morrem mais cedo do que aquelas que não têm essas crenças. Os pesquisadores acompanharam chineses-americanos nascidos em alguns anos que eles acreditavam serem desfavoráveis, e que poderiam predispô-los a doenças letais. Eles morreram, de fato, quatro anos antes, em média, do que os chineses-americanos nascidos em outros anos, e pelo menos quatro anos antes do que os americanos brancos que tinham as mesmas doenças que os chineses-americanos, mas tinham crenças mais positivas sobre os desfechos dessas doenças. As descobertas basearam-se numa amostra muito grande – 28.169 chineses-americanos e 412.632 americanos brancos. O coordenador do estudo David P. Phillips, Ph.D., professor de sociologia na Universidade da Califórnia, em San Diego, acha que esse estudo prova que as crenças podem ter um efeito dramático na saúde. "Nossas descobertas, e as descobertas de outros também, sugerem que a atividade mental está associada à saúde", diz ele.

O pessimismo leva inevitavelmente à hostilidade, muitas vezes dirigida contra si mesmo. Também leva a certos comportamentos que podem ser caracterizados como punição ou vingança. É claro que as pessoas não vêem necessariamente suas ações como vinganças; elas tendem a vê-las como uma forma de justiça. Referem-se ao ato em si como "compensação", "punição ao culpado", ou "a busca de vingança por um erro". A vingança pode ser tão maléfica quanto o sentimento de que algo foi tomado de nós – talvez atenção, ou amor – e queremos repará-lo de algum modo. Pode ser tão sutil quanto negar o amor (às vezes esse é o único poder que uma pessoa sente ter) ou tão explícito quanto um ato de violência.

Em seu livro *The Stress of Life* (O estresse da vida) (1956) o pesquisador pioneiro dr. Hans Selye identificou a gratidão e a vingança como as duas atitudes mais significativas para determinar a qualidade da existência de alguém. De fato, Selye reafirmou ainda que essas duas atitudes determinam quando uma pessoa sente ou não um estresse profundo e perene, ou é saudável e capaz de sentir prazer na vida. Como ele diz, "Parece-me que dentre todas as emoções, há uma que mais do que qualquer outra contribui para a presença ou a ausência de estresse nas relações humanas: é o sentimento de gratidão – com sua contrapartida negativa, a necessidade de vingança. Acho que na análise final, gratidão e vingança são os fatores mais importantes a governar nossas ações na vida cotidiana."

Essa noção remonta ao fundo do cerne da natureza humana. De fato, ela chega à essência da motivação e aos fundamentos de nossas atitudes. Gratidão e vingança, otimismo e hostilidade criam diferentes condições internas e exercem efeitos muito diferentes na saúde.

❖ ❖ ❖

Quando as pessoas falam em atitudes e crenças que compõem os fundamentos de nossas vidas e assim determinam o nível de estresse da vida diária, elas estão discutindo nosso relacionamento com o universo e penetram na dimensão espiritual da vida, onde repousam as dúvidas e respostas mais significativas. Esse campo mais pessoal de nossas vidas nos oferece talvez as maiores possibilidades de transformação. Os autores deste livro não têm a intenção de dar respostas às questões do espírito. Preferimos direcionar os leitores para elas, para que compreendam melhor – e talvez aprimorem – suas próprias atitudes. Queremos mostrar que atitudes positivas têm efeitos positivos na imunidade, ao passo que atitudes negativas são debilitantes para a saúde. Mas se não procuramos primeiro compreender nossas atitudes e suas raízes, essa informação pode ser inútil. A busca honesta pela alma e a vontade de mudar são ambas muito importantes.

Sentir-se no "controle":
um fortalecedor do Sistema Imunológico

As atitudes podem fazer a diferença entre a depressão ou o fortalecimento do sistema imunológico. Os pesquisadores estão descobrindo que há uma ligação direta entre os sistemas nervoso e imunológico. As células imunológicas têm receptores para as substâncias químicas produzidas pelo cérebro, substâncias que estão associadas a humores específicos. Assim, existe um elo bioquímico entre as emoções e a imunidade.

A sensação de que estamos no controle de uma situação fortalece efetivamente o sistema imunológico. De fato, uma sensação de domínio nos permite interpretar, com segurança, as situações estressantes de uma outra maneira, ou seja, como situações excitantes e desafiadoras. A experiência seminal que comprovou essa dinâmica foi realizada por Mark Laudenslager e seus colegas na Universidade do Colorado. Os pesquisadores pegaram um casal de ratos e colocou-os em gaiolas separadas e adjacentes. Fios elétricos em cada gaiola transmitiam aos ratos um choque elétrico idêntico. A diferença entre as duas gaiolas é que só uma delas permitia ao rato controlar os choques; ele o fazia girando uma roda dentro da gaiola. Ao fazer isso, o rato podia parar os choques em ambas as gaiolas. Isso significava que os dois ratos levavam choques que tinham exatamente a mesma duração. A única diferença era que o primeiro rato tinha o controle sobre os choques, e o outro não.

Apesar do fato de ambos os ratos levarem os mesmos choques, só o rato indefeso mostrou uma resposta imunológica reduzida a um mitógeno. (Um mitógeno é uma substância que estimula a divisão dos linfócitos). O rato que conseguia controlar os choques experimentou mudanças insignificantes em sua resposta imunológica. Esse estudo demonstrou que uma sensação de impotência, ou falta de controle, influencia a resposta do corpo ao estresse.

Uma variação dessa experiência foi recentemente conduzida com pessoas, usando-se o barulho como elemento estressante. Um dos grupos podia suspender o barulho intermitente pressionando um botão de controle, de um modo que eles ainda tinham de descobrir. Um segundo grupo tinha de ficar sentado e agüentar o barulho. Um terceiro grupo podia parar o barulho quando descobrisse a seqüência certa da pressão no botão – que o primeiro grupo já conhecia – mas essa instrução era falsa. Não importa qual a seqüência em que pressionassem os botões, eles não conseguiam parar o barulho. Entretanto continuavam tentando, demonstrando acreditar terem o poder para isso, apesar das evidências em contrário. O estudo durou setenta e duas horas, e seus resultados foram bem interessantes.

O primeiro grupo repetiu as reações dos ratos: aqueles que detinham o poder de controlar o barulho sofreram declínios insignificantes em suas respostas imunológicas, inclusive na atividade das células mortíferas naturais. Na maior parte das vezes, seus sistemas imunológicos permaneceram fortes. Aqueles que não tinham o poder de controlar o barulho mostraram uma diminuição da imunidade, principalmente na atividade das células mortíferas naturais. Especialmente o último grupo apresentou virtualmente os mesmos resultados do primeiro: também apresentaram pouco ou nenhum declínio na função imunológica. Os autores interpretaram os resultados para mostrar a importância de se sentir no controle, mesmo se não for realmente esse o caso.

A depressão e o Sistema Imunológico

Com certeza o oposto de se sentir no controle é uma sensação de impotência, o que pode levar à depressão. Alguns estudos demonstraram que a depressão está associada a declínios nas respostas imunológicas. Quanto mais velha e deprimida for uma pessoa, tanto mais grave será a imunodepressão, que freqüentemente inclui uma baixa atividade das células mortíferas naturais e uma baixa resposta imunológica geral a mitógenos. Os resultados são os mesmos, tanto numa grande depressão quanto num estado menos sério de depressão crônica.

Michael Irwin, um psiquiatra no Centro San Diego de Veteranos, estudou mulheres cujos maridos estavam com uma doença terminal, como câncer dos pulmões, ou que faleceram recentemente. Ele descobriu que o luto em si não prejudica as células mortíferas naturais, mas aquelas mulheres que estavam mais deprimidas apresentaram uma redução na atividade das células mortíferas naturais.

Depressão e hormônios

A depressão está associada a níveis de cortisol mais elevados do que o normal. O cortisol é um hormônio que deprime a resposta imunológica. Alguns pacientes deprimidos também apresentam anormalidades nas catecolaminas. Níveis anormais de catecolaminas (assim como adrenalina) podem provocar a diminuição na atividade das células mortíferas naturais.

Depressão e câncer

As informações são conflitantes sobre a questão que associa a depressão a índices mais elevados de câncer. Recentemente foi realizada uma meta-análise das pesquisas existentes, numa tentativa de verificar que tipo (se é que havia um) de padrão geral existia. A análise mostrou que existe um aumento marginalmente significativo do câncer em pessoas deprimidas. Os dados cumulativos sugerem que a diferença na incidência de câncer entre os que estão deprimidos e os que não estão é de 1 a 2 porcento.

Apesar de ser fraca a evidência ligando a depressão à condição de contribuinte ao câncer, um número crescente de estudos sugere que as atitudes afetam fortemente o resultado das doenças, inclusive do câncer, depois que ele surge.

O otimismo e o Sistema Imunológico

Recentemente, pesquisadores da Escola de Medicina da Universidade de Pittsburgh, da Universidade de Yale, e do Instituto de Câncer de Pittsburgh, realizaram juntos um estudo com pacientes de câncer que faziam terapias de relaxamento e de cognição destinadas a fortalecer o otimismo e a superar crenças de auto-depreciação. Os pacientes, trinta no total, sofriam de um tipo de câncer que tinha uma probabilidade extremamente elevada de recorrência. "O curso foi planejado para torná-los mais otimistas em relação aos eventos de suas vidas; eles não se concentravam no câncer," diz Martin Seligman, um psicólogo da Universidade da Pensilvânia, que participou do estudo.

Surpreendentemente o curso funcionou; ele tornou de fato os participantes mais otimistas, o que por seu lado resultou numa melhoria marcante na função do sistema imunológico. Os cientistas descobriram que os pacientes que participaram do curso tinham um número maior de células mortíferas naturais do que o grupo de controle, formado por pacientes que receberam somente o tratamento médico convencional. As células mortíferas naturais são um dos contribuintes mais importantes do sistema imunológico, na luta do corpo contra o câncer, porque elas visam e destroem tumores e células cancerosas.

A pesquisa sobre os efeitos do otimismo e do pessimismo revela um efeito abrangente que se estende através de nossas vidas. O dr. Seligman e seus colegas monitoraram alguns executivos de uma Companhia de Seguros de Vida e descobriram que aqueles, dentre a equipe mais antiga, que tinham uma visão mais positiva da vida, vendiam 37 porcento a mais de seguros do que os pessimistas. Dentre os recém-contratados, os otimistas superavam os pessimistas em 20 porcento. Quando Seligman e seus colegas examinaram as atitudes dos dois grupos, descobriram que os otimistas tendem a pôr a culpa de seus fracassos em eventos externos, como o clima, a ligação telefônica, ou o fato do cliente estar de mau humor naquele dia. Os otimistas, por seu lado, costumam variar suas rotinas. Quando uma técnica não funciona, eles tentam outra. Finalmente, quando o otimista era bem sucedido, assumia o crédito do sucesso e se congratulava. Por outro lado, o pessimista tendia a se culpar pelos fracassos e via seus sucessos como um mero acaso. Eles também desistiam mais rapidamente.

O otimismo e a sensação de "estar no controle"

Como já vimos antes, uma das chaves para um sistema imunológico saudável é uma certa sensação de controle. Craig A. Anderson, um psicólogo da Universidade Rice, em Houston, diz que os otimistas tendem a se sentir mais no controle de suas circunstâncias do que os pessimistas. Quando as coisas correm mal para um otimista, geralmente ele cria um novo enfoque ou estratégia, acreditando que ao persistir, os eventos se voltarão em sua direção. O pessimista, diz Anderson, sente-se dominado pelo destino (ou, colocando as coisas de outra forma, ele sente que o universo não lhe é amistoso). Ele se sente impotente e portanto desiste logo.

Na prática, os otimistas têm as melhores chances de sucesso, pois os esforços repetidos sempre aumentam os trunfos em seu favor. Além disso o comportamento baseado no otimismo obviamente incute mais auto-confiança e poder na pessoa, pois inclui uma crença implícita de que os esforços eventualmente surtirão efeito.

Depois de estudar mulheres com câncer de mama avançado, a dra. Sandra Levy do Instituto de Câncer de Pittsburgh descobriu que as mulheres geralmente otimistas passavam por períodos mais longos livres da doença, e tinham uma melhor previsão de sobrevivência. Por outro lado, a doença voltava mais depressa entre as pessimistas.

O dr. Christopher Peterson da Universidade de Michigan descobriu que os pessimistas tendem a cultivar hábitos piores de saúde, são mais propensos a adotar uma alimentação de muita gordura, e a beber excessivamente, e não se exercitam tanto quanto os otimistas. Como já vimos em outros capítulos, esses comportamentos deprimem o sistema imunológico.

Concluindo, o otimismo é a chave para nos sentirmos no controle e lidarmos bem com as situações estressantes.

Raiva

A raiva é agudamente estressante e pode ser fisicamente debilitante especialmente para o sistema cardiovascular. Há evidências crescentes demonstrando que pessoas hostis sofrem de doenças cardíacas mais cedo do que as pessoas mais pacíficas. Pesquisadores da Universidade de Stanford descobriram que os ataques de raiva podem diminuir em 5% a capacidade do coração de bombear o sangue. Apesar de 5 porcento não parecer muito, os cardiologistas dizem que essa queda na eficiência do coração, em pessoas que já sofreram de doenças cardíacas, pode ser extremamente perigosa. Redford Williams, M.D., diretor do Centro de Pesquisas em Medicina Comportamental da Escola de Medicina da Universidade Duke, contou ao *New York Times* que, "com essa magnitude de queda na eficiência cardíaca, todas as coisas ruins podem acontecer: pode-se formar um coágulo, e a isquemia pode criar o quadro para uma arritmia potencialmente fatal."

Tornando-se mais otimista, menos zangado e mais bem-humorado

Eis quatro passos que, podem ajudá-lo a desenvolver um maior otimismo e uma sensação de segurança bem maior também.

1. Considerar a pergunta de Einstein, sua resposta a ela, e como essa resposta poderia afetar o resto de sua vida. Se o seu enfoque da vida até agora tem sido pessimista, abra-se, deixe sair antigas atitudes e adote novas, especialmente à luz dos efeitos confirmados do otimismo sobre a saúde, os relacionamentos pessoais e a vida profissional.

2. Para muitas pessoas, esse esforço significa freqüentar (ou voltar a freqüentar) uma igreja, sinagoga ou templo, ou empreender a busca por uma vida espiritual significativa. Para outros, significa adotar um programa de orações, meditações, canto, ou qualquer outra forma de prática espiritual. Primeiro, você terá de enfrentar sua tristeza, sua decepção, e seu senso de injustiça em relação à sua vida até então. Você precisará fazer as pazes com seu "eu" interior e seu conceito de Ser Supremo.

Para aqueles que desejam estabelecer uma prática espiritual meditativa, a primeira coisa a fazer é criar um local tranqüilo e até sagrado em suas casas. Escolha um canto, ou até mesmo um quarto que não esteja no meio do caminho do tráfego rotineiro da casa. Você poderá criar um altar ou um oratório. Coloque junto a ele um livro especial (a Bíblia, o Tao-Teh-Ching, o Bhagavad Gita, ou um dos Sutras do Buda, por exemplo), vários símbolos espirituais ou pedras, e talvez retratos ou fotografias de parentes, amigos ou professores importantes. Acrescente velas ou incenso, se gostar. Deixe esse local tornar-se o símbolo exterior de algum lugar tranqüilo, dentro de seu espírito. Todos os dias vá até esse local, medite e reze. Com o tempo e a prática persistente, esse local poderá tornar-se muito poderoso em sua vida. É um porto seguro, um lugar para ir quando você sentir medo, raiva, dúvida, ou a necessidade de assistência especial. Pode ser um refúgio espiritual.

Você poderá ir a esse local todas as manhãs e tardes de cada dia. Fique no mínimo dez minutos, ou quanto tempo quiser. Escolha meditações espirituais de sua própria tradição ou de algum outro caminho ao qual se sentir ligado, ou invente a sua própria.

• Meditação e oração são instrumentos poderosos que funcionam de maneiras misteriosas. Freqüentemente eles nos abrem a novas possibilidades e a uma maior consciência, que podem se tornar as bases de uma maior liberdade e de uma sensação de renascimento.

• O psicoterapeuta e especialista em corpo-mente, Jon Kabat-Zinn contou ao repórter de televisão Bill Moyers, "As emoções não são ruins – elas são somente o que você está sentindo. A questão é deixar os mesmos hábitos emocionais rotineiros. A meditação pode despertá-lo para o fato de que no momento presente podem existir novas opções e novas formas de se relacionar com velhas situações. Encontramos pessoas muito insatisfeitas em seus relacionamentos com seus chefes ou com seus cônjuges e filhos, e que foram capazes de se relacionar com eles de um modo totalmente novo. Mesmo enfrentando um bocado de negatividade, eles conseguem aprender a conviver com ela e encontrar um novo tipo de resposta que muda completamente a base na qual todos se apoiam."

3. Crie ligações positivas com as pessoas, das seguintes maneiras:

• **Como curador.** Consulte um médico verdadeiramente compreensivo e com comprovadas qualidades terapêuticas, ou um conselheiro, psicoterapeuta, ou terapeuta alternativo que poderá ajudá-lo a curar suas feridas físicas, psicológicas ou espirituais. Dentre os melhores programas alternativos de cura estão a acupuntura, a acupressura e várias outras formas de trabalho corporal, como a massagem terapêutica, o toque terapêutico, ou a imposição de mãos. Peça aos amigos ou ao seu médico que lhe dêem referências de profissionais confiáveis.

• **Como membro de uma comunidade de pessoas com idéias semelhantes.** Isso pode acontecer numa comunidade religiosa, um grupo de apoio composto de pessoas que lidam com questões semelhantes às suas, ou um grupo de terapia. Você poderá escolher um grupo de apoio só de homens ou só de mulheres; um programa em doze etapas, como os Alcóolicos Anônimos; um grupo dedicado a ajudar pessoas com doenças específicas ou histórias de abuso; uma sociedade naturalista; um grupo de música; um clube do livro; um clube de serviços, como o Lions, o Rotary, os Cavalheiros de Colombo, ou uma organização de veteranos. Junte-se a um grupo que ajude a melhorar as vidas de outras pessoas (sopa dos pobres, Exército da Salvação, Irmãos em Cristo, etc.).

• *Como amigo.* Envolva-se em relacionamentos a dois nos quais exista bastante intimidade e contato pessoal. (Veja no capítulo 11 mais informações sobre a intimidade e a cura). As amizades podem se desenvolver na nossa comunidade religiosa ou de apoio, clubes, ou outros grupos sociais.

4. Escreva um diário, e registre por escrito todas as suas razões por sentir desapontamento, tristeza, injustiça, irritação, ansiedade e quaisquer outros sentimentos obscuros e ocultos que o estejam tocando por dentro. Então escreva o que você pretende fazer com esses sentimentos, para curá-los.

O dr. Redford Williams, da Escola de Medicina da Universidade Duke oferece os dezessete pontos seguintes para curar a hostilidade:

1. Argumente consigo mesmo.
2. Pare com os pensamentos, sentimentos e ansiedades hostis.
3. Distraia-se.
4. Medite.
5. Evite os superestímulos.
6. Afirme-se.
7. Cuide de um animal de estimação.
8. Ouça!

9. Pratique a confiança nos outros.
10. Assuma serviços comunitários.
11. Aumente sua empatia.
12. Seja tolerante.
13. Perdoe.
14. Arranje um confidente.
15. Ria de si mesmo.
16. Torne-se mais religioso.
17. Finja que hoje é seu último dia.

Escolha as estratégias que lhe agradem mais e que funcionem melhor para você. Os objetivos de derrotar o pessimismo e restaurar o otimismo são o que realmente importa. Cabe a você escolher o caminho. No fim, a transformação pela qual você passou vai melhorar a qualidade da sua vida, e talvez até a quantidade. Como diz o dr. Phillips, "De muitas formas, você tem muito mais condições de influir em sua longevidade do que o seu médico."

CAPÍTULO 11

Fortalecedor nº 8 do Sistema Imunológico: a intimidade e os relacionamentos

Qualquer um que duvide do fato de sermos seres sociais, que precisam uns dos outros biológica e psicologicamente, deveria ver a literatura médica que integra a resposta imunológica aos relacionamentos de apoio. As pessoas casadas tendem a apresentar sistemas imunológicos mais fortes do que as solteiras, assim como as pessoas felizes no casamento têm respostas imunológicas mais vigorosas do que as infelizes. Virtualmente em qualquer aspecto da vida, os relacionamentos harmoniosos – inclusive a relação com o nosso próprio "eu" – geralmente resultam, numa saúde melhor.

Ironicamente, estar verdadeiramente só, sem conexão com os outros, faz com que estejamos menos conectados com nós mesmos. Buscamos nossos relacionamentos por vários motivos, mas de cada um deles esperamos a mesma coisa: o reconhecimento e o amor por sermos únicos, enquanto ao mesmo tempo queremos desesperadamente amar e nos sentirmos conectados aos outros. E nesse vai e vem, de certa forma conseguimos encontrar nós mesmos e nosso lugar no grande bazar da comunidade humana.

Inútil dizer que esse é o desafio dos desafios, mas para aqueles que conseguem vencê-lo – ou pelo menos encontram algo semelhante a um equilíbrio – há a recompensa de uma melhor saúde física, psicológica e espiritual, que é a base de uma resposta imunológica mais forte.

A Intimidade começa com nós mesmos: o auto-conhecimento

Antes de nos sentirmos efetivamente em comunicação com os outros, devemos sentir-nos verdadeiramente conectados a nós mesmos, senão nos perderemos nos redemoinhos e exigências dos relacionamentos. Conectar-nos com nosso próprio "eu" interior é uma das tarefas mais difíceis de nossas vidas, especialmente quando passamos por um evento traumático. Entretanto as pesquisas mostram que as pessoas que se religam consigo mesmas confessando suas dores secretas, passam a ter uma resposta imunológica mais forte aos antagonistas externos.

Esse fato extraordinário foi descoberto por James W. Pennebaker, Ph.D., um professor de psicologia na Southern Methodist University. Depois de descobrir que escrever sobre sua própria dor secreta ajudava-o a combater a depressão, Pennebaker iniciou um estudo em que as pessoas deveriam escrever durante vinte minutos todos os dias, em quatro dias seguidos, sobre os eventos mais traumáticos de suas vidas. Ele e outros pesquisadores – principalmente Janice Kiecolt-Glaser e Ronald Glaser – mediram a resposta imunológica dos participantes e as comparou às de um grupo de controle. Depois de certo tempo, as pessoas que escreveram sobre suas experiências traumáticas em seus diários apresentaram respostas imunológicas mais fortes. No entanto, havia uma certa regra a ser observada. Os participantes deveriam escrever sobre eventos traumáticos específicos em suas vidas, eventos sobre os quais jamais falaram com outras pessoas ou que continham informações nunca antes partilhadas com alguém. Era particularmente importante escrever sobre a dor, a raiva, o remorso e a culpa que eles pudessem ter experimentado em relação ao evento.

Depois do exercício da escrita, Pennebaker testou o número e a capacidade de resposta das células T nos grupos de controle e nas pessoas que passaram quatro dias escrevendo os diários. Ele descobriu que as células T dos estudantes que escreveram os diários proliferavam mais em resposta a um mitógeno, do que as do grupo de controle. Os estudantes que escreviam um diário visitavam a clínica com menos freqüência do que seus colegas do outro grupo. A resposta imunológica era especialmente forte entre as pessoas que confessaram sentimentos que nunca haviam revelado, nem a si mesmos. Essas pessoas, chamadas por Pennebaker de "grandes reveladoras", apresentaram o mais notável progresso na resposta das células T, dentre todos os participantes.

Pennebaker afirma que neste caso trata-se de algo mais além da simples catarse. Ele sugere que a inibição psicológica – o mecanismo pelo qual mantemos as coisas em segredo, até de nós mesmos – requer um certo grau de energia física e psíquica. Ele afirma que a inibição é uma forma de trabalho muito exigente, especialmente quando um trauma muito doloroso precisa ser mantido em segredo. Freqüentemente ocorrem sintomas físicos resultantes dessa inibição, como pressão alta do sangue, batimentos cardíacos acelerados, respiração ofegante, temperatura elevada da pele, e transpiração exagerada.

Pennebaker observa que esses mesmos sintomas ocorrem quando os suspeitos de um crime são submetidos ao polígrafo, ou detetor de mentiras. Depois de trabalhar com especialistas em polígrafos do FBI (Federal Bureau of Investigation) Pennebaker descobriu que quando os suspeitos confessam seus crimes e se submetem a outros polígrafos subseqüentes, eles ficam bem mais relaxados e todos os seus sintomas relacionados à inibição desaparecem.

Portanto o alívio que acompanha a confissão ocorre em ambos os níveis, psicológico e físico. Pennebaker até descobriu que quando os criminosos confessam seus crimes durante os testes do polígrafo, muitas vezes eles se sentem ligados aos seus confessores, e chegam a enviar-lhes cartões de Natal e cartas, agradecendo-lhes pela ajuda. De fato, ocorre algum tipo de correção de desequilíbrio, que libera a energia e restaura o equilíbrio psíquico. Com essa restauração do equilíbrio surgem sentimentos de paz, tranqüilidade e resolução, assim como uma melhor saúde.

Esse mesmo fenômeno ocorre com as pessoas que usam o método da escrita, ou aquilo que ficou conhecido como o "método Pennebaker". Nos dois primeiros dias da escrita as pessoas sentem emoções negativas, como raiva, tristeza, ansiedade e melancolia. Entretanto, nos terceiro e quarto dias eles experimentam sentimentos de alívio, interiorizarão e resolução.

Pennebaker enfatiza que não precisamos necessariamente escrever sobre o evento; confessá-lo a alguém exerce o mesmo efeito. As regras para escrever as confissões são simples:

1. Escreva durante vinte minutos, em quatro dias consecutivos.
2. Escreva continuamente sobre a experiência ou trauma mais perturbador de toda a sua vida.
3. Não se preocupe com a gramática, a ortografia ou a estrutura do texto.
4. Escreva sobre seus pensamentos e emoções mais profundas em relação àquela experiência. Inclua todos os detalhes dos quais você se lembra, e também as percepções interiores.

O casamento como fortalecedor do Sistema Imunológico

Os pesquisadores Janice Kiecolt-Glaser e Ronald Glaser conduziram vários estudos que apontam os benefícios imunológicos de um casamento feliz. Em um dos estudos, os pesquisadores compararam as respostas imunológicas entre mulheres casadas, avaliadas pela qualidade de seus relacionamentos com seus maridos. O mesmo estudo também comparou essas mulheres casadas a mulheres recém-divorciadas ou separadas. No grupo das casadas, aquelas com ótimos relacionamentos apresentaram melhores respostas imunológicas aos antígenos do que aquelas com relacionamentos ruins. Em geral, as mulheres casadas apresentaram melhores respostas imunológicas globais, e especificamente, respostas de células mortíferas naturais, do que as separadas ou divorciadas. As mulheres casadas também tinham uma porcentagem maior de células CD4 e uma menor concentração de anticorpos ao vírus Epstein-Barr, um sinal de que o vírus estava sendo encurralado e não era capaz de se manifestar.

No grupo das separadas ou divorciadas, aquelas com um nível elevado de afeição ao cônjuge afastado apresentaram uma resposta imunológica mais pobre a um antígeno, e uma porcentagem mais baixa de células CD4 do que aquelas com um nível mais baixo de afeiçoamento. As conclusões são claras: as pessoas que passaram pelo trauma do divórcio devem encontrar uma forma de expressar sua dor interna e se reconciliar com ela, através do aconselhamento, o apoio de um grupo especial ou dos amigos, para que não corram o risco de sofrer uma depressão do sistema imunológico ou contrair uma doença física.

Os homens são tão vulneráveis quanto as mulheres – talvez até mais

Resultados similares foram obtidos num estudo com homens. Não foram encontradas diferenças no nível das células CD4, mas novamente os homens separados apresentaram quantidades maiores de anticorpos do vírus Epstein-Barr do que os homens casados, e os homens infelizes no casamento apresentaram níveis mais elevados de anticorpos do que os felizes em seus casamentos. Os homens separados também adoeciam mais freqüentemente.

Dentre os homens recém-separados, os que iniciaram a separação apresentaram um perfil de sistema imunológico e uma saúde melhor do que os outros. O estudo foi bem controlado. A nutrição, o peso, e os dados sobre o sono não eram diferentes entre o grupo dos casados e o dos separados; aqueles que relataram o abuso de álcool ou de drogas foram excluídos do estudo. Portanto esses fatores não tiveram um papel relevante nos resultados da pesquisa.

Os homens se tornam particularmente vulneráveis às doenças quando vivem sós ou perdem um ente querido. A dra. Maradee Davis e seus colegas da Universidade da Califórnia em São Francisco estudou 7.651 adultos e descobriu que os homens de meia-idade, não casados ou divorciados, tinham duas vezes mais probabilidade de morrer em dez anos do que os homens casados e que viviam com suas esposas. Essa descoberta se comprovou mesmo depois de constatadas diferenças em condições econômicas, hábitos de fumar e de beber, obesidade e atividade física. "Os homens que viviam sós ou com outra pessoa que não uma esposa tinham tempos de sobrevivência significativamente mais curtos comparados com os daqueles homens que viviam com suas esposas", relatou a dra. Davis em seu estudo, publicado no *American Journal of Public Health* (Jornal Americano de Saúde Pública – março de 1992). O padrão da morte precoce era particularmente freqüente entre homens mais jovens.

"A taxa de mortalidade relativamente à idade era mais elevada no grupo mais jovem, de quarenta e cinco e quarenta e quatro anos, e diminuía um pouco com o aumento da idade."

Esse estudo indica a vulnerabilidade especial a que nós todos estamos submetidos quando somos separados de alguém a quem éramos profundamente ligados, ou ainda amamos. Ele também nos revela os riscos psicológicos e físicos à saúde impostos pela solidão. Como já dissemos na abertura deste capítulo, os seres humanos naturalmente procuram intimidade, com eles mesmos e com o outro. Essa intimidade mantém a boa saúde; a sua perda acarreta danos psicológicos e físicos.

Portanto, a melhor recomendação é: se você rompeu recentemente um longo relacionamento, especialmente um casamento, não se isole dos amigos ou dos entes queridos. Depois de um trauma desse tipo as pessoas tendem a se isolar daqueles que se preocupam com elas. Podemos às vezes nos sentir envergonhados com os eventos e achar que precisamos convencer as outras pessoas de que conseguimos superar tudo sozinhos. Freqüentemente, nossa mensagem nada saudável ao mundo é a seguinte: "Não preciso de ajuda. Não estou tão ferido assim, posso recuperar-me sozinho." Muitas vezes estamos muito mais feridos do que deixamos transparecer, até para nós mesmos. Precisamos levar a sério essa dor se queremos nos recuperar o mais rápido possível e de forma eficaz. Portanto, é prudente procurar aconselhamento e o apoio de amigos, aceitar convites sociais, e a mão estendida daqueles que nos amam.

Senso da comunidade

Ansiamos não só pela intimidade, mas também por uma sensação de ter um lugar no mundo. Em resumo, virtualmente todos nós queremos e precisamos viver em comunidade. As pesquisas mostram que as pessoas que têm um forte senso desse tipo de apoio apresentam uma atividade maior de linfócitos, níveis mais baixos de anticorpos ao vírus da herpes, e uma atividade maior das células mortíferas naturais. Além disso, os estudos mostraram que a imunidade celular e humoral são mais fortes quando uma pessoa se sente conectada à comunidade; e inversamente, as pessoas que se sentem isoladas e sós possuem índices mais elevados de câncer e infecções.

Um dos mais antigos e impressionante estudo a demonstrar a necessidade de apoio social e de um senso de comunidade foi o *Alameda County Study* (Estudo do Distrito de Alameda) que monitorou sete mil residentes do Distrito de Alameda, na Califórnia, num período de nove anos. O estudo mostrou o relacionamento direto entre os laços sociais e a longevidade. Aqueles que eram casados ou tinham muitos amigos mais íntimos, ou eram afiliados de associações cívicas ou religiosas, tinham mais probabilidades de viver mais tempo do que os não-casados ou socialmente isolados.

Numerosos estudos demonstraram que as pessoas que se sentiam isoladas tinham uma taxa de mortalidade de três a cinco vezes maior (não só de doenças cardiovasculares, mas de todas as causas) em comparação com as pessoas que não se sentiam isoladas. Interessante notar que essa taxa de mortalidade é geralmente independente dos níveis de colesterol no sangue, da pressão sangüínea, e até do fato da pessoa fumar ou não.

Câncer e apoio social

O psiquiatra de Stanford, o dr. David Spiegel e seu colega James L. Spira, Ph.D., realizaram um estudo famoso, amplamente divulgado, sobre os efeitos terapêuticos dos grupos de apoio.

Spiegel relatou que as mulheres com câncer de mama avançado que participavam de um grupo de apoio, viviam duas vezes mais do que aquelas que não participavam. Spiegel enfatiza a necessidade que as pessoas têm de se sentirem seguras no grupo. Inicialmente muitas temem que se revelarem o que realmente pensam, poderão magoar alguém no grupo – o que poderia afetar o progresso das suas doenças – ou então ficarem elas mesmas magoadas, emocional ou psicologicamente. Essas preocupações são remediadas pelo forte papel ativo assumido por Spiegel e Spira, que dirigem as discussões de forma a permitir que todos possam expressar seus sentimentos sem temores excessivos.

Em geral, grupos ligados à saúde provaram ser muito valiosos, especialmente na melhoria da qualidade de vida, aprimorando as habilidades das pessoas de lidar com as situações, reduzindo a ansiedade e a depressão delas. Eles servem de suporte, conforto, e fonte de informação para pessoas que têm a mesma doença, como câncer e AIDS. Eles também oferecem um espaço para a discussão do impacto emocional da doença, seu significado, as diversas dificuldades familiares causadas por ela (como problemas de intimidade) e o sentido de isolamento e estigmatização que freqüentemente acompanha as doenças mais graves. Em geral, os grupos de apoio demonstraram resultar em um número menor de visitas a médicos e hospitais, por parte dos seus participantes.

Sandra Levy e seus colegas acompanharam durante sete anos um grupo de mulheres com câncer de mama em estágio inicial, e descobriram que o apoio social promoveu uma maior atividade das células mortíferas naturais e uma influência no índice de progresso da doença depois da recorrência. O nível das células mortíferas naturais na corrente sangüínea foi bastante indicativa da velocidade com que a doença recorreria, ou se ela seria de fato recorrente. Naquelas pessoas com níveis elevados de células mortíferas naturais – células essenciais para os esforços do corpo no combate ao câncer – o momento de recorrência da doença foi postergado, ou totalmente evitado.

Apoio social e estresse da doença

Poucas coisas isolam as pessoas tanto quanto a doença. Cuidando de alguém que está doente, ou sofrendo de uma doença você mesmo, o nível de estresse pode ser enorme. Nas pessoas que cuidam de pacientes com a doença de Alzheimer, a maioria cônjuges dos doentes, a função do sistema imunológico tende a declinar com o tempo. Entretanto, o efeito foi menor naqueles que tinham melhores redes de apoio social, e também naqueles que não ficavam tão abalados pelos comportamentos relacionados à demência. Os cônjuges de pacientes com câncer que tinham um bom apoio social, apresentaram uma melhor atividade das células mortíferas naturais e uma melhor resposta geral dos linfócitos do que aqueles com um apoio social menos adequado. Finalmente, as próprias pacientes de câncer de mama apresentaram melhor atividade de células mortíferas naturais, quando os níveis de apoio social que obtinham dos cônjuges, médicos ou amigos era mais elevado. A atividade das células mortíferas naturais também era mais elevada naquelas que usavam o apoio social como estratégia.

O luto e o Sistema Imunológico

Nós o chamamos de "morrer com um coração partido" e de fato, as pesquisas mostram consistentemente que a perda de um ente querido está associada a uma resposta imunológica mais fraca e à morte prematura. Os estudos demonstraram que o luto reduz especificamente a eficácia dos linfócitos, um tipo de célula sangüínea branca essencial à função imunológica. Em alguns casos, os linfócitos proliferam de modo débil quando estimulados. O efeito geral é que a pessoa fica incapaz de evitar uma doença, que para muitos, resulta na morte.

Um dos estudos pioneiros no campo da psiconeuroimunologia relatou que os linfócitos de cônjuges em luto tinham uma capacidade reduzida de proliferar diante de um mitógeno, possivelmente predispondo a pessoa de luto às doenças. Isso poderia contribuir para a crescente taxa de adoecimento em homens que perderam suas companheiras.

Mais recentemente, numerosos estudos se concentraram não tanto no estado de espírito, porém mais diretamente na importância do apoio social e dos relacionamentos. As descobertas mostram consistentemente que relacionamentos íntimos, ou uma rede social mais ampla, protegem o sistema imunológico, enquanto a discórdia num relacionamento pessoal tem o efeito oposto. O apoio social protege o sistema imunológico durante épocas de estresse, como uma doença na família, ou mesmo sob condições normais.

"Chego a acreditar que qualquer coisa que promova o isolamento leva ao estresse crônico e, por outro lado, pode levar a doenças como as enfermidades cardíacas", diz Dean Ornish, M.D., autor do livro *Reversing Heart Disease* (Revertendo as Doenças Cardíacas – 1990). "Qualquer coisa que promova um sentido de intimidade, comunidade e conexão, pode ter um efeito terapêutico."

A intimidade pode salvar sua vida

As palavras de Ornish encontram ressonância num estudo recente realizado na Faculdade de Medicina da Universidade Duke. Redford Williams, M.D., diretor de pesquisa comportamental, descobriu que aqueles que sofrem de um enfarte e não têm um cônjuge ou um amigo mais íntimo têm três vezes mais probabilidade de ter um enfarte fatal nos cinco anos seguintes ao evento original do que aqueles cujos corações sofreram o mesmo enfarte, mas são casados, ou têm relacionamentos íntimos.

A pesquisa da Universidade Duke está baseada num estudo baseado num monitoramento de nove anos em 1.368 pacientes, que foram inicialmente admitidos na Faculdade para realizarem a cateterização para o diagnóstico de enfermidades cardíacas. Naquelas pessoas com comprometimentos musculares cardíacos menores e mais graves depois dos enfartes, os resultados foram consistentes. Essas pessoas geralmente encaram 40% de chance de morrer em cinco anos. Mas o dr. Williams descobriu que os casados, ou com relacionamentos íntimos, reduziram em 20% os riscos de sofrer um enfarte fatal, enquanto os que não tinham essa condição aumentaram em 60% as suas chances de morrer.

As pesquisas mostram consistentemente que tanto mulheres quanto homens com pouco apoio social têm mais probabilidade de morrer do que aqueles com mais apoio. O grau relativo de apoio social experimentado por uma pessoa doente é um dos fatores que pode predizer a evolução da doença. Isso é verdadeiro para todas as doenças graves, inclusive o câncer, a isquemia cardíaca, e o derrame.

A pesquisa é particularmente interessante no que se refere às mulheres com câncer de mama. Os pesquisadores queriam saber se a longevidade da sobrevivência dependia do apoio social ou mais do estágio no qual a pessoa foi diagnosticada. Descobriram que as mulheres que viviam sós tendiam a ser diagnosticadas num estágio anterior do câncer do que aquelas que viviam com mais alguém. No entanto as que viviam sós muitas vezes morriam antes. Em outras palavras, o diagnóstico precoce não era um fator determinante na longevidade.

Nesse ponto, ninguém sabe *por quê* aqueles que vivem com alguém vivem mais tempo, exceto que a descoberta confirma a conclusão geral de que aqueles que têm afeto e um forte apoio social tendem a ter respostas imunológicas mais fortes.

Recomendações para construir bons relacionamentos de apoio

A pesquisa aponta diretamente para algumas recomendações claras de apoio social para a melhoria da função do sistema imunológico. Elas são especialmente importantes quando combatemos uma doença e queremos fortalecer o sistema imunológico, desenvolvendo uma rede mais forte de apoio social. Eis algumas sugestões para melhorar a resposta de seu sistema imunológico criando laços sociais:

- Junte-se a um grupo de apoio que supra uma necessidade em particular. As páginas amarelas da lista telefônica contém uma sessão chamada "Serviços Sociais e Humanos" que anuncia uma ampla variedade de grupos e serviços de apoio social, inclusive, comitês de amigos, serviços de apoio à família e à criança, grupos de pessoas com AIDS, grupos de doze etapas como os Alcoólicos Anônimos, grupos de famíliares de alcoólicos (Al-Anon) e Obesos Anônimos, programas de apoio para deficientes, grupos que lidam com doenças como câncer de mama e AIDS; grupos de terceira idade, de gays, de lésbicas e de bissexuais; grupos de apoio a homens, grupos de apoio a mulheres, e organizações de ajuda, como o CVV. As páginas da lista telefônica também incluem um guia de auto-ajuda para serviços de apoio em sua comunidade.
- Ligue para clubes e organizações sociais locais, como a ACM, os centros culturais, organizações religiosas, paróquias, e outras, para saber a respeito de programas e grupos que satisfaçam suas necessidades.
- Procure aconselhamento profissional pessoal.
- Coloque um anúncio na coluna de anúncios pessoais de seu jornal local. Especifique quem você é e que tipo de pessoa ou pessoas você está procurando.
- Responda a um anúncio de seu jornal local.
- Vá dançar num clube ou salão de dança. Procure no jornal.
- Integre-se à sua comunidade religiosa e participe de suas aulas, encontros e grupos comunitários.
- Converse com seu médico, sacerdote, pastor ou rabino sobre grupos de apoio adequados a seus desejos e necessidades.
- Crie seu próprio grupo de homens ou mulheres. Encontre os membros, colocando um anúncio no jornal local.
- Participe de um coral.
- Participe de oficinas de escritores ou poetas, e escreva sobre o que ocorre em sua vida. Essas oficinas estão

abertas a escritores de todos os calibres e experiências. Muitas são destinadas a pessoas que lidam com doenças e que querem escrever sobre suas experiências. Consulte seu jornal local.

- Trabalhe como voluntário no hospital local.
- Navegue na Internet.
- Torne-se militante de alguma causa em que acredite, como arte, meio ambiente, questões femininas ou masculinas, ou de saúde, ou política.
- Inscreva-se na escola de sua comunidade local ou num programa educacional para adultos. Ligue pedindo informações.
- Faça exercícios aeróbicos numa academia, ou então natação, ou tênis.
- Vá conhecer seu vizinho.

CAPÍTULO 12

Fortalecer n° 9 do Sistema Imunológico: evitando os danos à saúde

O uso de drogas, álcool ou tabaco está associado às doenças relacionadas com a imunidade, e, como provam as pesquisas, isso não é nenhuma surpresa. As pessoas que usam drogas, abusam do álcool e fumam estão essencialmente cortando as pernas de seus sistemas imunológicos. Conseqüentemente quando encontram um vírus, uma bactéria ou uma forma de câncer, eles não têm resistência para combatê-los.

Além das toxinas conhecidas que encontramos todos os dias, muitas substâncias que julgamos inofensivas e até aceitáveis são, de fato, lobos em pele de cordeiro. Não só eles deprimem a resposta imunológica, mas também podem contribuir diretamente para o surgimento de doenças. Todos nós precisamos saber a respeito dessas substâncias se quisermos nos proteger contra seus efeitos colaterais maléficos.

Este capítulo poderia muito bem ter sido intitulado "Viver conscientemente", porque sua intenção é alertar contra muitos dos venenos evitáveis em nosso mundo. Mantendo-nos à distância dessas toxinas podemos aliviar a sobrecarga nas defesas do nosso corpo e assim permitir que o sistema imunológico dirija seus incríveis poderes mais eficientemente contra qualquer doença que nosso corpo tenha de combater. A compreensão dos efeitos destas e outras substâncias é a base para a vida consciente, que por seu lado é o fundamento da saúde e da longevidade no mundo moderno.

O álcool e o Sistema Imunológico

Tomar mais do que a média de três drinques alcóolicos por dia é um hábito associado a um grande risco de se sofrer um derrame, pressão sangüínea elevada e vários tipos de câncer, inclusive câncer da boca, do esôfago, do fígado e da mama. Licores claros como vodka, podem provocar câncer, tanto quanto os licores escuros.

Surpreendentemente, beber *um pouco* de álcool é um hábito associado a uma melhor saúde e uma maior longevidade, mais do que não beber álcool nenhum. As pessoas que bebem um ou dois drinques por dia vivem mais tempo do que os totalmente abstêmios. Ninguém sabe exatamente porquê, exceto que o álcool aumenta o HDL (o bom colesterol) e reduz a taxa de doenças coronárias. A mais importante diretriz para o consumo de álcool é a moderação.

Muitos apontam para o famoso "paradoxo francês" como prova de que o consumo copioso de álcool permite às pessoas o consumo de níveis elevados de gordura. Mas essa idéia é simplesmente uma fantasia e uma vontade. O argumento funciona assim: apesar dos níveis elevados de gordura animal em suas dietas os franceses têm um nível baixo de doenças cardíacas porque eles bebem muito vinho. De acordo com esse raciocínio, o vinho, de certo modo, equilibra a gordura.

Mas o fato é que os franceses que comem muita gordura animal também têm índices elevados de doenças cardíacas. As pesquisas também mostram que os franceses tinham índices mais baixos de doenças cardíacas quando suas dietas eram amplamente baseadas em grãos, vegetais, frutas e vinhos, só com pequenas quantidades de alimentos de origem animal. Entretanto, desde os anos cinqüenta, o conteúdo de gordura da dieta dos franceses aumentou constantemente, como também o índice de doenças cardíacas e outras doenças degenerativas. Os franceses mais velhos de fato têm índices mais baixos de doenças cardíacas, mas suas dietas eram consideravelmente mais pobres em gordura do que as das gerações mais jovens de hoje em dia. Infelizmente os franceses modernos derrubarão seu próprio mito

– o paradoxo francês perderá sua validade dentro dos próximos vinte anos.

Isso não quer dizer que o álcool não contenha ingredientes que façam bem à saúde. Assim como os chás verde e preto, o vinho contém antioxidantes e bioflavonóides que protegem o corpo das doenças cardíacas e do câncer. Estas substâncias tornam as plaquetas sangüíneas menos grudentas, o que evita a formação de placas de colesterol e coágulos sangüíneos, ou microtrombos, que são a causa da maioria dos enfartes. O vinho tinto contém mais antioxidantes e bioflavonóides do que o branco. Apesar do vinho ter realmente alguns efeitos positivos imunológicos e cardiovasculares, eles são anulados quando a dieta é rica em produtos gordurosos. Portanto, o melhor conselho é beber quantidades moderadas de álcool (caso você costume beber) e manter um conteúdo reduzido de gordura em sua dieta.

Um drinque só parece não prejudicar a imunidade, mas dois ou três sim; esse prejuízo cresce à medida em que a quantidade do consumo de álcool aumenta. Algumas pessoas, como as que têm asma, parecem ser particularmente sensíveis aos efeitos do álcool. Os linfócitos, macrófagos, e granulócitos são todos afetados por doses elevadas de álcool, deixando os consumidores de altas doses menos capazes de combater infecções.

Nos não-alcóolicos os efeitos do álcool parecem ter vida curta, e o sistema imunológico volta ao normal em um dia, quando o álcool é eliminado do corpo. Entretanto, antes do álcool ser totalmente eliminado, ele pode ter um efeito prejudicial no sistema imunológico. Pessoas com álcool na corrente sangüínea, envolvidas em acidentes, por exemplo, são mais propensas a desenvolver infecções e outras complicações. Como a bebida e os acidentes parecem sempre andar juntos, este cenário na verdade é bem comum e torna a recuperação mais difícil.

Devido à sua imunidade prejudicada, os alcoólatras são muito mais suscetíveis a infecções. A depressão do sistema imunológico ocorre nos alcoólatras antes do desenvolvimento das doenças do fígado, e é múltipla, porque eles tendem a sofrer de deficiências nutricionais, inclusive níveis baixos de zinco, beta-caroteno, e outros carotenóides. A nutrição deficiente e o fumo se somam aos efeitos do álcool sobre a imunidade. Quando os alcoólatras deixam de beber, esses efeitos são em parte revertidos em um período de alguns meses.

Álcool, gravidez e depressão do Sistema Imunológico

As mulheres que bebem grandes quantidades de álcool durante a gravidez correm o risco de causar a síndrome alcóolica fetal numa criança ainda não nascida. As crianças que nascem com essa doença têm respostas imunológicas reduzidas e correm riscos maiores de contrair infecções na infância. Os cientistas acreditam que os efeitos do álcool pré-natal no sistema imunológico são secundários às mudanças hormonais causadas pelo álcool durante o desenvolvimento. Por seu lado, essas mudanças hormonais deprimem a imunidade e predispõem as crianças às doenças. Tomar mais de dois drinques ao dia eleva os níveis de cortisol, um hormônio que embota as respostas imunológicas na mãe. Essas e outras mudanças hormonais alteram o desenvolvimento do sistema neuroendócrino do feto. Crianças com síndrome alcóolica fetal nascem com rostos distorcidos e muitas vezes também sofrem de incapacidades de aprendizado.

A amamentação geralmente estimula a transferência da imunidade protetora de uma mãe ao seu filho. No entanto, grande parte dessa proteção se perde quando a mãe continua a beber muito durante a amamentação.

Drogas psicoativas e o Sistema Imunológico

Cocaína

Estudos em humanos e animais mostram que a cocaína reduz a imunidade. As pessoas que usam cocaína têm menos células CD4 em circulação, e no entanto, surpreendentemente, mais células mortíferas naturais durante vários dias, logo depois do uso da droga. A habilidade dos granulócitos de se moverem em direção a um sinal químico enviado pelas células CD4 e pelos macrófagos também se reduz, sugerindo que o sistema imunológico está sem coordenação e sem capacidade de resposta.

Nos estudos com animais a cocaína demonstrou suprimir a habilidade dos macrófagos e das células CD4 de matar agentes patogênicos e células cancerosas, e enfraquecer a capacidade dessas células de produzir citócines. São precisos vários dias para que os efeitos depressores da imunidade da cocaína desapareçam, e quanto maior for a dose de cocaína usada, tanto maior é o tempo necessário para a recuperação do sistema imunológico. A destruição causada pela cocaína torna o usuário suscetível às infecções e ao câncer.

A cocaína e o álcool são especialmente prejudiciais quando usados juntos. Ambos se combinam para criar um composto chamado de coca etileno, que reduz a função dos linfócitos mais do que a cocaína e o álcool usados isoladamente.

Heroína, morfina e metadona

Os usuários das drogas intravenosas (IV) manifestam vários tipos diferentes de anormalidades do sistema imunológico. Seus linfócitos respondem com menos eficiência a uma ameaça, a contagem de suas células CD4 acusa um número mais baixo do que as de não-usuários, e eles possuem um número mais elevado de anti-corpos aos vírus e outros antígenos.

A gravidez e o uso de drogas intravenosas

Assim como o uso do álcool, as drogas intravenosas podem enfraquecer os sistemas imunológicos dos bebês e das mulheres que as usam durante a gravidez. As crianças têm menos células CD4 em relação às células CD8 (as células depressoras) e seus perfis de imunidade se parecem àqueles das mães viciadas em drogas.

Maconha

A maconha enfraquece o sistema imunológico quando é usada constantemente. Entretanto, quando é usada ocasionalmente, é a menos imuno-depressora das drogas que alteram o humor. Muitos estudos sobre a maconha examinaram o efeito de seu maior componente psico-ativo, o delta-tetrohydrocannabinol (DTHC). Estudos em animais mostraram que a exposição repetida ao DTHC por um período de algumas semanas anula a eficácia das células mortíferas naturais e a produção do interferon, o que enfraquece o corpo na sua luta contra as infecções bacterianas e o câncer. Entretanto, uma única exposição ao DTHC não tem efeitos mensuráveis sobre a imunidade.

O uso exagerado da maconha pode provocar uma suscetibilidade maior às infecções e ao câncer.

Outras drogas psicoativas

As outras drogas são menos estudadas, mas alguns relatos sugerem que o LSD, o PCP, as anfetaminas e inalantes de nitrito (crack) podem todos ser imunosupressores.

Os inalantes de nitrito reduziram o número de células T no sangue humano e inibiram a atividade das células mortíferas naturais. Nos estudos com animais, a exposição a essas drogas reduziu a capacidade de produzir anticorpos. Também reduziu a capacidade dos macrófagos de matar células e tumores cancerosos. Esta pode ser uma razão pela qual os inalantes de nitrito têm sido associados ao desenvolvimento do sarcoma de Kaposi (um tipo de câncer) em homens infectados pelo HIV.

❖ ❖ ❖

Virtualmente todas as drogas deprimem a imunidade quando usadas freqüentemente; o menor impacto ocorre quando a droga foi usada só uma ou duas vezes ao mês.

Há remédios disponíveis que ajudam uma pessoa a parar de usar drogas. A acupuntura têm demonstrado bons resultados no alívio dos sintomas da suspensão do uso de heroína e cocaína, mesmo em pessoas muito viciadas.

O tabaco e o Sistema Imunológico

O hábito de fumar está associado a várias doenças graves, inclusive o câncer e as doenças cardíacas. Estima-se que pelo menos um dentre sete casos de câncer é causado pelo fumo: um dentre quatro para os homens, um dentre vinte cinco para as mulheres. Em 1987 o câncer de pulmão tornou-se a causa principal de morte em mulheres, em seguida ao grande aumento de mulheres fumantes nos anos cinqüenta. Dizem que cada cigarro fumado diminui em 5 1/2 minutos o tempo de vida da pessoa. Felizmente, as pessoas que param de fumar correm um risco menor de contrair todas as doenças relacionadas ao fumo.

Respirar a fumaça aumenta o risco de doenças naquelas pessoas que compartilham o espaço com os fumantes. Infelizmente, crianças que têm mães fumantes sofrem duas vezes mais de infecções respiratórias durante seu primeiro ano de vida do que as que têm mães não-fumantes. O hábito de fumar de mães ou pais também aumenta em duas ou três vezes o índice médio do risco de uma síndrome de morte súbita nas crianças.

Os efeitos do fumo são cumulativos. Se você fuma muito, e por muito tempo, terá um sistema imunológico cada vez mais fraco.

Os macrófagos dos pulmões do fumante são incapazes de protegê-los contra as doenças. São bem menos capazes de destruir vírus, bactérias, e células cancerosas, e suas habilidades de produzir citócines e se comunicar com as células CD4 diminui drasticamente. A habilidade dos granulócitos de fagocitar fica prejudicada. Estas condições tornam o fumante suscetível ao câncer e às infecções respiratórias.

Não é de se espantar que a combinação da nicotina e do álcool é mais prejudicial ao sistema imunológico do que cada um isoladamente. O fumo estimula a produção de anticorpos que desencadeiam reações inflamatórias e alérgicas, o que provavelmente ocorre porque os fumantes costumam ter mais alergias do que os não-fumantes. Outros efeitos do fumo incluem uma redução dos níveis sangüíneos de vitamina C e beta-caroteno.

A suspensão do hábito de fumar e a resposta imunológica

Felizmente, o sistema imunológico começa a voltar ao normal poucos meses depois da suspensão do hábito de fumar, mesmo em pessoas que fumaram durante anos. Os sintomas da suspensão perduram por uma ou duas semanas. Os três primeiros dias são os piores. Os adesivos de nicotina ou a inalação de óleo de pimenta preta reduz a necessidade de fumar em algumas pessoas.

Os medicamentos e o Sistema Imunológico

Os remédios receitados pelos médicos e os medicamentos vendidos no balcão da farmácia geralmente são úteis quando tomados corretamente, mas freqüentemente eles têm efeitos colaterais. Relativamente poucos medicamentos têm sido estudados com mais cuidado para determinar seus efeitos no sistema imunológico. No entanto, vários tipos de remédios deprimem o sistema imunológico. Dentre eles estão principalmente os glucocorticóides, como o cortisol e a dexametasona, ambos usados para tratar a asma e as reações alérgicas. Estes últimos deprimem tanto o sistema imunológico que eles têm sido usados para deprimir o sistema imunológico de pessoas que passam por cirurgias de transplante e de pessoas com doenças inflamatórias. Eles deixam os usuários altamente suscetíveis a infecções.

Antibióticos

Alguns antibióticos prejudicam a imunidade, enquanto outros a estimulam. Em muitos casos, os antibióticos substituem a função do sistema imunológico suprimindo certas respostas imunológicas. Por exemplo, o clindamycin, roxitromycin e trimetoprim, todos antibióticos comuns, impedem os granulócitos de produzir substâncias químicas que matam muitas bactérias. A mezlocilina, rifampicina, prodigiosina e doxycyclina inibem as funções dos linfócitos T.

O uso por tempo prolongado destes e de outros antibióticos comuns podem provocar o enfraquecimento da função do sistema imunológico. Além disso, os antibióticos também matam a flora intestinal benéfica, bactérias das quais o corpo depende para a digestão e a elaboração dos alimentos. Quando essas bactérias são mortas, muitas vezes elas são substituídas pelas bactérias maléficas *Cândida albicans* e outras bactérias parasitas que contribuem para as doenças. A *Cândida albicans* é claro, provoca infecções por leveduras, ou candidíase. Esses organismos proliferam em meios de imunidade deprimida e conseqüentemente causam muito sofrimento nas pessoas que têm infecções causadas pelo HIV.

Um único antibiótico, a ciprofloxacina, estimula a produção de citócines, células que promovem a resposta imunológica.

Anestésicos

Inúmeros medicamentos usados como anestésicos são imunosupressores, entre os quais o tiopental, o halotano, o avertin, o isoflurano e a quetamina. Seu uso pode contribuir para os conhecidos efeitos imunosupressores da cirurgia, que deixam os pacientes mais vulneráveis às infecções.

A penicilina e as doenças autoimunológicas

Os medicamentos à base de penicilina e sulfa podem desencadear doenças autoimunológicas, que podem ser fatais. Esses medicamentos provocam doenças colando-se à superfície das células vermelhas do sangue, fazendo com que estas células pareçam estranhas ao sistema imunológico, e estimulando assim uma resposta imunológica contra o próprio sangue. Uma das doenças que podem ser causadas pela penicilina é a anemia hemolítica, uma doença potencialmente letal. Geralmente as células vermelhas se recuperam quando se suspende a ingestão de penicilina, e novas células vermelhas, sem essa penicilina colada em suas superfícies, substituem as antigas.

Toxinas ambientais e o Sistema Imunológico

O estudo das toxinas ambientais constitui uma área de pesquisa relativamente nova; a maioria dos trabalhos sobre o assunto surgiu nos últimos três a quatro anos. Dentre as substâncias mais amplamente estudadas estão os herbicidas, como a dioxina e o benzopireno; as substâncias encontradas nos gases dos escapamentos dos automóveis; e os produtos químicos que constituem a fumaça das indústrias e dos incineradores. Todas elas podem prejudicar as células CD4 e a atividade dos macrófagos, e podem interferir na produção das células B e T.

Outros poluentes que demonstraram ser imunosupressores são o ozônio e o ácido sulfúrico, encontrados na chuva ácida. Ambas as substâncias prejudicam a função dos macrófagos nos pulmões, deixando-nos mais suscetíveis às infecções respiratórias. Ambas reduzem a capacidade das células imunológicas de combater os agentes patogênicos e as células do câncer, e impedem a boa produção do fator de necrose tumoral.

Metais pesados

Certos metais pesados também deprimem a resposta imunológica. Nas pesquisas com animais tanto o alumínio quanto o mercúrio prejudicam a capacidade dos linfócitos T de produzir citócines. Ambos demonstraram induzir doenças autoimunológicas em animais de laboratório.

Luz ultravioleta

Os raios ultravioleta induzem mutações e impedem as células CD4 de reconhecer e destruir células tumorais.

Por outro lado, as pessoas com psoríase e outras condições relacionadas à pele se beneficiam com a luz ultravioleta, em parte porque ela inibe as reações inflamatórias do sistema imunológico, que causam o problema.

❖ ❖ ❖

A maioria dos medicamentos e toxinas pode ser evitada, ou a exposição a eles pode ser minimizada. Podemos beber quantidades moderadas de álcool, ou evitá-lo totalmente. Diante de uma situação na qual a exposição ao ar poluído é inevitável, podemos ingerir mais nutrientes e alimentos antioxidantes e fortalecedores da imunidade, como os descritos nos capítulos anteriores. Sempre que possível, saia ao ar livre e caminhe; isso permite ao corpo eliminar um pouco da poluição acumulada nos pulmões.

A melhor dica é reconhecer os perigos em nosso mundo e evitá-los sempre que pudermos. Se não conseguirmos evitá-los, devemos compensá-los fortalecendo nosso sistema imunológico.

CAPÍTULO 13

Fortalecedor nº 10 do Sistema Imunológico: criando um equilíbrio

Se você acha que o equilíbrio na vida é importante e realmente valoriza o tempo que passa brincando e relaxando, tanto quanto o tempo que você passa trabalhando e produzindo, você viverá em virtual oposição à ética da vida moderna. A maioria de nós é induzida a produzir sempre, correndo contra o tempo e dormindo pouco. A compensação é feita com recompensas materiais e uma crença interna de que somos pessoas melhores por causa de nossa produtividade, nossas conquistas e nossa ética de trabalho. No entanto, apesar do prestígio social obtido por esse comportamento, continuamos a ouvir, mesmo sutilmente, aquela vozinha interior que nos incita a passar mais tempo brincando, ou rezando, ou ouvindo música, ou estar com entes queridos, ou simplesmente dormindo mais. Freqüentemente nossa resposta a essa voz é considerar essas atividades pouco importantes ou desnecessárias – ou até mesmo um desperdício de tempo.

O estudo do sistema imunológico nos ensina que o equilíbrio é essencial à boa saúde. Estamos aprendendo a lição de vários ângulos diferentes, do puramente físico ao psicológico, e até do espiritual. Já vimos, por exemplo, que certos nutrientes e comportamentos que fortalecem o sistema imunológico quando tomados em excesso na verdade deprimem a resposta imunológica. O zinco, por exemplo, é essencial para uma resposta imunológica saudável quando consumido em doses de cerca de quinze miligramas. Mas quando o consumo excede essa quantidade, o nutriente enfraquece a imunidade.

No caso de pessoas infectadas com o HIV, o excesso de vitamina A apressa o progresso da doença e deflagra a AIDS. Entretanto consumida com moderação, a vitamina A é essencial a um sistema imunológico sadio, especialmente para as pessoas com HIV. Exercícios moderados fortalecem a imunidade, mas o excesso deprime a resposta imunológica. Até o álcool é inofensivo – e talvez bom para a saúde, quando consumido com moderação – mas em excesso ele é claramente destrutivo. Uma coisa boa em excesso nunca é tão boa assim.

Equilíbrio é uma forma de ser que pode ser aplicada a todos os aspectos da nossa vida. É um guia de como fazer as coisas rotineiras: se caminhamos ou fazemos uma marcha acelerada; se jogamos para ganhar ou jogamos para nos divertir ou relaxar; se conseguimos ou não alternar nosso estilo de ser – jogando para vencer às vezes, e jogando por diversão, outras vezes.

O equilíbrio determina como sentimos o tempo e até se sentimos que temos tempo suficiente. Um dos paradoxos da vida moderna é que, quanto mais corremos, mais estressados nos sentimos e menos tempo parecemos ter. O equilíbrio determina a qualidade de nossos relacionamentos. Ele nos ensina a ouvir, assim como a falar, ele nos ensina a ser passivos e também agressivos, a dar e a receber.

Finalmente o equilíbrio é confiança, e até mesmo fé. De certa forma ele encoraja a atitude positiva em relação aos outros e a nós mesmos. As pessoas sabem, intuitivamente, que uma pessoa com uma visão equilibrada das situações tende a ser justa.

Uma visão *desequilibrada* da vida focaliza-se principalmente nas conseqüências negativas das situações e dos eventos. Quanto mais desequilibradas são as nossas perspectivas, tanto mais nos preocupamos com a possibilidade das coisas darem errado, e como esses malogros afetarão nossas vidas. Quanto mais desequilibradas são as nossas vidas, tanto mais somos pressionados a nos concentrar em questões de sobrevivência – somos induzidos a acreditar que precisamos nos controlar, nós e os outros, a um ponto quase irracional. Não conseguimos promover a intimidade com nós mesmos e com os outros. Enfim, uma vida desequilibrada é norteada pelo medo.

Seja cuidadoso com o seu corpo

O equilíbrio é também uma chave para saber como cuidar de nosso corpo. Você exige mais de seu corpo do que pretende dar em troca? Práticas como a yoga, o tai-chi-chuan, o alongamento e a massagem são formas suaves de dar algo ao corpo, formas de nutri-lo com carinho físico. Essas práticas aliviam a tensão do corpo e os efeitos do estresse. Apesar do fato de haver poucas evidências científicas para os efeitos positivos dessas práticas, sabemos intuitivamente que elas nos fornecem uma espécie de nutrição física, psicológica e espiritual que eleva a qualidade de nossas vidas e até afeta nossa saúde.

É por isso que as pessoas que ficam doentes e que querem recuperar a saúde invariavelmente tentam reestabelecer o equilíbrio em suas vidas. Pessoas que se dedicam muito a uma carreira e subitamente tiveram uma crise de saúde, voltam-se para o lar e a família e para os prazeres simples da vida, como uma forma de recuperar a saúde perdida. As pessoas de classes mais elevadas, por exemplo, muitas vezes reconhecem seus comportamentos e atitudes radicais como causa de suas doenças. Como resposta elas retornam a uma existência mais simples, que afinal é mais satisfatória.

Sem equilíbrio, nenhum dos fortalecedores do sistema imunológico que discutimos aqui poderá ser usado com eficácia. Podemos ingerir demais um único nutriente, ou fazer algum exercício de forma exagerada demais para promover uma boa saúde. No final, o equilíbrio é a chave para esse programa.

Busque pequenos prazeres

O estresse estreita nosso ângulo de visão; ele pode nos fazer perder a perspectiva, e assim a situação estressante poderá eclipsar o resto de nossas vidas. Essa dinâmica pode provocar um forte impacto na imunidade. Por outro lado, usar o tempo para algum evento passageiro – sair com os amigos, degustar a comida favorita, assistir a um filme engraçado – pode fortalecer nossa resposta imunológica por uns dois dias, de acordo com uma pesquisa realizada por cientistas da Faculdade de Medicina da Universidade Estadual de Nova Iorque (SUNY). Durante três meses, os pesquisadores acompanharam cem homens que passaram por vários eventos estressantes, como ser criticado no trabalho pelo chefe, o que deprimiu a resposta imunológica desses homens. Outras situações estressantes incluíam conflitos com colegas de trabalho, pressões decorrentes do excesso de trabalho e das exigências de alcançar metas, além de brigas no lar. Os pesquisadores descobriram que a função imunológica ficou deprimida por aproximadamente vinte e quatro horas depois de cada ocorrência desse tipo.

Entretanto, eventos como celebrações em família, companhia de amigos no jantar, pescarias ou caminhadas, fortaleceram a resposta imunológica durante dois dias. "Os eventos positivos pareciam ter um impacto benéfico mais forte na função imunológica do que o impacto maléfico provocado pelos eventos negativos", disse o dr. Arthur Stone, um psicólogo da SUNY que conduziu a pesquisa. Stone e seus colegas descobriram que sempre que os homens diziam estar resfriados, havia um aumento paralelo do número de eventos indesejáveis, nos três a cinco dias anteriores à manifestação dos sintomas. Ao mesmo tempo, havia uma queda nos eventos desejáveis, nesses mesmos dias.

Tenha uma boa noite de sono

Um dos grandes problemas de correr contra o tempo é que muitos de nós ficam privados de um sono adequado, o que deprime o sistema imunológico. Um dos primeiros passos para se obter o equilíbrio é dormir o suficiente.

O sistema imunológico possui um ritmo normal circadiano no qual o número de células imunológicas no sangue sobe e desce ao longo do dia. Outras mudanças também ocorrem ao longo do dia, como a produção de citócines, a capacidade de proliferação das células, e os níveis hormonais. Por exemplo, os níveis de cortisol são bem mais elevados de manhã, e caem durante o dia. O interessante é que nas pesquisas em que amostras seqüenciais de sangue foram colhidas num período de vinte e quatro horas, o padrão circadiano revelou mudanças na função do sistema imunológico, sugerindo elevações e quedas no número de células imunológicas. Em certos momentos do dia, a função imunológica pode ficar abaixo do normal, mas em outros, ela pode ser normal ou acima do normal.

É claro que um dos principais ritmos do corpo é o ciclo do sono. Apesar de ninguém compreender como funciona o sono, parece ser um período em que a mente e o corpo conseguem se recuperar, afastados das exigências que os ocupam durante o dia. Durante o sono os níveis da interleucine-1 sobem, o que é consistente com o objetivo dessa interleucine, pois ela induz o sono sempre que estamos doentes.

Vários estudos nos quais os participantes foram mantidos despertos durante quarenta e oito horas ou mais mostraram que a privação do sono perturba o sistema imunológico. Os efeitos da privação do sono são diferentes nos diversos estudos, mas geralmente a imunidade fica deprimida. Especificamente, a proliferação de linfócitos, a fagocitose, a produção de citócines, e a atividade das células mortíferas naturais se apresentaram abaixo do normal.

Poucos são os estudos que exploraram o papel do sono na função imunológica, sob circunstâncias normais. Um desses estudos, de Michael Irwin e seus colegas, mostrou que as variações normais no sono também podem ser relevantes à imunidade. Irwin estudou pessoas deprimidas e normais num laboratório de sono. Ali ele mediu, não só o tempo total de duração do sono, mas também a eficácia e os diversos estágios do sono, inclusive o sono total não-REM. Ele descobriu que, nos dois grupos, o de controle e o de sujeitos deprimidos, a atividade das células mortíferas naturais se manteve positivamente correlacionada com o total, assim como o sono não-REM. Ele concluiu que para manter um bom nível de atividades das células mortíferas naturais, todos nós precisamos de uma boa noite de sono, para ajudar a combater as infecções virais e evitar o desenvolvimento ou a evolução do câncer.

As pesquisas confirmam que o aroma do óleo de alfazema ajuda as pessoas a adormecerem, por isso, se você tiver dificuldade para cair no sono, tente colocar um sachê de alfazema em seu travesseiro. Um programa de exercícios regulares também pode ajudar a normalizar os padrões de sono. A melatonina também pode ajudá-lo a adormecer: 0,1—0,3 miligramas será o suficiente, caso você precise só de um pouco de ajuda, mas os insones graves podem precisar de 2—6 miligramas. A melatonina também fortalece o sistema imunológico, combatendo os efeitos do estresse.

❖ ❖ ❖

O equilíbrio é realmente a chave para o sucesso do fortalecimento de nosso sistema imunológico. O próximo capítulo nos apresentará um programa flexível que conjuga todos os fortalecedores do sistema imunológico, para ajudá-lo a manter e a melhorar a saúde.

CAPÍTULO 14

Um programa para fortalecer o Sistema Imunológico

Cada capítulo deste livro contém recomendações relativas a um nutriente ou comportamento específicos. Neste capítulo compilamos essas recomendações para você, lhe apresentamos um cardápio semanal de idéias para integrar as práticas de fortalecimento da imunidade à sua vida. Como qualquer outro conjunto de hábitos, com um pouco de tempo e esforço persistente um estilo de vida saudável torna-se uma segunda natureza. Dê a si mesmo esse tempo. Adote a flexibilidade e a latitude necessárias para aprender a preparar esses alimentos e ir se acostumando com os seus sabores; para incorporar, à sua vida diária, certos comportamentos, como a meditação e os exercícios; e para buscar o apoio social de que precisa.

Toda mudança é difícil. O que ajuda muito é escrever um diário. Registre nele quais áreas de sua vida você gostaria de aprimorar; lembre-se também dos temores que assombram essas mudanças. A cada dia, passe alguns minutos rememorando seus progressos e seus retrocessos. Com o tempo, você se tornará tão íntimo de si mesmo que esses escritos serão como escrever sobre um amigo, alguém por quem você sente uma tremenda compaixão e admiração. Como já discutimos no capítulo 10, escrever é algo que ajuda a resolver conflitos internos e integra partes de nós longamente reprimidas. É algo que nos traz paz interior e equilíbrio, coisas que só aparecem com o auto-conhecimento. Ao mesmo tempo, escrever também poderá nos ajudar a nos adaptarmos a esse programa que montamos.

Você não precisa adotar o programa inteiro, todo de uma vez. E também não precisa adotá-lo como um todo, para obter seus benefícios. Você poderá escolher dentre várias alternativas. Comece com as práticas com as quais se sente mais à vontade. Algumas pessoas acham mais fácil dar um passo de cada vez, para realizar as mudanças. Mas para outras, uma virada total é a melhor forma de mudar. Quanto mais você incorporar essas recomendações à sua vida, tanto mais benefícios obterá.

Mais do que reiterar o que já foi dito em cada capítulo, tentamos criar um programa de dietas, exercícios e trabalhos mente-corpo, que incorpore essas idéias num plano de ação prático e acessível. A dieta, por exemplo, inclui os anti-oxidantes, minerais, ervas e alimentos anti-câncer dos quais já falamos. Algumas sugestões de estilo de vida incluem o tempo para a meditação e para os exercícios.

Um sumário dos fortalecedores mais recomendados do Sistema Imunológico

Em seguida apresentamos um sumário de fortalecedores recomendados para o sistema imunológico. Veja as instruções de cozimento e sugestões de cardápios a seguir, para conhecer mais formas de incorporá-los à sua vida, principalmente os alimentos fortalecedores da imunidade e que combatem o câncer.

Fortalecedor nº 1 do Sistema Imunológico

Coma vários alimentos ricos nos seguintes anti-oxidantes:

- Alimentos que contêm beta-caroteno, como verduras verde-escuras, amarelas e alaranjadas. Coma no mínimo duas porções de uma ou mais dessas verduras diariamente.
- Verduras e frutas que contêm vitamina C, como brócolis, pimentão verde, couves, almeirão e frutas cítricas. Coma pelo menos uma porção delas diariamente.

- Grãos e verduras que contêm vitamina E, principalmente sementes e nozes, pão integral, batatas doces e feijões. Coma pelo menos duas porções delas diariamente.

Fortalecedor nº 2 do Sistema Imunológico

Para obter o número adequado de minerais, faça dos seguintes alimentos parte obrigatória de sua alimentação diária e semanal:

- Grãos integrais, como trigo integral, arroz integral, cevada, milho, painço, aveia e fibra de trigo. Coma duas porções de um alimento de grãos integrais todos os dias.
- Verduras verdes.
- Feijões, tofu, tempeh, e outros derivados do feijão.
- Peixes e crustáceos.
- Sementes e nozes.
- Verduras marinhas (algas). Inclua pequenas quantidades (uma ou duas colheres de sopa) pelo menos três vezes por semana.

Fortalecedor nº 3 do Sistema Imunológico

Faça uma dieta de pouca gordura.

- Escolha peixe e frango ao invés de carne vermelha. Caso você não queira deixar de comer carne vermelha, faça-o não mais de uma vez por semana, e só coma porções pequenas, de cerca de cem gramas (o tamanho de um baralho de cartas).
- Faça dos vegetais a parte principal de sua dieta, principalmente os grãos integrais, os feijões e os biscoitos de grãos integrais.
- Coma alimentos com muitas fibras. Elas se ligam às gorduras no trato intestinal e fazem com que estas sejam eliminadas do corpo.

UM PROGRAMA PARA FORTALECER O SISTEMA IMUNOLÓGICO

Fortalecedor nº 4 do Sistema Imunológico

Inclua em sua alimentação ervas e condimentos fortalecedores da imunidade, especialmente os seguintes:

- Coma dois ou três cogumelos shiitake ou reishi, duas ou três vezes por semana. Algumas pessoas acham que comer mais de oito por semana pode provocar problemas estomacais.
- Coma alho cozido ou cru de três a cinco vezes por semana.
- Tome pelo menos uma xícara diária de chá preto ou verde.
- Inclua pelo menos uma porção de verduras de folhas por dia.
- Sirva grãos de soja, tofu, tempeh, ou outros produtos, quatro vezes por semana.
- Coma feijões (ou legumes) cinco vezes por semana (inclusive vários produtos de soja).
- Use as outras ervas e ervas aromáticas recomendadas, especialmente quando seu sistema imunológico precisar de um fortalecimento, como quando você se sentir afetado por um resfriado, gripe, ou qualquer outra doença.

Fortalecedor nº 5 do Sistema Imunológico

Pratique exercícios pelo menos quatro vezes por semana.

- Caminhe pelo menos quatro vezes por semana.
- Pratique alguma outra atividade aeróbica regularmente, como um esporte de competição, ciclismo, dança, etc.

Fortalecedor nº 6 do Sistema Imunológico

Pratique técnicas de redução de estresse. Escolha uma que lhe agrade e que lhe dê uma sensação de calma e paz interiores. Dentre as atividades de redução de estresse mais poderosas estão as seguintes:

- Meditação.
- Oração.
- Exercícios de relaxamento progressivo.
- Respiração diafragmática.
- Pensamento positivo e afirmativo.
- Corrida de longa distância.

Fortalecedor nº 7 do Sistema Imunológico

Desenvolva atitudes positivas em relação às outras pessoas e à vida em geral.

- Escreva um diário.
- Confesse traumas e lembranças dolorosas ao seu diário, ou a alguém em quem você confie e a quem possa fazer confidências, como um velho amigo, um conselheiro, um sacerdote, um pastor ou um rabino.
- Aprenda a lidar efetivamente com a raiva (veja as recomendações no capítulo 10).
- Procure um terapeuta.

Fortalecedor nº 8 do Sistema Imunológico

Procure grupos de apoio e de encontros sociais.

- Junte-se a um grupo de apoio que trate de questões que o preocupam especialmente.
- Entre num clube ou organização social, étnica ou religiosa.
- Torne-se membro de uma comunidade religiosa na qual poderá encontrar apoio.
- Torne-se ativista de uma causa na qual acredite.

Fortalecedor nº 9 do Sistema Imunológico

Evite o máximo possível viver num meio ambiente cheio de toxinas.

- Não fume cigarros.
- Evite todo tipo de drogas.

- Evite todos os medicamentos desnecessários, prescritos ou comprados no balcão das farmácias.
- Evite ou reduza a exposição a ambientes tóxicos.

Fortalecedor nº 10 do Sistema Imunológico

Pratique o equilíbrio na vida do dia-a-dia.

- Caso você tome suplementos de vitaminas e minerais, tome somente pequenas quantidades, de acordo com a dose diária recomendada para aquele nutriente em particular, com a possível exceção da vitamina E.
- Tome álcool moderadamente (não mais de um ou dois drinques por dia, caso você queira beber alguma coisa).
- Busque os prazeres simples da vida, e divirta-se.
- Tenha um sono adequado.

❖ ❖ ❖

Vamos falar agora das particularidades de estilo de vida que fortalecem o sistema imunológico, começando com uma dieta saudável. Ao longo do texto apresentaremos algumas instruções de preparo dos alimentos.

A dieta de fortalecimento da imunidade

Grãos integrais

Coloque os grãos integrais no centro de pelo menos uma refeição por dia. Os grãos integrais são ricos em vitamina E, complexos de carboidratos (para uma energia duradoura) fibras (para uma digestão saudável) e outros nutrientes essenciais.

Grãos recomendados

- *Cevada*. Tanto o grão integral quanto a cevada "perolada", que é levemente refinada, são ótimos em sopas e re-

fogados, cozidas com uma variedade de outros vegetais e legumes, como as cenouras, cebolas, alho poró e cogumelos shiitake. É deliciosa quando cozida num caldo de missô ou de tamari-shoyu.
- *Arroz integral*. Você pode escolher arroz de grão curto, médio ou longo. O arroz integral é preparado na pressão ou cozido em água.
- *Trigo sarraceno*. Alguns tipos de trigo sarraceno incluem a semolina, massas como o macarrão soba, e farináceos como as misturas para panquecas. O trigo sarraceno pode ser cozido com repolho azedo e uma grande variedade de verduras, inclusive cebolas e cenouras.
- *Painço*. Esse grão pode ser cozido na água ou no vapor, ou cozido com uma grande variedade de verduras, principalmente couve-flor, cenouras ou outros grãos, como cevada ou arroz.
- *Aveia*. A aveia pode ser comprada de forma integral, moída ou em flocos. Sob a forma de cereal para o café da manhã, ela pode ser combinada a uma grande variedade de frutas ou comida isoladamente.
- *Trigo integral*. A lista de fontes de trigo integral é quase infinita: trigo em grão, farelo de trigo, *fu* (glúten de trigo inflado cozido), *seitan* (glúten de trigo em pasta, polpudo e robusto), pão de trigo integral, chapati (pão indiano) e massas e pastas de trigo integral, inclusive o *udon*.

Idéias de preparo de grãos

Sopa de macarrão: primeiro, coloque no fogo uma panela com água e deixe ferver. Acrescente ao caldo o *udon* (macarrão de trigo integral) ou macarrão soba (trigo sarraceno), cogumelos shiitake e verduras. Ferva por cerca de vinte minutos até o macarrão ficar cozido. Desligue o fogo e acrescente tamari, shoyu ou missô. Este prato é rico em nutrientes, e uma forma maravilhosa de incluir os cogumelos shiitake em sua alimentação. Uma refeição bastante fortalecedora da imunidade.

Como cozinhar arroz integral na pressão: para cada duas xícaras de arroz integral use de três e meio a quatro xícaras de água e acrescente uma pitada de sal marinho. Prenda a tampa da panela e coloque em fogo alto. Deixe atingir a pressão (leva mais ou menos dez minutos); assim que a válvula apitar coloque em fogo baixo, e cozinhe o arroz por quarenta a quarenta e cinco minutos. No lugar do sal marinho poderá ser usado um talo da alga *kombu* (muito rica em minerais). O arroz poderá ser também combinado com outros grãos, como painço ou cevada, ou com feijões, como o feijão azuki. O arroz integral doce é uma forma de arroz integral aglutinado, que pode ser cozido com os feijões, criando assim um prato rico e consistente.

Cozinhando outros grãos: as formas possíveis de preparo são: na pressão, cozidos no vapor, fritos e assados. Use uma pitada de sal marinho ao cozinhar os grãos, para ajudá-los a amolecer e torná-los mais fáceis de digerir.

Verduras

As verduras estão entre as fontes mais abundantes de minerais e vitaminas sobre a Terra. Uma xícara de couve cozida, por exemplo, tem mais cálcio do que uma xícara de leite. As couves também fornecem carotenóides (inclusive o beta-caroteno) e fibras, e não contém, virtualmente, nenhuma gordura. Coma de três a quatro porções de verduras por dia. A lista a seguir poderá ajudá-lo a escolher.

- Coma verduras de folhas verdes duas vezes ao dia, especialmente aquelas marcadas por um asterisco na tabela da próxima página.
- Coma regularmente verduras ricas em beta-caroteno. Entre elas encontramos: as abóboras, as cenouras, o repolho de Bruxelas, o brócolis e as couves. Todas essas verduras fortalecem a resposta imunológica.
- Coma cogumelos shiitake regularmente – duas a quatro vezes por semana – num prato de verduras ou em caldos.

Seleção de verduras

De folhas verdes (duas vezes ao dia)	Redondas (uma vez ao dia)	De raiz (uma vez ao dia)
aspargo	alcachofra	bardana
folha de beterraba	broto de bambu	cenoura*
folha de cenoura	beterraba	aipo
couve chinesa	brócolis*	raiz de chicória
couves*	repolho de Bruxelas*	nabo daikon[1]
alface crespa	repolho*	raiz de dente de leão
dente de leão	alho poró	raiz de lótus
endívia	quiabo	cebola
escarola	ervilhas	rabanete branco
couve manteiga*	cogumelos shiitake*	rabanete vermelho
coxas de cordeiro[1]	ervilha em grão	nabo amarelo*
alho poró verde		
alface	abóboras:*	nabo*
mostarda*	abobrinha	
salsa	abóbora hokkaido[1]	
banana de S. Tomé[1]	abobrinha italiana	
cebolinha	moranga	
bolsa de pastor[1]	vagem	
azedinha		
broto de feijão	batata doce	
acelga	inhame	
folhas de nabo		
agrião*		

1. Nabo daikon é um tipo de nabo grande, comprido e macio usado na cozinha japonesa e comido cru. Coxas de cordeiro, bolsa de pastor, e banana de S. Tomé são verduras selvagens. Abóbora hokkaido é uma abóbora japonesa.

Idéias de preparo de verduras

As verduras cozidas no vapor preservam os nutrientes, o sabor e a textura. A maioria pode ser cozida por três a cinco minutos, dependendo de seu tamanho e consistência, em um centímetro de água. Você também pode cozinhar as verduras na água com algumas gotas de tamari ou shoyu (opcional) durante três ou quatro minutos. Os nutrientes se perdem em grandes quantidades quando as verduras são cozidas em um volume maior de água por um período de tempo mais longo. Entretanto verduras densas, como beterrabas, requerem um tempo maior de cozimento. Use a água do cozimento como caldo em sopas e molhos, para aproveitar os nutrientes.

Você poderá refogar as verduras em óleos de boa qualidade (o de gergelim é o ideal). Cubra o fundo de uma frigideira e acrescente as verduras lavadas e cortadas, deixando refogar por cerca de cinco minutos.

A melhor maneira de preparar abóboras é no forno. Corte-as em pedaços e coloque-os no forno a 375-400 graus Fahrenheit durante uma ou duas horas, até ficarem macios. As abobrinhas levam menos tempo – de vinte a trinta minutos dependendo do tamanho.

Prepare também no forno os inhames e as batatas doces, a 400-500 graus Fahrenheit, durante cerca de uma hora.

Feijões (leguminosas)

As leguminosas (feijões) são ricas em proteínas, fibras e fitoestrógenos, que fortalecem a imunidade e combatem o câncer. Recomendamos que sejam comidos cinco vezes por semana.

Consulte um bom livro de receitas para obter instruções sobre seu preparo. Muitos precisam ficar de molho antes do cozimento. Se você estiver com pressa, poderá abrir uma lata de feijões ou grão de bico pré-cozidos, escorrê-los e adicioná-los diretamente a um prato de verduras ou grãos. As lentilhas cozinham mais rápido e não precisam ficar de molho. Você poderá também adicionar os feijões à sua dieta incorporando produtos de soja numa variedade de pratos. Considere o tofu (sólido ou cremoso), o *natto* (condimento de soja fermentado), o *tempeh* frito com óleo de gergelim ou azeite de oliva, ou o missô, como condimento para sopas.

Faça experiências com vários feijões; eles variam em textura e sabor. Feijão azuki, feijão preto, grão de bico, feijão mulatinho, feijão branco, lentilhas (há uma grande variedade), feijão rosinha, feijão soja, são algumas sugestões; há muitas outras.

Idéias para o preparo dos feijões

Cozido: Este é o método preferido para cozinhar a maioria dos feijões. Deixe de molho os feijões (mas não as lentilhas) durante a noite, e cozinhe-os com um talo de alga *kombu,* que acrescentará minerais aos feijões e os tornará mais digestivos (ela não afetará o sabor dos feijões). Adicione uma pitada de sal marinho ou algumas gotas de tamari ou shoyu quando os feijões estiverem 80% cozidos. Cozinhe-os durante uma hora e meia ou duas horas. Você poderá adicionar pimentões verdes, cebolas, cenouras, alho, e basílico, na última meia hora de cozimento. Prepare uma grande caçarola de feijões, e vá aquecendo as porções, em três ou quatro refeições.

Cozido no vapor: primeiro, certifique-se de que o regulador da panela de pressão esteja limpo. Os feijões podem entupir o regulador e causar problemas no cozimento. Adicione três xícaras de água por xícara de feijão; cozinhe com um talo de alga *kombu.* Tampe a panela de pressão, feche-a bem, e deixe criar pressão (indicada pelo assobio do regulador) o que geralmente leva uns dez minutos. Abaixe o fogo, e cozinhe durante quarenta e cinco minutos.

No forno: Coloque os feijões numa panela com água, usando três a quatro xícaras de água por xícara de feijão; adicione um talo de alga *kombu,* se desejar, e uma pitada de sal marinho. Asse a 350 graus Fahrenheit durante três ou quatro horas. Quando os feijões estiverem 80% assados, acrescente alguns condimentos ou temperos, como uvas-passa, molho de tomate, mostarda, cebolas, missô, tamari, shoyu, e outros.

UM PROGRAMA PARA FORTALECER O SISTEMA IMUNOLÓGICO

Algas

As verduras marinhas estão entre as fontes mais abundantes de minerais na Terra. Recomendamos que você as coma três ou quatro vezes por semana. Coma somente de uma a duas colheres de sopa por porção. Deixe-as de molho e lave-as bem antes de usá-las, para remover o excesso de sódio. Para se adaptar ao sabor das algas, experimente a alga *sushi nori*. Ela não precisa de nenhum preparo; simplesmente tire-a da embalagem, embrulhe arroz ou outros grãos na alga, e coma-a como se fosse um sanduíche. Mais tarde você poderá experimentar outras algas citadas na lista a seguir, como a *makame,* que é especialmente gostosa na sopa de missô (em seguida daremos a receita). As algas tendem a ter o sabor do oceano – salgadas e com leve gosto de peixe.

• *Alaria*. Corte essa alga em pedaços pequenos, cozinhe-a para usá-la num prato especial ou adicione-a a sopas e refogados; deve ser cozida por trinta minutos. É rica em vitaminas B, C, e K, assim como em muitos elementos minerais em "traços".

• *Arame*. Cozinhe a *arame* por trinta minutos com cenouras, cebolas e suco de limão, isoladamente ou em sopas e refogados. Fornece carboidratos, cálcio e muitos outros minerais.

• *Dulse*. Essa alga é rica em proteínas, vitaminas A, C, E e B, iodo, ferro e outros minerais em "traços". A *dulse* pode ser torrada e acrescentada ao arroz e outros grãos, como condimento, ou usada como ingrediente em sopas e refogados.

• *Hijiki*. Plena de nutrientes inclusive proteínas, vitaminas A e B, cálcio, fósforo, ferro, e muitos minerais em "traços", a *hijiki* pode ser cozida com cenoura, cebolas e nabo daikon durante uma a uma hora e meia.

• *Gelatina irlandesa*. Usada como agente espessante para sopas e refogados, ela é rica em vitaminas A e B1, ferro, sódio, cálcio e outros elementos minerais em "traços".

• *Kombu*. Use um talo ao cozinhar feijões para amaciá-los e torná-los mais fáceis de digerir. Pode ser servido também como verdura, com cenouras, cebolas, nabos amarelos, aipos e nabos. A *kombu* é rica em muitos nutrientes.

- *Nori.* Esta é talvez a verdura marinha mais fácil de usar e mais aceitável ao paladar do novato. A *nori* é disponível em folhas que são usadas para fazer rolos de nori, sushi, e bolinhos de arroz (arroz integral coberto com *nori*). Torre a nori sobre fogo alto durante cinco segundos; quando ficar verde claro, retire-a do fogo. A *nori* também pode ser triturada e usada como condimento. Fornece vitamina A, B, C e D, cálcio, fósforo, ferro e elementos minerais em traços.
- *Wakame.* Essa verdura marinha de folhas, rica em nutrientes, é geralmente usada em sopas e refogados. Cozinha em vinte minutos e é muito nutritiva. Contém cálcio, fósforo, ferro, potássio, e vitaminas B e C.

Sopa de missô

Coma sopa de missô até cinco vezes por semana. O missô é muito rico em genistein, uma substância que combate o câncer (veja capítulo 7 para saber mais sobre o genistein e o missô). Experimente uma variedade de missôs. Apesar de todos incluírem a soja, eles são fermentados com grãos diferentes, como o arroz e a cevada.

Receita. Comece adicionando um pedaço de duas polegadas de alga *wakame* para cada xícara de água fervente, e mexa. Corte verduras (tradicionalmente são usadas cenouras e cebolas, mas você pode adicionar outras) enquanto as algas cozinham, e depois acrescente-as. Cozinhe até as verduras amolecerem – geralmente cerca de vinte minutos. Abaixe o fogo. Adicione aproximadamente de um quarto a meia colher de chá de missô por xícara de caldo, e deguste. Cozinhe por alguns minutos, e depois sirva quente.

Alimentos de origem animal

Ao longo deste livro, a mensagem é clara: reduzir a ingestão de alimentos de origem animal e aumentar o consumo de grãos integrais, verduras e frutas, que promovem o fortalecimento da resposta imunológica e a melhoria da saúde. Eis algumas recomendações para aqueles que gostariam de diminuir, mas não eliminar, o consumo de alimentos de origem animal.

- Coma peixes magros de uma a quatro vezes por semana (ou mais, se quiser). Carne de peixe branca é o alimento de origem animal mais nutritivo. Bacalhau, hadoque, bacalhau novo, linguado, solha, e linguado gigante são escolhas excelentes. Ocasionalmente sirva frutos do mar, que são ricos em minerais. O salmão também é um peixe saudável. Peixes de carne branca e salmões contém óleos omega 3 poliinsaturados, que reduzem o nível de colesterol e podem fortalecer a imunidade, especialmente em pessoas com HIV positivo, (veja o capítulo 15 para saber mais sobre óleos de peixe e o HIV).
- Reduza, ou elimine de sua dieta toda carne vermelha, laticínios e ovos. São todos ricos em gorduras e colesterol. Se você resolver eliminar os laticínios da dieta de uma criança, tenha o cuidado de garantir que a sua alimentação tenha as vitaminas e minerais supridos pelos laticínios. Consulte um nutricionista ou seu médico.
- Diminua ou elimine o consumo de aves. Caso você resolva comê-las, coma galinhas e perus criados organicamente. A carne branca tem menos gordura que a carne escura. Evite a pele, rica em gorduras.

Condimentos e molhos

Considere as formas nutritivas que descrevemos a seguir, para dar sabor aos seus alimentos; seu sistema imunológico se beneficiará. Com exceção dos óleos e sementes, que devem ser usados parcimoniosamente devido aos seus conteúdos de gordura, os ingredientes a seguir podem ser usados em qualquer quantidade, para se obter um efeito sutil ou mais forte.

- Alho (use-o cru, ralado em verduras, e adicione-o também à comida cozida).
- Gengibre ralado.
- Raiz-forte.

- Suco de limão, limão em fatias, limão dissolvido.
- Molhos à base de missô.
- Molhos de salada com tofu e azeite de oliva.
- Vinagre de arroz.
- Repolho azedo ("sauerkrant").
- Cebolinhas, salsa.
- Misturas de algas (são embalagens com flocos de algas, que podem ser comprados em lojas de produtos naturais e usados no lugar do sal).
- Sementes de gergelim (torre-as numa frigideira seca e enquanto isso torre algas *kombu* no forno. Moa as sementes torradas de gergelim junto com o *kombu,* e acrescente a mistura a um prato de grãos, como se fosse um condimento.
- Shoyu e tamari (são variedades de molho de soja usadas no cozimento; evite usá-los como condimento à mesa para evitar o excesso de ingestão de sódio. Compre tamari e shoyu naturais, com baixos índices de sódio).
- Sementes de girassol (torradas).
- Cúrcuma, cuminho, cravo, e outros temperos.
- Molhos de umeboshi (esses molhos saborosos contêm ameixa umeboshi, uma ameixa japonesa considerada útil para a saúde).

Óleos

O óleo é gordura líquida. Óleos vegetais e de peixe – chamados de gorduras poliinsaturadas e monoinsaturadas – reduzem um pouco os níveis sangüíneos de colesterol, mas o uso excessivo desses óleos tem sido relacionado ao câncer. O uso de todos os óleos deve ser minimizado. Refogue os alimentos no óleo duas ou três vezes por semana, usando de preferência o azeite de oliva ou o óleo de semente de girassol. Para assar, use óleo de milho.

Petiscos e sobremesas

Use alimentos não refinados e naturais como petiscos. Evite alimentos oleosos, doces ou processados. Use grãos integrais como petiscos, por seus conteúdos de fibras, vitaminas e minerais. Recomendamos os seguintes petiscos:

- Pipocas estouradas no ar.
- Frutas (frescas, secas ou cozidas; de preferência, frutas da estação).
- Pão integral de boa qualidade, de preferência fermentado naturalmente. (Evite pão com levedo se você for suscetível a infecções por leveduras).
- Doces naturais sem açúcar refinado, como os feitos com xarope de arroz, malte de cevada e adoçantes de suco de fruta.
- Geleias, purês e outros cremes de maçã naturais, não adoçados.
- Grãos inflados.
- Bolos de arroz.
- Sementes e nozes (em pequenas quantidades).

Sugestões de cardápios

Café da manhã

- Arroz integral, feito com mais água do que o arroz do jantar; o arroz que sobrou do jantar pode ser requentado para ficar mais úmido e mais solto para a refeição da manhã; pode ser misturado com painço, aveia ou trigo sarraceno.
- Sopa de missô com alga *wakame* e uma variedade de outras verduras, inclusive cebolas, cenouras e cebolinhas.
- Aveia, misturada a um dos seguintes ingredientes: trigo sarraceno, painço, uva passa, xarope de arroz ou ocasionalmente missô *natto*. As uvas passas podem ser acrescentadas à aveia para torná-la mais doce. Uma pequena quantidade – menos de uma colher de chá – de xarope de arroz, poderá ser adicionada como adoçante, ocasionalmente. O xarope de arroz contém mais complexo de açúcares do que muitos adoçantes.

Almoço

O almoço deveria incluir um item de cada uma das seguintes categorias:

- Uma porção de grãos integrais: arroz integral, painço, cevada, trigo integral, ou milho. (A porção poderia consistir do grão em si, ou em forma de pão ou na pasta feita do grão).
- Uma verdura verde (couves, rúcula, mostarda, e brócolis, estão entre as melhores).
- Uma verdura de raiz, ou abóbora, ou qualquer outra verdura.
- Um pedaço de fruta fresca, de preferência da estação.

Jantar

- Um grão integral deveria ser o centro da refeição. O arroz integral pode ser comido regularmente, apesar de outras formas de grão, como trigo sarraceno, macarrão de trigo integral, panquecas de farelo de trigo e pães de grãos integrais também poderem ser usados. O arroz também pode ser misturado aos feijões.
- Uma verdura de folhas, como couves, repolho, mostarda, folhas de nabo, ou qualquer outra verdura verde deveria ser incluída.
- Uma verdura de raiz ou abóbora, ou um de cada – eles podem ser cozidos juntos (talvez morangas recheadas com cenouras). Sirva uma verdura amarela quatro a sete vezes por semana.
- Um tipo de feijão, como lentilha, feijão mulatinho ou feijão branco, pode formar um prato separado ou ser misturado com grãos ou verduras.
- Pequenas porções (80 g) de peixe podem formar um prato à parte, mas os grãos integrais devem constituir o centro da refeição. Peixes brancos, como o hadoque, o bacalhau, e o linguado, são os melhores, porque contém menos gordura do que a maioria dos peixes vermelhos.
- A sobremesa deveria consistir de frutas frescas, assadas ou cruas, ou uma guloseima bastante ocasional.

Recomendações para a obtenção de nutrientes

Antioxidantes

Beta-caroteno. Não há dose oficial diária recomendada (RDA) para o beta-caroteno, mas nós recomendamos de dez a trinta miligramas diárias; porém de cinqüenta a cem miligramas ainda é uma dose segura, se você precisar de níveis de antioxidantes mais elevados do que o normal. Fontes ricas de vitamina A e beta-caroteno são as abóboras, cenouras e cantalupos.

Vitamina C. Para a vitamina C, o RDA é de sessenta miligramas. É seguro usar níveis mais elevados para obter efeitos de fortalecimento de imunidade. Recomendamos de cem a quatrocentas miligramas por dia; quantidades maiores podem causar problemas de saúde. Boas fontes são os pimentões, o brócolis e os morangos. Um pimentão verde médio fornece cerca de 150 porcento do RDA.

Vitamina E. O RDA para a vitamina E é de oito miligramas para as mulheres e dez miligramas para os homens. Para fortalecer as respostas imunológicas e outros efeitos saudáveis, você poderá usar, com segurança, de trinta a duzentas miligramas ao dia. Boas fontes são o óleo de milho ou de açafrão, nozes e peixes gordurosos como o salmão e a cavalinha. Trinta gramas de sementes de girassol já completa o RDA. Ao contrário dos outros antioxidantes, que podem ser obtidos prontamente dos alimentos, a vitamina E pode requerer uma suplementação.

❖ ❖ ❖

Veja no capítulo 4 uma informação mais completa sobre esses e outros alimentos ricos em antioxidantes.

Minerais

Zinco. a quantidade recomendada de zinco é de quinze miligramas para os homens e doze miligramas para as mulheres. Zinco demais é prejudicial para o sistema imunológico. Boas fontes alimentares incluem cereais fortalecidos, ostras e a carne escura do peru. Uma porção de duas ostras já fornece mais do que o RDA.

Ferro. A quantidade recomendada de ferro é de dez miligramas para homens e mulheres, e quinze miligramas para as mulheres que menstruam. O ferro também é prejudicial em quantidades excessivas, especialmente em combinação com níveis elevados de vitamina C. Boas fontes de ferro incluem as sardinhas, o tofu e o painço. Meia xícara de tofu fornece 44 porcento do RDA do ferro para as mulheres.

Magnésio. A quantidade recomendada de magnésio é 350 miligramas para os homens e 280 miligramas para as mulheres. Boas fontes de magnésio incluem o tofu, o espinafre, as ostras e as amêndoas. Trinta gramas de amêndoas fornecem cerca de um terço do RDA.

Gordura

Coma poucas quantidades de alimentos que contém gorduras. Na dieta descrita, menos de 20 porcento de suas calorias totais provém da gordura (terá mais se você comer freqüentemente alimentos de origem animal). Os benefícios para a saúde, ao se seguir uma dieta de poucas gorduras, são substanciais. Coma alimentos substanciosos, como churrasco ou sorvete, em dias festivos ou ocasiões especiais, mas no dia-a-dia siga as recomendações descritas nesta seção o mais fielmente possível. O padrão do longo prazo é o mais importante. Depois de comer alimentos de poucas gorduras por uns tempos, a maioria das pessoas descobre que ficam menos interessados em alimentos gordurosos. As pessoas com doenças inflamatórias como artrite deveriam tentar aumentar as quantidades relativas de óleos de peixe em suas dietas, em função das propriedades anti-inflamatórias desses óleos.

Ervas e alimentos que combatem o câncer

Inclua as seguintes seleções em sua dieta regularmente:

- Chá de camomila.
- Alho.

UM PROGRAMA PARA FORTALECER O SISTEMA IMUNOLÓGICO

* Gengibre (fresco, ralado).
* Chá verde e preto.
* Alcaçuz.
* Cogumelos shiitake e reishi.
* Açafrão, cuminho e cravo.

Para ajudar seu sistema imunológico durante um resfriado ou gripe, use equinácea, astrágalo e outras ervas fortalecedoras da imunidade durante três a sete dias, e depois pare.

Exercício

Estabeleça uma meta de exercitar-se por trinta minutos ao dia, em três ou quatro dias por semana. A sua preocupação principal, durante o exercício, será fazer só o que você gosta. Caminhe nos bosques, no parque, ao longo das ruas que você gosta. Não se esforce demais nem se torne fanático; o treinamento exagerado é imunosupressivo. O exercício moderado é benéfico de várias formas – para o seu sistema imunológico, sua mente, seu sistema cardiovascular, como um meio de prevenir doenças mais graves, como um meio de promover um sono melhor, e possivelmente como um meio de estender sua vida. Em qualquer caso, ele promoverá dramaticamente a melhoria de sua vida – enquanto você seguir um programa consistente e perseverar nele.

Corpo, mente e espírito

A segunda metade do programa envolve formas de lidar com o estresse e criar ligações positivas e solidárias com as pessoas ao nosso redor.

Atitudes positivas e relacionamentos solidários

A seguir apresentamos seis passos para a criação de atividades positivas e relacionamentos solidários.

1. Estabeleça um relacionamento com um terapeuta que dê apoio à sua saúde física, mental e espiritual. Assim que encontrar essa pessoa, visite-a regularmente. Muitos terapeutas cobram valores bem flexíveis, se for necessário barganhe. Padres, pastores, rabinos, e outros clérigos não cobram pelos seus serviços. Depois de ter feito contato com um terapeuta, peça informações sobre grupos de apoio que ele (ou ela) possa conhecer ou oferecer.
2. Junte-se a um grupo de apoio, e fique com ele. Pode ser parte de sua comunidade religiosa; pode ser um programa de doze etapas ou um grupo com um tema ou um enfoque terapêutico específicos, como um grupo de homens ou mulheres, ou um grupo de apoio ao câncer. Considere entrar para um clube, ou seja um voluntário em sua vila ou cidade em campanhas de alimento, distribuição de sopas, Exército da Salvação e outras organizações de caridade.
3. Crie amizades. Isso requer ousadia e flexibilidade, mas oferece grandes recompensas. Ouça; seja solícito; seja um amigo na necessidade; seja gentil com os outros; evite julgamentos e críticas.
4. Mantenha um diário, e escreva sobre suas experiências e sentimentos, o máximo de dias que puder durante a semana.
5. Siga a dieta recomendada neste livro. Concentre-se especialmente em comer muitos grãos integrais, verduras e frutas, pois eles vão todos melhorar seu humor (os grãos são ricos em complexos de carboidratos que estimulam a produção de serotonina) e seu sistema imunológico. A dieta também vai ajudá-lo a perder peso e melhorar a sua aparência.
6. Exercite-se quatro a cinco vezes por semana durante vinte ou trinta minutos por sessão. Isso estimulará seu humor e sua imunidade, e melhorará sua aparência.

Muito importante: pessoas clinicamente deprimidas precisam de ajuda. Se você pensa em suicídio, se sua depressão persiste por várias semanas, se você não tem apetite ou não dorme bem, precisará da ajuda de um profissional. A depressão clínica é muito co-

UM PROGRAMA PARA FORTALECER O SISTEMA IMUNOLÓGICO

mum, mais de 20 porcento da população passa por esse tipo de depressão alguma vez em suas vidas. Opções de tratamento incluem medicamentos antidepressivos e psicoterapia. Os medicamentos podem ser muito eficazes, e alguns não são imunosupressores. Você não precisa enfrentar isso sozinho. Às vezes precisamos discutir nossos problemas com alguém que nos ajude a obter uma perspectiva mais ampla. Você poderá conversar com um amigo, um clérigo, ou um conselheiro profissional ou terapeuta. Outra alternativa é juntar-se a um grupo de auto-ajuda.

Viver conscientemente

Busque o equilíbrio em sua vida, e evite enfraquecer sua resposta imunológica expondo-se a venenos e a influências negativas. Passe algum tempo relaxando e se divertindo.

- Evite as drogas.
- Limite a ingestão de álcool a dois drinques por dia pelo menos.
- Evite gases de exaustão e poluentes ambientais sempre que possível.
- Proteja-se contra a super exposição aos raios ultravioletas.
- Evite remédios depressores da imunidade (veja no capítulo 15 uma lista de remédios que deprimem o sistema imunológico).
- Mantenha muitas plantas em sua casa. Elas limpam o ar e exalam oxigênio.
- Seja moderado em todas as coisas.
- Cuide de seu corpo. Trate-se como a um amigo querido. Dê-lhe boa comida, bons cuidados médicos, exercício, uma massagem terapêutica ocasional, e bastante descanso.
- Ouça e também fale.
- Dê e receba amizade.
- Aprenda a ser passivo e também agressivo, ou vice-versa, se você tende a ser passivo.
- Liberte a tensão através da respiração profunda, do exercício, da meditação e da massagem.

- Busque pequenos prazeres todos os dias. Faça algo bom para si mesmo; podem ser só dez minutos de caminhada, ou olhar vitrines. Ou convidar um amigo para o almoço. Dê a si mesmo esse presente todos os dias ou várias vezes por semana, como uma prática de manter o equilíbrio.

Uma semana no programa

SEGUNDA-FEIRA DE MANHÃ

- *Café da manhã*. Torrada de grão integral com geléia sem açúcar, ou torrada com uma fatia de tofu (acrescente uma ou duas gotas de molho de soja tamari); fruta fresca; chá: chá verde, preto ou de camomila ou outro chá de ervas.
- *Exercícios*. Vinte ou trinta minutos de caminhada, aeróbica, ioga, ou alongamento. **Nota:** os exercícios podem ser realizados a qualquer hora do dia. Se for mais fácil para você fazê-lo na hora do almoço ou depois do jantar, então faça-o.
- *Prática espiritual*. Meditação, oração, canto, ou sentar-se tranqüilamente junto à natureza.

SEGUNDA-FEIRA AO MEIO-DIA

- *Almoço*. Pasta de grão integral refogada em azeite com cebolas, cenouras e couves.
- *Exercícios*. Uma breve caminhada.

SEGUNDA-FEIRA À NOITE

- *Jantar*. Arroz integral com condimento; batata-doce assada, mistura de verduras, cogumelos shiitake e cenouras; feijões (cozidos com alga *kombu*) e salada com molho de vinagre balsâmico.
- *Exercício*. Caminhada noturna ou exercícios numa academia.
- *Prática espiritual*. Medite sobre o dia. Faça relaxamento progressivo.

TERÇA-FEIRA DE MANHÃ

- *Café da manhã.* Cereais de aveia com passas, adoçado com xarope de arroz, se desejar; chá verde.
- *Exercícios.* Vinte ou trinta minutos de caminhada, ioga, alongamento ou aeróbica.
- *Prática espiritual.* Meditação, canto, oração, ou sentar-se tranqüilamente junto à natureza.

TERÇA-FEIRA AO MEIO-DIA

- *Almoço.* Resto dos grãos da noite anterior, ou salada de tabule; aspargo.
- *Exercícios.* Uma breve caminhada.

TERÇA-FEIRA À NOITE

- *Jantar.* Sopa de lentilha com alho poró, nabo amarelo e couve-flor, com missô e gengibre ralado, que devem ser adicionados no final do cozimento; painço cozido com cebolas, cenouras, alho, aneto e uma pitada de sal marinho; mostarda no vapor com sementes brancas de gergelim torrado; beterrabas cozidas em suco de maçã com um pouco de vinagre.
- *Prática espiritual.* Medite sobre o dia. Expresse gratidão pela sua vida. Cante uma canção alegre ou ouça música.

QUARTA-FEIRA DE MANHÃ

- *Café da manhã.* Cereal inflado misturado com suco de maçã ou leite de soja; chá verde, preto, ou um café derivado de grãos.
- *Exercícios.* Dez a quinze minutos de ioga, alongamento ou uma caminhada ao ar livre.
- *Prática espiritual.* Meditação, canto, oração ou sentar-se tranqüilamente junto à natureza.

QUARTA-FEIRA AO MEIO-DIA

- *Almoço.* Macarrão em molho de tamari com cogumelos shiitake, alho porró, cenouras e cebolas; talos crus de cenoura e aipo.
- *Exercícios.* Uma breve caminhada.

QUARTA-FEIRA À NOITE

- *Jantar.* Salmão assado com mostarda ao lado, vagens verdes com amêndoas fatiadas, batatas torradas cobertas com azeite de oliva e salpicados levemente com sal marinho e pimenta antes do cozimento, cebolas refogadas, com cenouras e repolho.
- *Prática espiritual.* Ligue para um amigo ou escreva uma carta a alguém com quem não teve contato muito tempo. Expresse a sua afeição por eles.

QUINTA-FEIRA DE MANHÃ

- *Café da manhã.* Mingau de milho com xarope de arroz integral ou de bordo, chá verde ou preto.
- *Exercícios.* Dez a quinze minutos de ioga, alongamento ou aeróbica, ou uma caminhada ao ar livre.
- *Prática espiritual.* Meditação, canto, oração ou sentar-se tranqüilamente junto à natureza.

QUINTA-FEIRA AO MEIO-DIA

- *Almoço.* Cebolas fritas, cenouras, brócolis, brotos de bambu cogumelos, e cebolinhas verdes, com gengibre ralado e shoyu; algumas fatias finas de pão de grãos integrais.
- *Exercícios.* Uma breve caminhada.

QUINTA-FEIRA À NOITE

- *Jantar.* Arroz integral com condimentos; abóbora assada.; cogumelos shiitake refogados num molho de água, malte

UM PROGRAMA PARA FORTALECER O SISTEMA IMUNOLÓGICO

de cevada, saquê ou vinho, shoyu e mostarda; couve polvilhada com sementes de gergelim torrado.
* *Prática espiritual:* relaxamento progressivo.

SEXTA-FEIRA DE MANHÃ

* *Café da manhã.* Aveia em flocos ou fibra de trigo (com passas, se desejar); fruta fresca, chá preto ou verde.
* *Exercícios.* Dez a quinze minutos de ioga, alongamento ou aeróbica, ou um passeio ao ar livre.
* *Prática espiritual.* Meditação, canto, oração, ou sentar-se tranqüilamente à natureza.

SEXTA-FEIRA AO MEIO-DIA

* *Almoço.* Sanduíche de tofu com mostarda, alface, cebolinha, molho de shoyu, vinagre balsâmico e gengibre ralado.
* *Exercício.* Uma breve caminhada.

SEXTA-FEIRA À NOITE

* *Jantar.* Cozido de grão de bico com cebolas, cenouras e aipo, temperado com missô durante os últimos dez minutos de cozimento e enfeitado com tomilho e cebolinha. Macarrão de trigo sarraceno refogado com cebolas e couves; nabo e nabo amarelo refogados junto com um molho de limão – shoyu; salada de pepino: depois de descansar numa tigela em água com sal durante uma hora, drená-lo e misturá-lo com vinagre de arroz, óleo de gergelim torrado e xarope de bordo.
* *Prática espiritual.* Relaxamento progressivo, meditação ou escrever um diário.

SÁBADO DE MANHÃ

* *Café da manhã.* Cereais integrais da loja de produtos naturais, comidos com suco de maçã ou leite de soja, fruta fresca, café de grãos ou chá.

- *Exercícios.* Dez a quinze minutos de ioga, alongamento ou aeróbica, ou um passeio ao ar livre.
- *Prática espiritual.* Meditação, canto, oração, ou sentar-se tranqüilamente junto à natureza; ir à sinagoga (se desejar).

SÁBADO AO MEIO-DIA

- *Almoço.* Salada de peixe (peixe branco cozido com cebolinha picada, aipo e cebola, misturado com maionese de tofu), no sanduíche de pão integral; salada com azeite de oliva, limão e alho ralado.
- *Exercícios.* Uma leve caminhada.

SÁBADO À NOITE

- *Jantar.* Sopa de cogumelos e cevada com verduras e shoyu, acrescentado no final do cozimento; salada de pasta (cenouras em cubos, ervilhas, grãos de milho e espaguetes de grão integral misturados com tofu em creme e missô branco, e ornado com sementes de gergelim e cebolinha verde) brócolis refogado em azeite de oliva com alho, alga *arame* com cebolas, sementes de gergelim torrado e um pouco de suco de limão e shoyu.
- *Prática espiritual.* Leia a Bíblia, o Tao-Te-Ching, o Sutra Lótus, ou qualquer outra literatura de inspiração espiritual.

DOMINGO DE MANHÃ

- *Café da manhã.* Pão integral com "lox" (evite requeijão); panquecas; broas caseiras ou compradas numa loja de produtos naturais, café de grãos.
- *Exercícios.* Vá dormir tarde, e leia o jornal. Você mereceu.
- *Prática espiritual.* Vá à igreja ou templo (se desejar). Reflita sobre a semana que passou, e permita-se sentir gratidão por todas as suas experiências.

UM PROGRAMA PARA FORTALECER O SISTEMA IMUNOLÓGICO

DOMINGO AO MEIO-DIA

- *Almoço.* Uma grande salada com seu molho, tempero favorito.
- *Exercícios.* Vá passear de bicicleta com os amigos, jogar vôlei, ou organizar uma partida de futebol de salão.

DOMINGO À NOITE

- *Jantar.* Feijão preto com cebolas, cenouras, pimentão vermelho, aipo, alho, pimenta do reino, basílio e shoyu, colocados numa concha de "taco" e salpicados com salsinha; arroz integral frito com cebolinha e pedaços torrados de alga *nori;* acelga.
- *Prática espiritual.* Visite alguém que está precisando de incentivo.

❖ ❖ ❖

Esse menu de opções pode ser adaptado para se adequar à sua agenda ou à sua vontade. Seu objetivo é mostrar-lhe que você pode encaixar o programa inteiro em uma semana qualquer. Lembre-se que a maioria dos restaurantes oferecem opções saudáveis, como saladas, verduras e cenouras cozidas no vapor, e pão, caso você esteja viajando ou queira um descanso da cozinha de sua casa. Muitos restaurantes asiáticos ou naturais servem arroz integral, verduras e até sopa de missô. Com um pouco de planejamento grande parte da sua comida poderá ser preparada nos finais de semana ou num dia da semana, à noite.

Uma grande caçarola de arroz integral ou feijões pode durar alguns dias na geladeira e pode ser esquentado quando você chegar em casa. Aquecer no vapor verduras e outros vegetais é algo que pode ser feito em três a sete minutos.

Uma vez adquirido o hábito, fortalecer o sistema imunológico através desse programa pode ser tão fácil para você quanto levar o seu estilo de vida atual.

CAPÍTULO 15

HIV, AIDS e a importância dos fortalecedores do Sistema Imunológico

Neste momento em que escrevemos este livro, ainda não existe cura ou vacina contra o AIDS ou o HIV. Isso significa que há somente duas formas de se proteger desta doença terrível: a primeira é a prevenção, o que significa abster-se de comportamentos de risco. A segunda é manter, e quando possível fortalecer, o sistema imunológico de seu corpo. É claro que a prevenção não é mais uma opção para quem já foi infectado pelo HIV, o que quer dizer que a única coisa que pode ser influenciada entre a pessoa infectada e a AIDS é a força do sistema imunológico. Neste capítulo pretendemos nos dirigir aos leitores que já estão infectados com o HIV e àqueles que já podem ter manifestado a doença. Se você se encaixa em um desses grupos, ou nos dois, seu único e mais importante imperativo é manter a força do seu sistema imunológico. Quanto mais forte ele for, tanto mais você poderá protelar a manifestação da AIDS. Mesmo depois da AIDS se desenvolver, quanto mais elevado for o seu nível de células CD4, também chamadas de linfócitos T, tanto maior será a sua probabilidade de apresentar uma boa resposta à terapia, e melhores serão suas chances de sobrevivência.

Após a infecção pelo HIV, o tempo médio para que o sistema imunológico caia a um nível perigosamente baixo de funcionamento é de dez anos. Entretanto, algumas pessoas estão infectadas há mais de dez anos, têm sistemas imunológicos quase normais, e não mostram sinais da doença. Uma das características mais notáveis dessas pessoas é que elas tendem a manter níveis mais elevados de neutralização de anticorpos – isto é, anticorpos que evitam a infecção de novas células.

Elas também têm mais células T (que atacam as células que contém o HIV) do que as pessoas que evoluem mais rapidamente para a AIDS. Essas células são chamadas de células T citotóxidas anti-HIV. Outra característica das pessoas que sobrevivem por mais tempo é que elas cuidam ativamente de si mesmas, o que significa que a proteção de seus sistemas imunológicos através de opções de estilos de vida apropriados têm sido uma prioridade para elas. Entretanto, devemos enfatizar que esses sobreviventes enfrentam uma doença poderosa, tanto quanto aqueles que morrem logo após a infecção. Investigações recentes mostraram que a maioria dessas pessoas que sobrevivem por mais tempo têm crises tão virulentas de HIV quanto aquelas que ficam doentes, entretanto conseguem de certa forma manter uma boa imunidade anti-viral. Muitos nunca foram tratados com remédios antivirais, como o AZT. Presumivelmente, seus sistemas imunológicos são o único fator mais importante que os mantém saudáveis.

A importância de uma boa resposta imunológica na prevenção da infecção, em primeiro lugar, ainda é controvertida. Outros fatores ainda desconhecidos podem ter um papel importante no modo como o corpo lida com o HIV. E também, algumas evidências sugerem que uma minoria de pessoas – certas crianças e alguns adultos com parceiros infectados com o HIV – podem ter a capacidade de eliminar totalmente o HIV de seus corpos depois de se exporem a ele. No entanto esse grupo representa um pequeno número de pessoas e ainda serão necessárias muitas pesquisas para se entender esse fenômeno. A grande maioria de pessoas infectadas tem um único recurso, que é cuidar de seus sistemas imunológicos.

HIV, AIDS, e a destruição do Sistema Imunológico

Depois que invade o corpo humano, o vírus da imunodeficiência humana destrói o sistema imunológico e deixa os indivíduos infectados vulneráveis ao ataque de outros agentes infecciosos e ao desenvolvimento de certos cânceres. O HIV se liga às células CD4 e aos macrófagos (mais precisamente, o HIV se liga às moléculas CD4 das células T). Com o tempo, as células CD4 (geralmente chamadas de células auxiliares T) são destruídas, primeiro lentamente, e depois mais depressa do que a capacidade do sistema imunológico de controlar o vírus. Eventualmente, virtualmente todos os aspectos da imunidade ficam enfraquecidos.

Apesar da estrutura do HIV e seu ciclo de vida serem atualmente compreendidos em detalhes, os mecanismos pelos quais o sistema imunológico é destruído ainda são amplamente hipotéticos. Parece que uma acumulação de várias ações diferentes leva a um efeito final devastador.

Paradoxalmente, enquanto o sistema imunológico declina rapidamente, alguns outros fatores do interior do sistema são ativados. Estes incluem células CD8 e certos fatores solúveis, como o neopterin e a beta-microglobelina. Infelizmente, esses elementos imunológicos são contraproducentes e estão associados a uma progressão mais rápida, da infecção pelo HIV à AIDS.

Esse ataque pelo HIV – que provoca o declínio dos elementos protetores e a ascensão de fatores contraproducentes – é que torna o vírus tão perverso. As táticas médicas que estimulam a imunidade correm o risco de encorajar também a tendência de promover a produção de vírus dentro das células infectadas. Por isso é importante monitorar cuidadosamente as pessoas infectadas, porque muitas vezes é bastante difícil predizer qual o tratamento que funcionará de fato.

É um mérito do vigor do sistema imunológico, o fato das infecções oportunistas serem incomuns antes da contagem das células CD4 cair abaixo de duzentas células por milímetro cúbico de sangue, bem abaixo do nível sangüíneo normal de aproximadamente mil células por milímetro. Porém, mesmo quando o sistema imunológico caí a menos de um quarto de sua força normal (aproximadamente quinhentas células por milímetro) geralmente as infecções são rechaçadas.

Isso indica a necessidade de se manter o sistema imunológico em boa forma, e quando possível, torná-lo mais forte. A comunidade científica está finalmente começando a concentrar seus esforços na tentativa de compreender como a medicina pode apoiar a luta do sistema imunológico contra o vírus, ao invés de concentrar todos os seus esforços de pesquisa em encontrar uma receita mágica de cura para a doença (um combate que até agora provou ser extremamente frustrante, mas que está finalmente mostrando alguns resultados encorajadores). Enquanto os pesquisadores continuam a procurar uma cura e uma vacina, precisamos aplicar o conhecimento existente sobre os fortalecedores do sistema imunológico para auxiliar o corpo na manutenção da força imunológica. Felizmente, numerosos estudos demonstraram que muitos dos fortalecedores discutidos aqui podem ajudar as pessoas infectadas.

Aqui estão alguns instrumentos fortalecedores da imunidade que auxiliam diretamente o corpo em seus esforços de lutar contra o HIV.

Fortalecedores nutricionais

A nutrição deverá estar entre os primeiros fortalecedores da imunidade adotados pelas pessoas infectadas pelo HIV, principalmente porque um número substancial dessas pessoas desenvolve uma síndrome de desperdício ou passa por períodos de perda de peso, tornando-se incapazes de recuperá-lo. Em sua forma mais grave a síndrome de desperdício pode levar à morte. Os estimulantes do apetite, como acetato de megestrol e dronabinol têm utilidade limitada. Eles ajudam a ganhar peso, mas infelizmente esse ganho de peso é muito mais devido à gordura do que ao tecido muscular recuperado.

Mesmo aqueles que não sofrem da síndrome do desperdício ou de desordens gastrointestinais podem desenvolver outras anormalidades nutricionais e metabólicas. Muitas pessoas com o HIV, experimentam elevações no metabolismo da energia residual, o que quer dizer que precisam de mais calorias para manter o peso. À medida em que o HIV progride, o aumento do índice metabólico causa perda de peso e deficiência de proteínas. Parte dessa elevação do índice metabólico é devida a infecções ou desordens intestinais, mas parte da perda de peso é devida ao aumento dos citócines inflamatórios do fator de necrosamento tumoral e da interleucine-1, o que provoca a decadência muscular e um equilíbrio negativo de nitrogênio.

Mesmo sem uma perda extensiva de peso as pessoas infectadas pelo HIV sofrem de numerosos problemas relacionados com a nutrição, já nos primeiros estágios da doença. Um estudo em homossexuais infectados, na área de Miami, indicou que 53% deles tinham baixos níveis de vitamina B_6; 23% apresentaram baixos níveis de B_{12}; 26% baixos níveis de riboflavina, e 10% baixos níveis de vitamina C. Aproximadamente 20% apresentaram baixos níveis de serum retinol (vitamina A), e quase 27% apresentaram baixos níveis de vitamina E (tocopherol). Os níveis de zinco foram baixos, ou abaixo do normal em 50% dos sujeitos HIV positivos, e 63% apresentaram níveis marginais de cobre.

Os homossexuais não infectados com HIV, e que serviram como controles, apresentaram níveis normais de todos esses nutrientes, com a exceção do cobre.

Dada a importância da maioria desses nutrientes para um sistema imunológico sadio, com certeza os baixos níveis dessas substâncias contribuem a uma imunidade prejudicada. De fato, vários estudos mostraram que as deficiências de zinco, selênio e vitaminas B_6 e B_{12} influenciam de fato as funções do sistema imunológico em homossexuais soro positivos.

Antioxidantes: fortalecedores do Sistema Imunológico e inibidores do HIV

Vitamina A e beta-caroteno

Muitas vezes os níveis de antioxidantes são baixos em homens infectados pelo HIV. Como os antioxidantes parecem evitar as recidivas do HIV, os baixos níveis podem apressar o processo da doença. Dentre os antioxidantes, a vitamina A e o beta-caroteno têm recebido recentemente a maior atenção das populações soropositivas. No laboratório, a vitamina A (ácido retinóico, freqüentemente encontrado em alimentos de origem animal) inibe as recidivas do HIV nos macrófagos, mas têm pouco efeito nas células T. Inversamente, um estudo mostrou um efeito oposto – isto é, o aumento na recidiva do HIV em macrófagos tratados com o retinoico. Em outra pesquisa de laboratório, o ácido retinóico também inibiu o crescimento das células do sarcoma de Kaposi, e os homens que ingeriam maiores quantidades de vitamina A tinham menos probabilidade de desenvolver o sarcoma.

O beta-caroteno foi usado como suplemento em dois estudos com pessoas infectadas pelo HIV. Num dos estudos foram administrados 180 miligramas ao dia durante 4 semanas, e se descobriu que a porcentagem do número de células CD4 subiu durante o período em que a ingestão de beta-caroteno foi suplementada. Não se observou nenhuma toxicidade. No outro estudo, de certa forma menor, foram usadas doses mais baixas de beta-caroteno, e o sucesso não foi tão evidente. Depois de ministrar uma dose de 60 miligramas ao dia durante quatro meses, os pesquisadores constataram aumentos menores de células mortíferas naturais e a ativação dos linfócitos, mas nenhuma mudança na contagem das células CD4.

Apesar das deficiências de vitamina A geralmente serem incomuns nos Estados Unidos, o risco de deficiência cresce acima de duzentas vezes na infecção pelo HIV. Num estudo em homens com AIDS que não tomavam suplementos, 22% apresentaram baixos níveis de vitamina A, apesar do fato da grande maioria ter ingerido vitamina A dentro das doses diárias recomendadas (RDA), ou acima delas. No entanto os suplementos pareciam afetar menos os níveis sangüíneos do que as fontes alimentícias. Aqueles que ingeriam alimentos ricos em vitamina A com aproximadamente duas vezes a RDA tinham mais probabilidades de apresentar níveis sangüíneos normais da vitamina. Os níveis de beta-caroteno eram mais baixos naqueles que tinham diarréia crônica.

A deficiência de vitamina A está associada a níveis baixos de células CD4 e aumentou a mortalidade dos soropositivos usuários de drogas. Além disso, a contagem de células CD4 foi mais baixa em mulheres grávidas infectadas com o HIV, com níveis baixos de beta-caroteno ou de vitamina A. E sobretudo, os níveis de vitamina

A e beta-caroteno foram 40% mais baixos nas mulheres infectadas pelo HIV, do que naquelas do grupo de controle.

A deficiência de vitamina A também parece ser importante na transmissão do HIV de mãe para filho. Num estudo com mulheres de Malauvi, as que apresentavam deficiências de vitamina A tinham mais probabilidade de transmitir o vírus.

O índice de transmissão variava de 32% naquelas com os níveis mais baixos de vitamina A, até 7% naquelas com os níveis mais elevados de vitamina A.

Assim como é importante não passar a ter deficiências de vitamina A, é igualmente importante não tomar megadoses. As pesquisas mostraram que entre os homossexuais, aqueles que consomem os níveis mais elevados de vitamina A apresentavam mais probabilidade de desenvolvimento da AIDS do que aqueles que ingeriam níveis mais baixos, porém mais adequados. Consistentes com essa pesquisa, outros estudos mostraram que as pessoas que consumiam as quantidades menores de vitamina A tinham maiores probabilidades de desenvolver a AIDS comparados àqueles com ingestões moderadas.

Glutathione e outros tióis

Outros antioxidantes também são importantes. Pesquisadores alemães relataram que homens com AIDS apresentavam níveis muito baixos do aminoácido cisteína, de plasma, e de fluídos do pulmão. Esses dois compostos de tiol possuem importantes funções antioxidantes; a cisteína é o bloco de construção, para o glutathione, que por sua vez é o antioxidante mais comum nas células.

Em vários estudos tentou-se completar os baixos níveis de cisteína e glutathine ministrando o aminoácido modificado N-acetilcisteína (NAC). Há dois benefícios em potencial para esse enfoque, um é o efeito fortalecedor da imunidade, e o outro é um efeito anti-viral. Os linfócitos requerem níveis adequados de compostos de tiol, como a cisteína, para funcionar bem. As células T utilizam tióis para desempenhar várias funções, inclusive a proliferação das células T, a atividade citotóxica, e as respostas aos citócines.

As células de pessoas infectadas pelo HIV morrem mais rapidamente, especialmente quando ativadas por um antígeno. Elas morrem através de um processo conhecido como apoptóse, ou morte celular programada. Dados preliminares do grupo de Luc Montanger do Instituto Pasteur em Paris sugerem que o NAC reduz a quantidade de apoptóse constatada nos linfócitos de sujeitos infectados pelo HIV. Os compostos de tiol, inclusive o NAC, também demonstraram inibir a multiplicação do HIV em células infectadas, especialmente em células estimuladas pelo fator de necrosamento tumoral. O nível de NAC necessário para melhorar a imunidade é bem mais baixo do que o necessário para um efeito antiviral. Outros antioxidantes, como a vitamina C, também inibem a multiplicação do HIV, em parte talvez por proteger a cisteína da oxidação. Mesmo nos níveis elevados necessários para inibir a multiplicação do HIV, o NAC possui baixa toxicidade. O NAC pode ser comprado em lojas de produtos naturais e deve ser guardado na geladeira.

Em estudos com animais, em que foram usados camundongos com AIDS (MAIDS) a alimentação a longo prazo com vitamina E reduziu a velocidade do desenvolvimento de anormalidades na produção de citócines. Camundongos infectados com o vírus MAIDS super-produzem a interleucine-4 e sub-produzem interleucine-2. Isto é similar às condições apresentadas por algumas pessoas com AIDS. Este padrão de produção de citócines favorece a produção de anticorpos, mais do que o desenvolvimento da imunidade mediada por células. Tem sido sugerido que este padrão explica parcialmente porque as pessoas infectadas pelo HIV têm uma resposta imunológica inadequada ao vírus. A vitamina E ajudou a corrigir esse desequilíbrio nos camundongos, e talvez chegue a fazer o mesmo em seres humanos.

Recomendações

Os antioxidantes são talvez os nutrientes mais importantes para o fortalecimento da imunidade. As pessoas infectadas pelo HIV, inclusive aquelas com AIDS, tendem a apresentar baixos níveis de antioxidantes. Recomendamos que aumentem a ingestão de todos os antioxidantes acima do RDA, mas não tomem megadoses de vitamina A, o que poderá na verdade causar uma progressão mais rápida para a AIDS. É preferível comer alimentos ricos em antioxidantes ao invés de tomar suplementos, com a possível exceção da vitamina E. O capítulo 4 inclui uma lista de alimentos que são ricas fontes de antioxidantes. Em geral, a infecção pelo HIV parece aumentar a demanda por antioxidantes, portanto de cem a duzentos miligramas de vitamina E por dia parece uma dose razoável.

Minerais

Zinco e cobre

Apesar dos níveis minerais serem muitas vezes anormais em pessoas infectadas pelo HIV, eles não parecem estar relacionados com a dieta. Um grande estudo interdisciplinar descobriu que os homens soropositivos que desenvolveram a AIDS em dois anos e meio de acompanhamento foram significativamente mais propensos a ter níveis sericos reduzidos de zinco e níveis elevados de cobre, comparativamente àqueles que não desenvolveram a AIDS. Ao contrário da vitamina A, os níveis sangüíneos desses "traços" de minerais não se relacionam com a quantidade desses minerais em suas dietas. Portanto, ainda não ficou claro se o nível reduzido de zinco contribuiu para a deterioração clínica ou se foi uma conseqüência da progressão clínica. Os níveis de cobre tendem a aumentar e os de zinco a diminuir em resposta às infecções e à produção de citócines.

Tomar grandes quantidades de suplementos de zinco definitivamente não é a resposta para os níveis reduzidos. Em outro estudo descobriu-se um risco maior de progressão à AIDS quando se aumentou a ingestão de zinco. Este resultado enfatiza ainda mais o perigo do uso de megadoses de nutrientes. No mesmo estudo descobriu-se que a ingestão de niacina estava associada a um risco menor de progressão da doença.

Selênio

Há relatos de que os níveis de selênio são baixos em pessoas infectadas pelo HIV e naquelas já com AIDS. O selênio é reduzido mesmo quando não há problemas gastrointestinais, que quando ocorrem podem dificultar a absorção do selênio e de outros nutrientes. O selênio tende a ser reduzido em indivíduos que têm baixos níveis de zinco, deixando-os particularmente vulneráveis aos efeitos da oxidação.

Ferro

Um estudo sugere que suplementos contendo trinta miligramas de ferro podem reduzir a sobrevivência de homens com AIDS.

Recomendações

Evite tomar megadoses de zinco, mesmo se os níveis de zinco forem baixos. Lembre-se que em geral os níveis de zinco muito elevados são tão imunosupressores quanto os níveis muito baixos. Além disso, para aquelas pessoas infectadas pelo HIV, os baixos níveis de zinco não podem ser corrigidos tomando-se mais zinco, pois a causa desses níveis têm mais a ver com a forma com que o HIV modifica o organismo do que com a ingestão reduzida desse mineral.

Coma alimentos ricos em zinco, como cereais enriquecidos, feijões, trigo integral e outros grãos, e frutos do mar, e mantenha a RDA. Caso você decida tomar suplementos de zinco, tome doses pequenas.

Evite doses elevadas de suplementação de ferro, a menos que sejam especificamente prescritas.

Gordura

Pouco se sabe sobre o efeito das gorduras sobre o HIV e a AIDS. A literatura sugere que a restrição de calorias e de óleos de peixe pode ser benéfica, mas essas conclusões precisam ser mais bem estudadas.

Perda de peso

A perda de peso é um problema sério para muitas pessoas infectadas pelo HIV. Para algumas, a perda de peso é desencadeada pela sua incapacidade de absorver gorduras. Para aquelas que têm esse problema os suplementos que contém gorduras em forma simples e de fácil absorção podem ser úteis para a manutenção do peso.

Recomendações

Mantenha baixa a ingestão de gorduras, com exceção dos óleos de peixe, mas tenha certeza de estar ingerindo calorias suficientes. Caso você esteja perdendo peso, discuta as possíveis causas com seu médico, e inicie a utilização de suplementos. No capítulo 6 há uma lista das quantidades de conteúdos de gorduras em alimentos selecionados.

Recomendações gerais para a nutrição

Faça uma análise nutricional do sangue. Descubra quais os nutrientes que estão com um nível baixo e quais são as opções de melhoria. A partir dos estudos citados ficou claro que a infecção pelo HIV cria demandas nutricionais adicionais, e a RDA padrão para vitaminas e minerais pode não ser suficiente para ajudar o sistema imunológico estressado. Suplemente onde for necessário, mas evite megadoses de todos os nutrientes. Além disso, a taxa metabólica elevada que muitas vezes acompanha a infecção pelo HIV pode exigir um aumento na ingestão de calorias para a manutenção do peso.

Ervas e preparados botânicos

Em função da falta geral de remédios efetivos contra o HIV, é razoável explorarmos todas as possibilidades, inclusive a medicina alternativa. Em países em desenvolvimento, os terapeutas tradicionais usam vários preparados botânicos para combater o HIV. Certas ervas chinesas e remédios ayurvédicos têm sido testados em suas atividades anti-HIV e alguns apresentaram resultados positivos. Talvez, o primeiro a obter respostas em nosso país foi o composto Q, também conhecido como tricosantin, que mostra uma atividade antiretroviral "in vitro". Em testes realizados em voluntários infectados pelo HIV, a substância causou quedas nos níveis da proteína viral p24 e quedas na beta$_2$-microglobulina, compostos associados com a ativação do HIV; ela melhorou também a função do sistema imunológico e provocou ganho de peso em pessoas nos primeiros estágios da infecção pelo HIV. Infelizmente, supõe-se que ela possua também uma toxicidade neurológica, e várias mortes foram associadas ao seu uso.

A cúrcuma, encontrada no açafrão, apresentou uma atividade anti-HIV no laboratório (in vitro) e está sendo testada em voluntários, em testes baseados nas comunidades.

Outros derivativos herbáceos ou botânicos têm demonstrado inibir a reprodução do HIV em culturas de células realizadas no laboratório. Estes incluem bioflavonóides isolados do *Chrysantenum morifolium, Epimedium grandiflora, Viola yedoensis, Arctium lappa* e *Glycyrrhiza uralensis;* ácido sucínico deidroandrografólico monoester, da erva chinesa *Andrographis paniculata,* trioxanas da artemisinina *(qinghaosu)* alcalóides novos da esponja *Batzella* sp; e a curcubitacina-F da *Cowania mexicana.*

A carrageenana, um polissacarídeo sulfatado da alga vermelha, também está sendo considerada uma substância que evita a ligação do HIV às células epiteliais do trato genital. Num estudo em dois pacientes com o HIV, a administração a longo prazo de um medicamento herbáceo chinês, o BG-104, teve como resultado a restauração da atividade do plasma, limpadora dos superóxidos, e a ajuda à estabilização da contagem das células CD4.

Alguns polifenóis derivados do chá apresentaram uma atividade anti-HIV no laboratório.

As sementes e raízes de amora contém deoxinojirimicina-1, que possuí uma atividade anti-HIV, mas também induz a perda de peso, o que torna problemático o seu uso.

Em pesquisas de laboratório o alho inibiu o crescimento do complexo de *Mycobacterium avium*, uma infecção comum, na AIDS. Um extrato de folhas de *Ginkgo biloba* foi apresentado como sendo ativo contra o *Pneumocystis carinii*.

Recomendações

Os derivados botânicos podem ser úteis mas precisam ser melhor testados antes de serem especificamente recomendados. Caso você decida usar preparados herbáceos, avise o seu médico. Alguns efeitos colaterais das ervas, como diarréia, dores de cabeça, e náuseas, são iguais aos sintomas das doenças relacionadas ao HIV e aos sintomas colaterais de remédios prescritos.

Fatores psicológicos

Em função da ligação entre a mente e o sistema imunológico, parece plausível que o estado mental ou a conjuntura psicológica de alguém possa afetar a progressão do HIV. Existem evidências para provar essa hipótese, mas isso não é tão simples como muitos parecem acreditar. Há poucas evidências provando que o estresse provoca a progressão da doença, e a causa disso pode ser a notável recuperação do ânimo de alguns homossexuais estudados, ao lidarem com a infecção pelo HIV. É enormemente estressante para alguém descobrir que é soropositivo, mas parece haver um rápido ajuste. O desenvolvimento dos sintomas também é altamente estressante. No entanto, descobriu-se que homens sintomáticos mas que ainda não desenvolveram a AIDS são mais ansiosos e mais deprimidos do que os já doentes. Os níveis gerais de depressão clínica ou desordens ligadas à ansiedade não são mais comuns entre os homens infectados pelo HIV, em qualquer estágio, do que entre a população em geral. De fato, o mais forte prognosticador de doenças mentais em homens com AIDS é um histórico prévio de doença mental.

Os benefícios de um enfrentamento ativo e saudável

Permanecer no controle e desenvolver uma atitude positiva parecem exercer, de fato, um efeito positivo na imunidade. Num estudo na UCLA, cientistas pesquisaram os efeitos de diversos tipos de estratégias de enfrentamento, chamadas de ativo-comportamentais, ativo-cognitivas, e de alienação, em seus efeitos no estado emotivo (inclusive depressão e ansiedade) e na saúde, relatados pelo paciente. Os que adotaram um enfrentamento ativo-comportamental apresentaram níveis mais baixos de depressão e ansiedade e níveis mais elevados de apoio social, e sentiam-se saudáveis. Seu estilo ativo-positivo incluiu medidas como a ingestão de mais vitaminas e de alimentos saudáveis, o envolvimento em atividades políticas relacionadas à doença, o usufruto cotidiano de prazeres e experiências, e a participação em eventos, mais do que anteriormente. Esse enfoque também foi mais comumente usado pelos infectados pelo HIV que apresentaram uma sobrevida maior.

Contrastantemente, as duas estratégias de enfrentamento mais associadas com os elevados níveis de depressão e ansiedade foram a alienação e um estilo passivo-cognitivo. A alienação incluiu comportamentos como não encontrar-se mais com as pessoas, fumar muito, e um aumento no uso das drogas. O estilo passivo-cognitivo incluiu devaneios sobre tempos melhores e pensamentos sobre como as coisas poderiam ter sido feitas de forma diferente.

É difícil dizer se o enfoque ativo é melhor porque as pessoas acabavam se sentindo menos deprimidas ou ansiosas, ou porque estavam se cuidando melhor. Talvez fossem as duas coisas.

Num estudo feito em Miami, o enfrentamento ativo, caracterizado como confiante e determinado, foi associado com uma melhoria na atividade das células mortíferas naturais. Os pesquisadores também estudaram os efeitos dos usos do fumo, do álcool, das drogas e de vários fatores nutricionais nessa atividade celular. Aquelas pessoas com um histórico do hábito do fumo apresentaram uma atividade menor dessas células, e aquelas com um histórico de ingestão de alimentos ricos em vitamina A (retinol) e ácidos gordurosos omega-3 poliinsaturados apresentaram uma atividade maior dessas células mortíferas naturais.

É difícil saber qual é o significado desse estudo, porque essas células não parecem ser importantes no combate ao HIV.

A depressão e a progressão da doença

Talvez porque os níveis de depressão tendem a ser baixos em pessoas infectadas pelo HIV, tem sido difícil detectar, com consistência, uma relação entre a depressão e as contagens das células CD4. As contagens das células CD4 são um parâmetro ambíguo em pessoas infectadas pelo HIV porque o declínio nas CD4 pode ser visto tanto como a causa da progressão da doença, quanto como o resultado dessa progressão. Em dois grandes estudos descobriu-se recentemente que homossexuais masculinos deprimidos tendem a apresentar uma contagem menor de células CD4. As pesquisas monitoraram os homens durante um intervalo de cinco a oito anos. Numa delas descobriu-se que os sujeitos deprimidos apresentavam contagens mais baixas de CD4 e mais sintomas da doença. Infelizmente, não foi possível dizer se os homens estavam mais doentes porque estavam deprimidos, ou deprimidos porque estavam mais doentes. No outro estudo descobriu-se que o número de células CD4 diminuía mais depressa em homens que estavam deprimidos no início, sugerindo que talvez a depressão tivesse contribuído para piorar a saúde deles. A magnitude dos efeitos foi pequena, e em outros estudos não foram descobertos efeitos similares. Em outro estudo da UCLA constatou-se que uma atitude fatalista em relação à recuperação conjugava-se a um declínio na contagem das células CD4, uma queda na resposta imunológica global aos antígenos, e um aumento em neopterina e beta$_2$-microglobulina, ambas medidas de ativação imunológica em resposta à expansão do HIV. Consistente com essas descobertas foi o fato de que aquelas pessoas com elevado índice de fatalismo apresentaram mais probabilidades de ter um tempo de sobrevivência nove meses menor do que aquelas com índices menores. As diferenças no uso do AZT, os valores iniciais de CD4, a depressão psicológica, o uso do fumo, do álcool ou das drogas não contribuíram para os diferentes resultados baseados no grau relativo de fatalismo. Esses resultados conferem com aqueles apresentados por mulheres com cânceres de mama, que reagiram ao diagnóstico muito mais com um espírito de luta do que com uma aceitação estóica, e sobreviveram por muito mais tempo.

O grupo de Miami conduziu diversos estudos, examinando os efeitos de intervenções comportamentais em respostas imunológicas. Os pesquisadores recrutaram homossexuais masculinos que não haviam ainda feito o teste para detectar o HIV. Um dos grupos realizou, enquanto o outro só participou, no que os cientistas chamaram de treinamento cognitivo-comportamental de controle do estresse. Ambos os grupos participaram em seus respectivos programas durante cinco semanas, antes de realizarem o teste HIV, e depois continuaram praticando durante cinco semanas depois do teste. Os homens de ambos os grupos demonstraram menos tristeza com a notificação do resultado positivo do teste do que aqueles que não haviam passado pelo treinamento. Portanto a depressão imunológica depois da notícia foi menos grave para os grupos que participaram do treinamento.

Acompanhados por mais dois anos, os sujeitos que se mostraram mais tristes pela notificação ou que apresentaram os níveis mais elevados de negação em resposta à notificação, tinham mais probabilidade de apresentar progressões da doença sintomática. Os pesquisadores também descobriram que aqueles que acompanharam mais conscientemente o programa de redução de estresse tinham menos probabilidade de desenvolver a AIDS. No entanto, simplesmente realizar os programas de treinamento não garantia a proteção; o que fazia a diferença era adotar sinceramente essas técnicas nos hábitos cotidianos e estilos de vida.

O treinamento de controle do estresse incluía o aprendizado de técnicas de relaxamento, o desenvolvimento da determinação e outras aptidões de enfrentamento ativo, além da conscientização das tensões. Nesses programas trabalhou-se com sujeitos que apresentavam diversos graus de forma física, de uso de álcool, de sono, ou de freqüência da atividade sexual. Um modelo em animais confirma a influência potencial do apoio social. Num modelo de AIDS em macacos, a ruptura da estrutura social foi associada a uma progressão mais rápida da doença, incluindo uma perda mais rápida de linfócitos e de peso e um tempo menor de sobrevivência.

Recomendações

As atitudes são importantes. Continue tentando manter a saúde. Você se beneficiará, tanto a curto quanto a longo prazo.

Exercício

Várias evidências provam que os exercícios trazem benefícios. O estudo realizado em Miami mostrou que o exercício "segura" as alterações fisiológicas e imunológicas do estresse agudo. Em geral, o exercício baixa a depressão e aumenta a auto estima. Pessoas mais fortes psicologicamente aderem mais facilmente a um programa de exercícios. As pessoas que detém AIDS há mais tempo, geralmente participam de programas que ajudam a manter a boa forma física. Os exercícios aeróbicos sozinhos não protegem contra a progressão da doença, mas parece que o efeito que exercem sobre o humor é tão importante quanto aquele que exercem no nível físico.

Recomendações

Um programa regular de exercícios, mesmo que sejam trinta minutos de caminhada três vezes por semana, fará você se sentir melhor, e poderá ter um impacto positivo em seu sistema imunológico. Siga as recomendações do capítulo 8.

Comportamentos prejudiciais

Como esperado, fumar e outros comportamentos prejudiciais têm um impacto negativo sobre o sistema imunológico. Entretanto, estudos iniciais sugeriram que fumar poderia ser benéfico. Em vários estudos realizados com grandes grupos descobriu-se que as contagens de CD4 eram maiores em homens soropositivos que fumavam, em comparação com os que não fumavam. A diferença desapareceu gradualmente nos dois ou três anos seguintes à seroconversão. Num dos estudos também se demonstrou que uma proteína associada à progressão do HIV, a serum beta$_2$-microglobulina, também apresentou níveis elevados nos fumantes, sugerindo que o aumento de células CD4 pode ser uma conseqüência temporária da ativação do HIV, provocado pelo hábito de fumar. Isso poderia sugerir que, longe de ser útil, o aumento das células CD4 pode causar danos.

Em outro estudo, essa interpretação foi corroborada pela descoberta de que os fumantes têm maiores probabilidades de apresentar o HIV detectável em seus pulmões e de morrer do que os não-fumantes. No estudo descobriu-se que 40% dos fumantes morreram durante o decurso do estudo, enquanto só 29% dos não-fumantes morreram. Os fumantes tinham mais probabilidades de desenvolver a pneumonia PCP do que os não-fumantes. A produção de interleucine-1 e interleucine-2 pelos macrófagos nos pulmões foi suprimida nos fumantes infectados pelo HIV.

Mulheres infectadas pelo HIV
e o hábito de fumar

O hábito de fumar além do primeiro trimestre de gravidez está associado a um aumento do risco de transmissão da doença da mãe para o filho. Mães com baixas contagens de CD4 que continuam a fumar têm três vezes mais probabilidade de transmitir o HIV a seus bebês do que as que não-fumantes. Por razões ainda não compreendidas, o hábito de fumar também está associado a uma maior probalidade de se infectar com o HIV, em certos grupos de mulheres.

As drogas psicoativas e a resposta imunológica

Em estudos que acompanharam sujeitos por períodos que chegavam a dezoito meses, o uso do álcool, da maconha, de nitritos voláteis, de anfetaminas, de barbitúricos ou opiáceas não pareceu reduzir as contagens de CD4 ou aumentar a progressão à AIDS em homens homossexuais ou bissexuais. Em geral, o uso do álcool foi moderado nesse grupo, com somente 20% deles tomando dois ou mais drinques por dia. Entre 40 e 50% haviam usado maconha ou nitritos voláteis na semana anterior. Vários outros estudos confirmaram esses resultados.

Entretanto, o uso pesado de drogas intravenosas está associado a uma perda mais rápida de células CD4 do que em pessoas que usam drogas com menos freqüência ou que pararam completamente de usá-las. Num estudo feito na Suiça descobriu-se que o risco relativo da progressão à AIDS em um período de dezesseis meses era de 1,78 para aqueles que continuavam a usar drogas injetáveis, comparado a 0,48 para o grupo de tratamento da metadona e 0,66 para antigos usuários de drogas. Além disso, os usuários de drogas que usavam maconha, crack ou cocaína tinham vinte vezes mais probabilidade de desenvolver a pneumonia bacteriana. Em testes de laboratório, o nitrito de isobutil inibiu a função imunológica de eliminação de tumores e foi associado à maior incidência do sarcoma de Kaposi.

Apesar da falta de evidências clínicas dos efeitos danosos do álcool ou da cocaína, vários estudos em laboratórios sugerem uma necessidade de cuidados. A adição de cocaína ou morfina a culturas de células aumenta a produção do HIV. O uso do álcool, assim como da cocaína, é um fator de risco para a pessoa se tornar HIV positiva, mas pelo menos parte do efeito é considerado proveniente do maior risco que se corre sob a influência das drogas.

A radiação e o HIV

A luz ultravioleta pode induzir a produção do HIV. Ela gera radiações de oxigênio que induzem o fator nuclear NF-KB, que por seu lado ativa a produção do HIV. A irradiação ultravioleta em camundongos provocou uma maior expressão do HIV nas células da pele. Pessoas positivas para o HIV também têm células infectadas pelo vírus em suas peles; essas células podem ser ativadas pela radiação ultravioleta. Não se sabe o quanto esses raios ultravioletas podem ser significativos, mas alguns estudos sugerem que os banhos de sol podem implicar em riscos.

❖ ❖ ❖

A infecção pelo HIV e a AIDS nos desafiam a assumir o controle de nossas vidas, de novas e corajosas maneiras. As experiências com terapias exóticas sempre envolvem um risco, mas hoje elas são especialmente atraentes por causa de nossa falta de conhecimento de tratamentos eficazes a longo prazo. Recomendamos que as pessoas sigam o programa de fortalecimento da imunidade descrito neste livro, especialmente as informações constantes neste capítulo, como base para um estilo de vida saudável. Caso você queira considerar outras terapias experimentais, faça primeiro uma investigação minuciosa da literatura existente e consulte seu médico, enquanto você reflete sobre sua decisão. Nesse meio tempo, tente conseguir informações sobre os doentes que sobrevivem por muito tempo, muitos dos quais estão usando os métodos "soft" descritos neste livro, como base para a melhoria de suas saúdes e suas longevidades.

REFERÊNCIAS

Baum, M., Cassetti L., Bonvehi P., Shor-Posner G., Lu Y. & Sauberlich H. "Inadequate Dietary Intake and Altered Nutritional Status in Early HIV - 1 Infection". *Nutrition* 10 (janeiro-fevereiro de 1994); 16-20.

Baum, M., Mantero-Atienza E., Shor-Posner G., Fletcher M., Morgan R., Eisdorfer C., Sauberlich H., Cornwell P. & R. Beach. "Associaton of

Vitamim B_6 Status with Parameters of Immune Function in Early HIV-1 Infection". *Journal of Acquired Immune Deficiency Syndromes* 4 (novembro de 1991): 1122-32.

Beach, R., Mantero-Atienza E., Shor-Posner G., Javier J., Szapocznik J., Morgan R., Sauberlich H., Cornwell P., Eisdorfer C. & Baum M. "Specific Nutrient Abnormalities in Asymptomatic HIV-1 Infection". *AIDS* 6 (julho de 1992): 701-8.

Bourinbaiar, A. & Lee-Huango S. "Potentation of Anti-HIV Activity of Anti-Inflammatory Drugs, Dexamethasone and Indomethacin, by MAP-30, the Antiviral Agent from Bitter Melon". *Biochemical and Biophysical Research Communications* 208 (fevereiro de 1995): 779-85.

Burack, J., Barret D., Stall R., Chesney M., Ekstrand M. & Coates T. "Depressive Symptoms and CD4 Lymphocyte Decline Among HIV-Infected Men". *Journal of the American Medical Association* 270 (1 de dezembro de 1993): 2568-73.

Burns, D., Landesman S., Muenz L., Nugent R., Goedert J., Minkoff H., Walsh J., Mendez H., Rubinstein A. & Willoughby A. "Cigarette Smoking, Premature Rupture of Membranes, and Vertical Transmission of HIV-1 Among Women with Low CD4 + Levels". *Journal of Acquired Immune Deficiency Syndromes* 7 (julho de 1994): 718-26.

Caiaffa, W., Vlahov D., Graham N., Astemborski J., Solomon L., Nelson K & Munoz A. "Drug Smoking, *Pneumocystis carinii pneumonis,* and Immunosuppression Increase Risk of Bacterial Pneumonia in Human Immunodeficiency Virus-Seropositive Injection Drug Users". *American Journal of Respiratory & Critical Care Medicine* 150 (dezembro de 1994); 1493-98.

Corbeau, P., Haran M., bing H & Devaux C. "Jacalin, a Lectin with Anti-HIV-1 Properties, and HIV-1 gp120 Envelope Protein Interact with Distinct Regions of the CD4 Molecule". *Molecular Immunology* 31 (junho de 1994): 569-75.

Deshpande, R., Khan M., Bhat D. & Navalkar. "Inhibition of *Mycobacterium avium* Complex isolates from AIDS Patients by Garlic (*Allium satium*)". *Journal of Antimicrobial Chemotherapy* 32 (dezembro de 1993): 623-26.

Eck, H., Gmunder H., Hartman, M., Petzoldt D., Daniel V. & Droge W. "Low Concentrations of Acid-Soluble Thiol (Cysteine) in the Blood Plasma of HIV-1 Infected Patients". *Biological Chemistry Hoppe-Seyler* 370 (fevereiro de 1989): 101-8.

Fesen, M., Pommier Y., Leteurtre F., Hiroguchi S., Yung J. & Kohn K. "Inhibition of HIV-1 Integrase by Flavones, Caffeic Acid Phenethyl

Ester (CAPE), and Related Compounds". *Biochemical Pharmacology* 48 (3 de agosto de 1994): 595-608.

Goodkin, K., Blaney N., Feaster D., Fletcher M., Baum M., Mantero-Atienza E., Klimas N., Millon C., Szapocznik J. & Eisdorfer C. "Active Coping Style is Associated with Natural Killer Cell Cytotoxicity in Asymptomatic HIV-1 Seropositive Homosexual Men". *Journal of Psychosomatic Research* 36 (maio de 1992): 1-16.

Guo, W., Glil P. & Antakly T. "Inhibition of AIDS-Kaposi's Sarcoma Cell Proliferation Following Retinoic Acid Receptor Ativation". *Câncer Research* 55 (15 de fevereiro de 1995): 823-29.

Harakeh, S., Niedzwiecki A., & Jariwalla R. "Mechanistic Aspects of Ascorbate Inhibition of Human Immunodeficiency Virus". *Chemico-Biological Interactions* 91 (junho de 1994): 207-15.

Hashimoto, F., Kashiwada Y., Nonaka G., Nishioka I., Nohara T., Cosentino L. & Lee K. "Evalution of Tea Polyphenols as Anti-HIV Agents". *Bioorganic & Medicinal Chemistry Letters* 6 (1996): 695-700.

Hu, C., Chen K., Shi Q., Kilkuskie R., Cheng Y. & Lee K. "Anti-AIDS Agents. 10. Acacetin-7-O-beta-D-Galactopyranoside, an Anti-HIV Principle from *Chrysanthemum morifolium* and a Structure-Activity Correlation with Some Related Flavonoids". *Journal of Natural Products — Lloydia* 57 (janeiro de 1994): 42-51.

Ironson, G., Friedman A., Klimas N., Antoni M., Fletcher M., LaPierre A., Simoneau J. & Schneiderman N. "Distress, Denial, and Low Adherence to Behavioral Interventions Predict Faster Disease Progression in HIV-1 Infected Gay Men". *Inernational Journal of Behavioral Medicine* 1 (1994): 90-105.

Jacobus, D. "Randomization to Iron Supplementation of Patients with Advanced Human Immunodeficiency Disease — an Inadvertent but Controlled Study with Results Important for Patient Care". *Journal of Infectious Diseases* 173 (abril de 1996): 1044-45.

Karter, D., Karter A., Yarrish R., Patterson C., Kass P., Nord J. & Kislak J. "Vitamin A Deficiency in Non-Vitamin-Supplemented Patients with AIDS: A Cross-Sectional Study" *Journal of AIDS and Human Retrovirology* 8 (1 de fevereiro de 1995): 199-203.

Kemeny, M. "Stressful Events, Psychological Responses, and Progression of HIV Infection". In *Handbook of Human Stress and Immunity*, editado por R. Glaser & Kiecolt-Glaser San Diego: Academic Press, 1994.

Lyketsos, C., Hoover D., Guccione M., Senterfitt W. Dew M., Wesch J., Vanraden M., Treisman G. & Morgensntern H. "Depressive Symptoms as Predictors of Medical Outcomes in HIV Infection". *Journal of the American Medical Association* 270 (1 de dezembro de 1993): 2563-67.

Mazumder, A., Raghavan K., Weinstein J., Kohn K. & Pommier Y. "Inhibition of Human Immunodeficiency Virus Type-1 Integrase by Curcumin" *Biochemical Pharmacology* 49 (agosto de 1995): 1165-70.

Mihm, S., Ennen J., Pessara U., Kurth R. & Droger W. "Inhibition of HIV-1 Replication and NF-Kb Activity by Cysteine and Cysteine Derivatives". *AIDS* 5 (maio de 1991): 497-503.

Namir, S., Wolcott D., Fawzy F. & Alumbaugh M. "Coping with AIDS: Psychological and HEalth Implications". *Journal of Applied Social Psychology* 17 (Março de 1987): 309-28.

Schrauzer, G., Sacher J. "Selenium in the Maintenance and Therapy of HIV-Infected Patients". *Chemico-Biological Interactions* 91 (junho de 1994): 199-205.

Semba, R., Mioto P., Chiphangwi J., Saah A., Canner J., Dallabetta G. & Hoover D. "Maternal Vitamin A Deficiency and Mother-to-Child Transmission of AIDS". *Lancet* 343 (25 de junho de 1994): 1593-97.

Solomon, G, Benon D., Harker J., Bonavida B. & Fletcher M. "Prolonged Asymptomatic States in HIV-Seropositive Persons with 50 CD4+T cells/mm^3: Preliminary Findings". *Journal of Acquired Immune Deficiency Syndromes* 6 (outubro de 1993): 1172.

Tang, A., Graham N., Kirly A., McCall L., Willett W. & Saah A. "Dietary micronutrient Intake and Risk for Progression to Acquired Immunodeficiency Syndrome (AIDS) in Human Immunodeficiency Virus Type 1 (HIV-1)-Infected Homosexual Men". *American Journal of Epidemiology* 138 (novembro de 1993): 937-51.

Twigg, H., Soliman D. & Spain B. "Impaird Alveolar Macrophage Accessory Cell Function and Reduced Incidence of Lymphocytic Alveolitis in HIV-Infected Patients Who Smoke" *AIDS* 8 (maio de 1994): 611-18.

Ullrich R., Schneider T., Heisse W., Schmidt W., Averdunk R., Riecken E. & Zeitz M. "Serum Carotene Deficiency in HIV-Infected Patients". *AIDS* 8 (maio de 1994): 661-65.

Vicenzi, E. & Poli G. "Ultraviolet Irradiation and Cytokines as Regulators of HIV Latency and Expression". *Chemico-Biological Interactions* 91 (junho de 1994): 101-9.

Wang, Y., Huang D., Liang B. & Watson R. "Nutritional Status and Immune Responses in Mice with Murine AIDS Are Normalized by Vitamin E Supplementation". *Journal of Nutrition* 124 (outubro de 1994): 2024-32.

PART III

As evidências científicas e os fortalecedores do Sistema Imunológico

CAPÍTULO 16

Os antioxidantes e a ciência

Atualmente os cientistas acreditam que os antioxidantes não só afastam as doenças e melhoram a saúde, mas podem também prolongar a vida, em parte porque eles evitam danos oxidativos ao DNA do corpo. A oxidação contribui enormemente para as doenças cardíacas, doenças inflamatórias como artrite, e a formação da catarata.

A oxidação e o Sistema Imunológico

A oxidação prejudica o nosso sistema imunológico, em grande parte interferindo com a delicada comunicação que ocorre entre os receptores das células em sua superfície e seu núcleo. Quando isso acontece a capacidade da célula imunológica de reconhecer antígenos fica enfraquecida, o que pode impedir a célula de identificar e lidar com as bactérias, vírus e até células cancerosas. A oxidação também reduz a proliferação das células T e B, a atividade das células mortíferas naturais e a produção de anticorpos, todos processos essenciais para a construção de uma defesa eficaz contra qualquer infecção. Entretanto, os oxidantes podem induzir a produção de citócines inflamatórios. Os antioxidantes ajudam a proteger a membrana celular dos efeitos destruidores desses oxidantes. Eles também aumentam o número de células imunológicas e a produção de citócines, os mensageiros químicos que facilitam a comunicação dentro do sistema imunológico.

Artrite

A inflamação crônica associada à artrite estimula a produção de radicais livres, que por seu lado promovem a doença e seus sintomas dolorosos. Infelizmente, a inflamação é produzida em parte pela própria resposta do sistema imunológico aos auto-antígenos presentes nas articulações artríticas. A conseqüência é que o sistema imunológico, no processo normal de realizar sua tarefa, piora as coisas, em parte através da produção de oxidantes. As pesquisas têm demonstrado que as pessoas que têm inflamações crônicas provocadas pela artrite possuem baixos níveis de antioxidantes em suas correntes sangüíneas, e de fato, elas já possuiam baixos níveis de antioxidantes mesmo antes dos sintomas aparecerem. Isso também é verdadeiro para as pessoas que sofrem de doenças inflamatórias no intestino. Os antioxidantes são muito importantes no tratamento dessas doenças.

Os efeitos dos antioxidantes

Apresentamos aqui uma análise mais detalhada do que cada um dos antioxidantes pode fazer por você e seu sistema imunológico.

Beta-caroteno

O beta-caroteno (a forma vegetal da vitamina A) fortalece o nosso sistema imunológico de várias maneiras. Em alguns estudos ficou provado que ele aumenta o número de células CD4 e células mortíferas naturais, além de estimular a produção de certos interleucines, especialmente a interleucine-2, que estimula a produção e a função das células T. Entretanto alguns relatos indicam que retinóides como o beta-caroteno podem enfraquecer a função mortífera dos macrófagos. Isso pode se tornar um problema no momento de matar células do câncer, como sugerem certos estudos recentes.

O beta-caroteno tem demonstrado fortalecer as tentativas do sistema imunológico contra a *Candida albicans*, a causa mais comum de infecção por leveduras. Nos países em desenvolvimento, onde as deficiências de vitamina A são comuns, essa vitamina demonstrou reduzir dramaticamente as infecções, particularmente as dos intestinos e pulmões, reduzindo as taxas de mortalidade infantil. Neste país, (Estados Unidos-N.T.) as deficiências de vitamina A não são comuns, mas certos grupos têm freqüentemente baixos níveis de beta-caroteno ou de vitamina A. Estes incluem os idosos, as mulheres na menopausa, os fumantes, os que sofrem de asma, e as pessoas que se tratam do câncer através da quimioterapia.

O beta-caroteno e as doenças cardíacas

Cientistas do Hospital Brigham e de Mulheres em Boston relataram que homens com um histórico de doenças cardiovasculares que tomaram uma suplementação de beta-caroteno, apresentavam aproximadamente metade do risco de sofrer um ataque cardíaco, um derrame, e de morrer por doenças cardíacas em geral, do que aqueles que não consumiam quantidades regulares desse fortalecedor do sistema imunológico. Os homens nesse estudo consumiram cinqüenta miligramas de beta-caroteno de dois em dois dias, uma quantidade facilmente obtida pela alimentação comum.

Um estudo em noventa mil enfermeiras acompanhadas durante oito anos indicou que aquelas que consumiam quantidades regulares de frutas e verduras ricas em beta-caroteno (elas recebiam de quinze a vinte miligramas de beta-caroteno por dia, através da alimentação) tinham 40% menos ataques do coração e derrames do que os sujeitos de controle que não comiam alimentos ricos nesse nutriente.

O beta-caroteno é somente uma dentre as centenas de substâncias químicas da família dos carotenóides, em que nem todas apresentam atividade de vitamina A. Vários estudos recentes aventam a possibilidade de que a atenção no beta-caroteno tem sido muito concentrada e de que outros carotenóides, ou combinação de carotenóides, podem ser mais importantes do que só o beta-caroteno na prevenção das doenças. Pouco se sabe sobre esses outros carotenóides, que são muitas vezes encontrados juntos com o beta-caroteno nos alimentos. O licopênio, por exemplo, é outro carotenóide potencialmente importante. Ele é abundante nos tomates e parece oferecer proteção contra o câncer. O beta-caroteno pode ser somente a ponta do *iceberg*, e a ênfase científica no beta-caroteno como um agente terapêutico único tem levado os pesquisadores a perder a visão do quadro mais amplo. Há estudos sugerindo que as formas e propriedades únicas dos diversos carotenóides ajudam-nos a serem levados às diferentes regiões do corpo. Pode até ser que os carotenóides sejam muito mais importantes agindo em conjunto do que cada um isoladamente.

Diversos estudos recentes levantaram algumas dúvidas quanto à eficiência do beta-caroteno na prevenção do câncer e até sugeriram que as pessoas que usam suplementos da substância podem ter uma chance levemente maior de desenvolver certos cânceres. Em um desses estudos, publicado inicialmente no *New England Journal of Medicine* e depois no *American Journal of Clinical Nutrition,* homens com idades entre cinqüenta e sessenta e nove anos que foram fumantes durante toda a vida receberam cinqüenta gramas de vitamina E e vinte miligramas de beta-caroteno ao dia. No estudo descobriu-se que a suplementação dessas duas vitaminas não protegeu os homens do câncer dos pulmões. De fato, aqueles que tomaram os suplementos de beta-caroteno apresentaram um risco levemente maior de desenvolver câncer no pulmão, assim como no estômago e na próstata. Essa descoberta é consistente com relatos de uma atividade mortífera reduzida de macrófagos expostos a retinóides.

Mas num aparente paradoxo, os resultados do grupo de controle para esse estudo – homens que não receberam nenhuma suplementação – mostraram que aqueles com níveis sangüíneos mais elevados de beta-caroteno e de vitamina E apresentaram os índices mais baixos de câncer pulmonar, enquanto aqueles que apresentaram os níveis sangüíneos mais baixos de beta-caroteno e de vitamina E apresentaram os índices mais elevados de câncer pulmonar. Uma forma de interpretar esse paradoxo é supor que a suplementação é inferior ao alimento como fonte de vitaminas, principalmente de antioxidantes. Os cientistas que conduziram a pesquisa concluíram que "é melhor obter substâncias nutricionalmente ativas, (como a vitamina E e o beta-caroteno) de uma quitanda do que de uma farmácia".

Similarmente, em outro estudo, o índice de morte por qualquer causa foi o mais baixo dentre aqueles que tinham a concentração mais alta de beta-caroteno em seus sangues, quando acompanhados durante uma média de oito anos. Inversamente, aqueles com os níveis mais baixos de beta-caroteno tinham mais probabilidade de morrer; a ingestão de beta-caroteno sob a forma de comprimidos não teve nenhum efeito na mortalidade.

Vitamina C

A vitamina C, que é solúvel em água, funciona em conjunto com as vitaminas A e E, que são solúveis na gordura. Níveis ótimos de vitamina C – quantidades entre cem e quatrocentos miligramas ao dia – fazem com que os linfócitos reajam com mais vigor diante de um antígeno. Uma ingestão maior de vitamina C fortalece significativamente os índices dos maiores anticorpos no sangue, IgG e IgM. A vitamina C estimula a atividade das células mortíferas naturais e a produção do interferon, um mensageiro químico que aciona uma resposta imunológica mais forte contra os vírus e algumas células do câncer. Ela também contribui para a saúde e vitalidade dos macrófagos.

Dentre seus muitos efeitos imunológicos úteis, a vitamina C parece agir como um antihistamínico. A histamina é uma substância química liberada pelas células particularmente durante as reações alérgicas; ela provoca inchaço e inflamação. É amplamente responsável pelos sintomas da febre do feno. Em alguns relatos afirma-se que a vitamina C pode reduzir os sintomas da febre do feno e da artrite.

O ganhador do prêmio Nobel, Linus Pauling, afirmou que a vitamina C poderia prevenir o resfriado comum. As evidências, até hoje, confirmam em parte essa teoria. Uma análise que reviu os resultados de vinte e um estudos concluiu que uma grama ao dia de vitamina C pode reduzir a gravidade e a duração do resfriado comum em 23%. Ainda não se tem certeza se ela pode reduzir a freqüência dos resfriados. A vitamina C também demonstrou reduzir a gravidade de infecções respiratórias em pacientes idosos hospitalizados, que tomavam doses diárias de duzentas miligramas.

Um estudo recente indica que o nível de vitamina C em linfócitos e no sangue alcança um limite máximo quando as pessoas consomem de duzentas a quatrocentas miligramas ao dia. Níveis mais elevados de consumo não fornecem mais vitamina C à corrente sangüínea.

Vitamina E

A vitamina E é particularmente protetora contra o declínio normal do sistema imunológico devido à idade. Também conhecida como tocoferol, a vitamina E é essencial para a manutenção do metabolismo e a função imunológica normais. Ela também reduz os danos à musculatura, principalmente depois dos exercícios. As deficiências de vitamina E em seres humanos estão associadas a uma atividade prejudicada das células T e um aumento da incidência de doenças infecciosas.

A ingestão de altos índices de vitamina E (de cinqüenta a novecentos miligramas ao dia) aumentou a capacidade dos linfócitos dos sujeitos do teste de se multiplicarem em resposta ao estímulo. A vitamina E também provou que aumenta a produção de interleucine-2. Ela estimula a atividade das células mortíferas naturais que selecionam e destróem os vírus e as células do câncer. Ela também pode estimular a atividade fagocítica dos granulócitos. Em alguns estudos ficou demonstrado que quatrocentos miligramas de vitamina E tomadas diariamente por crianças com deficiência em glutathionio fortaleceu significativamente a atividade fagocítica.

Além da vitamina E fortalecer a reação das células imunológicas às infecções, ela também parece mitigar os efeitos colaterais tóxicos das atividades do sistema imunológico. Por exemplo, as células imunológicas produzem menos prostaglandinas e peróxidos – que provocam a inflamação dos tecidos – depois de fagotizarem (ou consumirem) um agente patogênico. Limitando a inflamação, o sistema imunológico torna-se capaz de trabalhar com mais eficiência e aparentemente contra menos resistência criada por ele mesmo.

Estudos realizados na Universidade Tufts demonstram que a vitamina E faz com que os linfócitos reajam mais vigorosamente contra um antígeno da TB, e que também proliferem mais rapidamente diante de um antígeno qualquer.

Além de pomover uma melhoria a curto prazo da função imunológica, a vitamina E mostrou, em algumas pesquisas, que depois de seis meses de suplementação – duzentos miligramas por dia – o antioxidante resultou numa melhoria contínua e dramática da resposta imunológica.

A vitamina E e o câncer

A ingestão de vitamina E tem sido relacionada com uma menor incidência do câncer e uma menor taxa de mortalidade pela doença. Num estudo realizado pelos chineses, a suplementação de vitamina E em duas vezes a RDA foi associada a índices mais baixos de câncer, particularmente o câncer de estômago. A RDA para a vitamina E é de dez miligramas ao dia. Duas ou três vezes essa quantidade podem ser facilmente obtidas de fontes alimentares simples. As diferenças nos índices de câncer entre as pessoas que consumiram pelo menos dez a vinte miligramas de vitamina E por dia puderam ser constatadas em dois anos.

A vitamina E e as doenças cardíacas

Além da capacidade da vitamina E de prevenir o desenvolvimento das doenças cardíacas, ela pode, também, aparentemente, diminuir a velocidade da progressão naquelas pessoas que já apresentam sintomas da doença. Num estudo relatou-se que a vitamina E poderia diminuir a velocidade de obstrução das artérias em homens que passaram por alguma cirurgia de ponte de safena. Usando a angiocinegrafia serial para medir a dimensão da abertura da artéria descobriu-se que os homens que tomavam cem ou mais miligramas de vitamina E por dia apresentaram menos obstruções em seus vasos sangüíneos ao longo dos dois anos em que tomaram a vitamina.

Numa pesquisa em 34.486 mulheres na pós-menopausa, a ingestão de vitamina E através da alimentação foi associada a um menor risco de morte por doenças do coração, ao passo que as vitaminas A e C não tiveram nenhum efeito. As mulheres que ingeriram a maior quantidade de vitamina E reduziram seus riscos de morte por doenças cardíacas em 0,42% comparadas com aquelas que consumiram quantidades menores.

Vamos nos lembrar: os antioxidantes possuem muito mais qualidades benéficas à saúde quando são consumidos em conjunto, ao invés de individualmente. Tomá-los isoladamente sob a forma de comprimidos nos impede de obter a grande variedade de antioxidantes presentes na comida. Além disso, os alimentos vegetais contém outros nutrientes que fornecem uma proteção específica contra o câncer. Uma avaliação da presença dos antioxidantes nas frutas resultou nesta lista, em ordem decrescente, (da maior presença à menor): morangos, ameixas, uvas vermelhas, kiwi, grapefruit roxo, uvas brancas, bananas, maçãs, tomates, pêras, melão. Para os sucos de frutas, a ordem foi a seguinte: uvas, grapefruit, tomate, laranja, maçã.

Pacientes que têm de combater o câncer, a hepatite, infecções crônicas ou doenças dos rins ou da próstata podem precisar de suplementos de beta-caroteno ou de vitamina A, pois nessas situações muitas vezes são eliminadas grandes quantidades dessa vitamina.

No entanto, podem surgir danos com a ingestão excessiva de antioxidantes; o corpo necessita, de fato, uma certa quantidade de oxidação para que as células se mantenham e produzam energia. A ingestão de altas doses de beta-caroteno não parece ser tóxica, apesar das pessoas que as ingerem começarem a ficar com uma cor laranja. A vitamina A em excesso pode causar um problema: os efeitos podem ser dores de cabeça, vômitos, náuseas, perda de peso, fadiga, perda de cabelos, pele seca, e problemas no fígado. Seis mil microgramas por dia podem provocar defeitos de nascença quando ingeridos por mulheres grávidas.

O hábito de fumar diminui a absorção de vitamina C, por isso a ingestão deve aumentar em cerca de vinte e cinco miligramas por maço ao dia. Até os fumantes passivos apresentam níveis mais baixos de antioxidantes no sangue, como por exemplo, os filhos dos fumantes. Os que bebem muito e tomam muita aspirina também podem precisar de um aumento nas dosagens, mas mesmo assim nos parece que as fontes alimentares, tão abundantes, devem ser capazes de suprir as necessidades adicionais sem que seja preciso lançar mão dos suplementos.

Danos relacionados a megadoses de vitamina C incluem os cálculos renais e de vesícula, irritações do trato urinário, e constipações e diarréias. Em pessoas com elevadas taxas de ferro, a vitamina C age como um oxidante – o efeito oposto do que se pretende para um antioxidante – e pode ser perigoso para as pessoas que têm um tipo de anemia crônica *(sickle cell anemia)* dos glóbulos vermelhos. Além disso, o corpo se ajusta aos altos níveis de ingestão aumentando o metabolismo e a excreção, de modo que ao se suspender as megadoses, o retorno à ingestão de níveis normais pode levar a uma deficiência de vitamina C. Quinhentos miligramas por dia é a sugestão para o limite máximo da suplementação diária.

A suplementação de vitamina E é necessária em crianças prematuras e pessoas com problemas de má absorção. O excesso de vitamina E está associado a níveis reduzidos de funcionamento da tiróide, fadiga, fraqueza, visão embaçada e problemas gastrointestinais. A vitamina E se acumula no organismo, e o uso a longo prazo de altos níveis pode ser excessivo.

Os bioflavonóides e o derrame

Num estudo realizado nos Países Baixos, em 552 homens de idades entre 50-69 anos que foram monitorados durante quinze anos, descobriu-se uma incidência substancialmente menor de derrames naqueles que consumiam as maiores quantidades de bioflavonóides. A conclusão decorreu de uma pesquisa que levou em conta o consumo de peixe, álcool e outros antioxidantes. Neste grupo, o chá preto contribuiu com 70% da ingestão de bioflavonóides. O grupo com o menor índice de derrames bebia em média mais de quatro xícaras por dia.

REFERÊNCIAS

Albanes, D., Heinonen O., Huttunen J., Taylor P., Virtamo J., Edwards B., Haapakoski J., Rautalahti M., Hartman A., Palmgren J. & Greenwald P. "Effect of Vitamin E and Beta-Carotene Supplements on Câncer Incidence in the Alpha-Tocopherol and Beta-Carotene Câncer Prevention Study". *American Journal of Clinical Nutrition* 62 (suplemento de 1995): 1427-30.

Alexander, M., Newmark H. & Miller R. "Oral Beta-Carotene can Increase the Number of OKT4+Cells in Human Blood". *Immunology Letters* 9 (1985): 221-24.

Ames, B., Shigenaga M. & Hagen T. "Oxidants, Antioxidants, and the Degenerative Diseases of Aging". *Proceedings of the National Academy of Sciences* 90 (setembro de 1993): 7915-22.

Bendich, A. "Role of antioxidants in the Maintenance of Immune Functions". In. *Natural Antioxidants in human health and Disease*, v. 4, editado por B. Frei, San Diego: Academic Press, 1994.

Blot, W., Li J., Taylor P., Guo W., Dawsey S., Wang G., Yang C., Zheng S., Gail M., Li G., Yu Y., Liu B., Tangrea J., Sun y., Liu F., Fraumeni J., Zhang Y. & Li B. "Nutrition Intervention Trials in Lixian, China — Supplementation with Specific Vitamin/Mineral Combinations, Câncer Incidence, and Disease-Specific Mortality in the General Population". *Journal of The National Câncer Institute* 85 (15 de setembro de 1993): 1483-92.

Chandra, R.K. "Effects of Vitamin and Trace-Element Supplementation on Immune Responses Among the Elderly". *Lancet* 340 (7 de novembro de 1992): 1124-27.

Chen, J., Geissler C., Parpia B., Li J. & Campbell T. "Antioxidant Status and Câncer Mortality in China". *International Journal of Epidemiology* 21 (abril de 1992): 625-35.

Cross, C. & Halliwell B. "Nutrition and Human Disease: How Much Extra Vitamin C might Smokers Need?" *Lancet* (24 de abril de 1993): 1091.
Frei, B., Elgnad L. & Ames B. "Ascorbate Is an Outstanding Antioxidant in Human Blood Plasma". *Proceedings of the National Academy of Sciences* 86 (agosto de 1989): 6377-81.
Gey, K., Puska P., Jordan P. & Moser U. "Inverse Correlation Between Plasma Vitamin E and Mortality from Ischemic Heart Diease in Cross-Cultural Epidemiology". *American Journal of Clinical Nutrition* 53 (janeiro de 1991): 326S-34S.
Greenberg, E., Baron J., Karagas M., Stukel T., Nierenberg D., Stevens M., Mandel J., & Haile R. "Mortality Associated with Low Plasma Concentration of Beta-Carotene and the Effect of Oral Supplementation". *Journal of the American Medical Association* (7 de março de 1996): 699-703.
Heliovaara, M., Knekt P., Aho K., Aaran R., Alfthan G. & Aromaa A. "Serum Antioxidants and Risk of Rheumatoid Arthritis". *Annals of the Rheumatic Diseases* 53 (janeiro de 1994): 51-53.
Hemila, H. "Does Vitamin C Alleviate the Symptoms of the Common Cold? — A Review of Current Evidence". *Scandinavian Journal of Infectious Diseases* 26 (janeiro de 1994): 1-6.
Hodis, H. Mack W., LaBree L., Cashin-Hemphill L., Sevanian A., Johnson R. & Azen S. "Serial Coronary Angiographic Evidence That Antioxidant Vitamin Intake Reduces Progression of Coronary Artery Atherosclerosis". *Journal of the American Medical Association* 273 (21 de junho de 1995): 1849-54.
Hunt, C., Chakravorty N., Annon G., Habibzadeh N. & Schorah C. "The Clinical effects of Vitamin C Supplementation in Elderly Hospitalized Patients with Acute Respiratory Infections". *International Journal of Vitamin and Nutrition Research* 64 (1994): 212-19.
Keli, S., Hertog M., Fesken E. & Kromhout D. "Dietary Flavonoids, Antioxidant Vitamins, and Incidence of Stroke: The Zutphen Study". *Archives of Internal Medicine* 156 (março de 1996): 637-42.
Kornhauser, A., Lambert L., Wamer W., Wei R., Lavu S. & Timmer W. "Antioxidants and Câncer Prevention in Vivo and in Vitro". In *Nutrition in Câncer Prevention and Treatment,* editado por K. Prasad, Totowa, N.J.: Humana Press, 1995.
Kushi, L., Folsom A., Prineas R., Mink P., Wu Y. & Bostick R. "Dietary Antioxidant Vitamins and Death from Coronary Heart Dise-

ase in Postmenopausal Women". *New England Journal of Medicine* 334 (2 de maio de 1996): 1156-62.

Levine, M., Conry-Cantilena C., Wang Y., Welch R., Washko P., Dhariwal K., Park J., Lazarev A., Graumlich J. & King J. "Vitamin C Pharmokinetics in Healthy Volunteers: Evidence for a Recommended Dietary Allowance". *Proceedings of the National Academy of Sciences* 93 (16 de abril de 1996): 3704-9.

Meydani, S., Barkland M., Liu S., Mydani M., Miller M., Cannon J., Marrow F., Rockilin R. & Blumberg J. "Vitamin E Supplementation Enhances Cell-mediated Immunity in Healthy Elderly Subjects". *American Journal of Clinical Nutrition* 52 (setembro de 1990): 557-63.

Meydani, S., Hayek M. & Coleman L. "Influence of Vitamins E and B_6 on Immune Response". *Annals of the New York Academy of Sciences* 669 (1992): 125-40.

Rimm, E., Stampfer M., Ascherio A., Giovannucci E., Colditz G. & Willet W. "Vitamin E Consumption and the Risk of Coronary Heart Disease in Men". *New England Journal of Medicine* 328 (20 de maoi de 1993): 1450-56.

Sommer, A. "Vitamin A, Infectious Disease, and Childhood mortality: A 2c Solution?" *Journal of Infectious Diseases* 167 (1993): 1003-7.

Stampfer, M., Henneken C., Manson J., Colditz G., Rosner B. & Willet W. "Vitamin E Consumption and the Risk of Coronary Heart Disease in Women". *New England Journal of Medicine* 328 (20 de maio de 1993): 1444-49.

Wang, H., Cao G. & Prior R. "Total Antioxidant Capacity of Fruits". *Journal of Agricultural and Food Chemistry* 44 (março de 1996): 701-5.

CAPÍTULO 17

Os minerais e a ciência

Os ions de metal são necessários em todo o organismo; eles interagem com as proteínas para ajudá-las a funcionar. As proteínas têm alguma flexibilidade em sua forma mas precisam estar num arranjo preciso para funcionar eficazmente. As proteínas são sintetizadas como uma seqüência linear de aminoácidos. Este cordão de aminoácidos é então disposto numa estrutura tridimensional que parece um novelo emaranhado de barbante; as voltas e nós torcidos são, em parte, ditados pela seqüência dos aminoácidos. Freqüentemente um ion de metal formará uma ponte entre as diversas laçadas da proteína e a ajudará a estabilizar sua forma, de modo a permitir o seu funcionamento. As cargas positivas no ion de metal interagem com as cargas negativas na proteína. Diferentes proteínas requerem diferentes ions para fazer isso. Muitas usam o zinco; outras usam o ferro, o magnésio ou o cobre. O zinco e o cobre, por exemplo, são necessários para o funcionamento da enzima superóxido dismutase, uma enzima que de outro modo destruiria oxidantes prejudiciais. Como observamos no capítulo 5, o sistema imunológico é sensível aos níveis alimentares (tanto o excesso quanto as deficiências) de um grande número de metais.

O Zinco

O zinco é necessário tanto para o desenvolvimento quanto para o funcionamento dos linfócitos T. Ele é necessário no timo, para ajudar os timócitos imaturos a se desenvolverem em células

T maduras. Os níveis de zinco também influenciam o amadurecimento das células CD4 depois que deixam o timo. Sem as quantidades adequadas de zinco, esses linfócitos T respondem menos eficazmente a uma ameaça, não se dividem tão eficazmente em resposta a um estímulo. Assim, a deficiência de zinco está associada muito mais a um número inferior de células T do que o normal, particularmente as células CD4. Sem uma resposta forte das células CD4, a reação imunológica geral enfraquece significativamente, pois são as células CD4 que dirigem e estimulam muitos outros membros importantes do exército imunológico. Entretanto, quando os níveis de zinco se normalizam, a resposta das células T também é restaurada. Sob certas circunstâncias, o próprio zinco em si é suficiente para provocar a multiplicação dos linfócitos T sem a presença de antígenos.

As células T não são as únicas células imunológicas cuja função é prejudicada pela quantidade inadequada de zinco. As células mortíferas naturais são significativamente menos reativas. Elas são particularmente importantes na luta contra células tumorais, e qualquer redução no seu número ou na sua agressividade pode representar uma maior vulnerabilidade ao câncer. Além disso, as células mortíferas naturais são a primeira linha de defesa contra os vírus, portanto sua menor atividade pode representar uma maior suscetibilidade contra infecções virais. E também quando os níveis de zinco estão baixos, as células B não produzem quantidades adequadas de anticorpos, o que torna a resposta imunológica às bactérias menos eficaz.

Portanto, não é de se surpreender que as crianças com níveis inadequados de zinco em suas correntes sangüíneas têm taxas significativamente mais elevadas de infecção do que as que apresentam níveis adequados. Em um estudo, trinta e duas crianças foram divididas em dois grupos, um dos quais recebia suplementações do mineral e o outro um placebo. As que receberam o zinco passavam a ter muito menos infecções, ganharam peso e apresentaram níveis sangüíneos mais elevados de células T e anticorpos.

Em outro estudo, em que foram examinadas as respostas das células CD4 em crianças com a síndrome de Down, os pesquisadores descobriram que as células CD4 não se multiplicavam adequadamente em resposta ao estímulo. As crianças com a síndrome de Down apresentavam níveis baixos de zinco. Entretanto, quando as crianças recebiam suplementos de zinco (vinte miligramas ao dia por quilo de peso do corpo) durante dois meses, a resposta proliferativa voltava ao normal e permanecia assim durante seis meses. Essas melhores respostas não aconteciam mais depois da interrupção da suplementação do zinco. Em outro estudo se demonstrou que crianças com a síndrome de Down tinham menos infecções quando recebiam suplementos de zinco, provavelmente porque sua função imunológica melhorava.

Num estudo entre adultos saudáveis que tomaram comprimidos de zinco verificou-se que os resfriados não duravam muito. Eles duravam 4,9 dias no grupo que recebeu a suplementação, contra 6,1 dias no outro grupo que tinha índices mais baixos de zinco. Essas diferenças no tempo de duração dos resfriados ocorria quando o zinco era tomado antes do início do resfriado. No entanto, o zinco também se mostrou eficaz quando tomado um dia antes do resfriado começar (4,3 dias contra 9,2 dias). Os sintomas do resfriado, como tosse, coriza nasal, e congestão, foram mais fracos entre aquelas pessoas que tomaram doses adicionais de zinco.

Em estudos com animais, os camundongos com uma alimentação pobre em zinco eram menos capazes de combater a candidíase e as infecções parasitárias, em parte por causa de uma menor capacidade de produzir citócines, e em parte por causa de uma redução na capacidade mortífera dos macrófagos.

O sistema imunológico em desenvolvimento parece ser especialmente sensível aos baixos níveis de zinco. Em estudos com animais descobriu-se que até mesmo deficiências marginais de zinco numa fêmea prenhe eram responsáveis por um prejuízo duradouro nas respostas imunológicas do rebento. Novamente, as mais afetadas foram principalmente as respostas das células T.

Os efeitos do excesso de zinco

Apesar do zinco ser necessário para o ótimo funcionamento do sistema imunológico, os níveis sangüíneos excessivos de zinco são prejudiciais a ele. Num estudo, homens saudáveis receberam trezentos miligramas de zinco ao dia durante seis semanas. (A média de ingestão de zinco pelos alimentos é de aproximadamente dez a quinze miligramas ao dia.) Os pesquisadores descobriram que, assim como ocorre com as quantidades inadequadas de zinco, o excesso desse mineral também deprimiu a resposta das células T a um antígeno e a função dos granulócitos também foi adversamente afetada.

Os níveis sangüíneos normais de zinco são de cem microgramas por decilitro; os níveis sangüíneos de trezentos microgramas por decilitro ou mais estão associados a danos ao sistema imunológico. Como já observamos no capítulo 5, as megadoses de zinco também podem provocar problemas gastrointestinais e são um perigo para as mulheres grávidas.

Só o consumo de alimentos ricos em zinco já pode provocar a proliferação dos linfócitos T e acionar a secreção de anticorpos pelas células B, especialmente se os níveis de zinco já eram baixos antes da introdução desses alimentos. Mais uma vez, a moderação é essencial.

As pessoas que mais comumente apresentam níveis sangüíneos baixos de zinco são os viciados em drogas intravenosas e em álcool, principalmente alcoólatras com cirrose hepática. Outras pessoas que correm esse risco são os que sofrem da doença inflamatória dos intestinos, adolescentes e idosos. Todos esses três grupos tendem a seguir dietas alimentares que podem ter quantidades inadequadas de zinco. Adultos convalescentes têm uma necessidade de zinco maior do que a média, quando o tecido muscular precisa ser substituído. Os níveis de zinco também tendem a ser mais baixos em pessoas que sofrem de artrite grave. Nestes casos os baixos níveis sangüíneos são resultado da inflamação associada à artrite e à produção de citócines, como a interleucine-1, que provoca a remoção do zinco da circulação. Aqui, a forma de melhorar esses níveis de zinco é reduzir a reação inflamatória.

Ferro

O ferro é outro mineral que influencia o sistema imunológico. Mas como as células do sistema imunológico possuem mecanismos extensivos para controlar seus níveis internos de ferro, elas parecem capazes de funcionar normalmente numa escala bastante ampla de níveis externos desse metal. Os linfócitos aproveitam o máximo de seu ferro ligando-se a uma proteína do plasma, chamada transferrin. Quando precisam de ferro, eles produzem receptores de transferrin, que colocam em suas superfícies para apanhar as moléculas de transferrin do plasma e os seus ions de ferro colados. As células fazem isso quando o nível de ferro dentro delas fica baixo, ou quando são ativadas e estão se preparando para se dividir. O ferro é necessário para a função da ribonucleótide reductase, uma enzima que controla a síntese do DNA. O ferro também é necessário para a respiração celular na mitochondria, as organelas intracelulares que realizam a troca de oxigênio das células. Quando os níveis de ferro na célula são elevados, e quando a célula acabou de se dividir, ela começa a produzir outra proteína que liga o ferro, chamada de ferritin, que cola o excesso de ferro e ajuda a excretá-lo da célula. Os linfócitos T e as células mortíferas naturais não possuem receptores de transferrin detectáveis, a menos que sejam ativados. Por outro lado, os linfócitos B possuem níveis baixos de receptores de transferrin, quando estão em repouso, e aumentam o número desses receptores quando são ativados. Talvez por causa dessa diferença, as células T sejam mais sensíveis aos baixos níveis de ferro do que as células B. As células T proliferam menos em pessoas com deficiência de ferro, e as células T auxiliares envolvidas em inflamações parecem se afetar mais pelos níveis baixos de ferro do que as células T auxiliares envolvidas na ajuda à fabricação de anticorpos pelas células B. Como esperado, então, a produção de anticorpos é relativamente normal até mesmo em indivíduos com deficiência de ferro.

A deficiência de ferro em crianças ocorre em períodos de crescimento acelerado e é mais comum no segundo semestre do primeiro ano e novamente durante a fase de crescimento póspubertal. A anemia por deficiência de ferro em adultos é quase sempre relacionada com a perda de sangue. Ela é mais freqüentemente encontrada em pessoas acima de cinqüenta anos de idade, que sofrem de hemorróidas, úlceras pépticas, hérnia hiatal, diverticulose e fazem uso crônico da aspirina. Um fluxo grande de sangue menstrual e da gravidez também podem causar anemias. A deficiência de ferro enfraquece o sistema imunológico mesmo antes do desenvolvimento da anemia.

Os efeitos do excesso de ferro

O excesso de ferro, assim como de zinco, deprime a imunidade. No entanto, os efeitos do excesso de ferro nas células imunológicas individuais ainda não é tão bem compreendido. Os macrófagos eliminam o excesso de ferro nos tecidos e no sangue, o que nos sugere que o sistema imunológico pode estar regulando a quantidade na corrente sangüínea. Isso ocorre principalmente quando os macrófagos estão limpando os resíduos das feridas.

Algumas pessoas acham que a suplementação de ferro está associada a um maior risco de morte por doenças do coração, mas os dados ainda são inconclusivos. Os níveis excessivos de ferro agem como um oxidante, ajudando a transformar o colesterol LDL em sua forma oxidada mais perigosa. A vitamina C aciona a oxidação do ferro, sugerindo que aqueles que tomam vitaminas e suplementos minerais podem estar correndo riscos maiores.

Mais alguns fatores prejudiciais do excesso de ferro incluem a sua armazenagem no fígado, no pâncreas, e às vezes no coração. O excesso de ferro pode interferir com a assimilação do zinco e causar arritmias.

Magnésio

As manifestações clínicas da deficiência de magnésio podem incluir disfunções neuro-musculares (como contrações musculares involuntárias), convulsões, tremores, e fraqueza muscular; anormalidades de comportamento, como a ansiedade, a desorientação, a confusão, e o comportamento psicótico, além de anormalidades cardiovasculares, particularmente a taquicardia. Os níveis baixos de magnésio estão associados a desordens gastrointestinais como a diarréia crônica e a doença celíaca; desordens renais, alcoolismo, com ou sem cirrose, e certas desordens endócrinas como o hiper ou hipoparatiroidismo, hipertiroidismo e "diabetes mellitus". O excesso de magnésio está associado à insuficiência renal, e o nível sangüíneo de magnésio pode se elevar ligeiramente com a terapia do lítio. O excesso de magnésio pode provocar paralisia e insuficiência respiratória.

REFERÊNCIAS

Bronner, F. & Coburn J., eds. *Disorders of Mineral Metabolism*, v. 1-3. San Diego: Academic Press, 1981.

Godfrey, J., Sloane B. Conant., Smith D., Turco J., Mercer N. & Godfrey N. "Zinc Gluconate and the Common Cold: A Controlled Clinical Study". *Journal of International Medical Research* 20 (20 de junho de 1992): 234-46.

Good, R. & Lorenz E. "Nutrition and Cellular Immunity". *International Journal of Immunopharmacology* 14 (abril de 1992): 361-67.

Kemp, J. "The Role of Iron and Iron-Binding Proteins in Lymphocyte Physiology and Pathology". *Journal of Clinical Immunology* 13 (fevereiro de 1993): 81-89.

Kumari, B. & Chandra R. K. "Overnutrition and Immune Responses". *Nutrition Research* 13 (suplemento 1, 1993): S3-S18.

Licastro, F., Chiricolo M., Mocchegianni E., Fabris N., Zannoti M., Beltrandi E., Mancini R., Parente R., Arena G. & Masi M. "Oral Supplementation in Down Syndrome Subjects Decreased Infections and Normalized Some Humoral and Cellular Parameters". *Journal of Intellectual Disability Research* 38 (abril 1994): 149-62.

McCoy, H. & Kenney M. "Magnesium and Immune Function: Recent Findings". *Magnesium Research* 5 (dezembro de 1992): 281-93.

Mei, W., Dong Z. Liao B. & Xu H. "Study of Immune Function of Cancer Patients Influenced by Supplemental Zinc or Selenium-Zinc Combination". *Biological Trace Element Research* 28 (janeiro de 1991): 11-19.

Prohaska, J & Lukasewycz O. "Effects of Copper Deficiency on the Immune System". *Advances in Experimental Medicine and Biology* 262 (1990): 123-43.

CAPÍTULO 18

Uma dieta de pouca gordura e a ciência

Apesar dos malefícios da gordura terem sido bastante divulgados, nós todos precisamos de certa quantidade de gordura para permanecermos saudáveis. As células do sistema imunológico são particularmente sensíveis à quantidade e ao tipo de gordura que comemos. A membrana das células forma o limite entre o interior e o exterior da célula; ela consiste de aproximadamente metade de proteínas e metade de lipídeos, ou gorduras. A composição das gorduras nas membranas é influenciada pela alimentação. Quanto mais gorduras poliinsaturadas nós comemos, tanto mais gorduras poliinsaturadas vão parar nas membranas. A composição lipídica da membrana celular afeta o modo como a célula se comunica com o mundo exterior. Ela pode influenciar o reconhecimento dos perigos e a resposta a eles. Apesar de geralmente mais recomendadas que as gorduras saturadas na redução dos riscos de doenças cardíacas, para o sistema imunológico as gorduras poliinsaturadas são geralmente consideradas tão ruins quanto, ou até piores que as gorduras saturadas. Em alguns estudos, o aumento de gorduras, particularmente os óleos de peixe, é considerado como suavizante do sistema imunológico e redutor das inflamações.

Um estudo publicado na revista *Clinical Immunology and Immunopathology* divulgou os efeitos de três dietas sobre algumas mulheres e seus sistemas imunológicos. Todas as mulheres começaram com uma dieta de muitas gorduras, cerca de 41%. Paralelamente seus linfócitos iam sendo testados em sua capacidade de multiplicação, depois do estímulo. Depois disso, as mulheres foram divididas em dois grupos, e cada um deles recebeu uma alimentação com menos gorduras. Um dos grupos recebeu uma dieta contendo 26% de calorias provenientes da gordura, com 3% dessa gordura proveniente de gorduras poliinsaturadas. O outro grupo seguiu uma dieta contendo 31% de gordura, dos quais 9,1% provenientes de gorduras poliinsaturadas. Mais uma vez os linfócitos foram desafiados a se dividirem.

Os cientistas descobriram que quando as mulheres seguiam uma das dietas de poucas gorduras, os linfócitos respondiam com muito mais vigor do que quando elas ingeriam alimentos de muita gordura. As mulheres que faziam o regime de poucas gorduras também produziam mais complementos em seus sangues. No estudo não foram constatadas diferenças na resposta imunológica entre as duas dietas de pouca gordura; ambas fortaleceram o sistema imunológico, igualmente.

A atividade das células mortíferas naturais também foi suprimida com os elevados níveis de gordura. Em um dos estudos, os pesquisadores mediram a atividade das células mortíferas naturais em homens que seguiam uma dieta rica em gorduras (40% do total de calorias). Os pesquisadores colocaram então os mesmos homens numa dieta pobre de gorduras (consistindo de aproximadamente 22% do total de gorduras) e descobriram que a destruição de células tumorais pelas células mortíferas naturais dobrou. Quando os homens voltaram para a dieta rica em gorduras, o vigor da atividade das células mortíferas naturais foi novamente cortado pela metade. Os dois estudos, este e o outro citado anteriormente, conseguiram indicar a conexão entre a gordura e a redução da função imunológica, pois cada sujeito foi seu próprio controle. O uso desse tipo de estudo exclui a influência de outros fatores de estilo de vida como o hábito do fumo ou os exercícios, pois esses fatores permaneceram inalterados durante o estudo. Quando os cientistas levaram em conta os níveis de calorias, descobriram que a gordura tinha um efeito independente e enfraquecedor da eficácia das células mortíferas naturais.

Quando os macrófagos metabolizam a gordura, eles produzem as prostaglandinas, que suprimem as funções dos macrófagos e das células T, tornando-os menos reativos à presença de um antígeno. Forçando os macrófagos a produzirem mais dessas substâncias, a gordura os transforma em células imunosupressoras. As pesquisas demonstraram que as gorduras poliinsaturadas são especialmente eficazes para provocar a produção de prostaglandinas pelos macrófagos. Essa é uma das maneiras pelas quais o excesso de consumo de gorduras poliinsaturadas pode deprimir a função imunológica e nos tornar mais vulneráveis às doenças.

Em alguns estudos ficou demonstrado que as gorduras poliinsaturadas reduzem a produção de anticorpos pelas células B. Podem existir muitas células B no sangue, mas elas podem não ser tão eficazes na produção de anticorpos num ambiente de muita gordura – particularmente um ambiente de muita gordura poliinsaturada.

É interessante observar que as células B, antes de produzirem anticorpos, normalmente recebem ordens para a ação, dos macrófagos e das células T. Possivelmente uma dieta rica em gordura suprime as funções dos macrófagos e das células T em primeiro lugar, o que por outro lado impede essas células de enviar mensageiros químicos (citócines) para ativarem as células B.

Isto poderia ser semelhante a uma das formas com que o HIV destrói o sistema imunológico: a doença destrói as células CD4, que essencialmente neutralizam os centros de comando do sistema imunológico, e assim impede as células B, as células mortíferas T e outras defesas imunológicas de se mobilizarem contra um invasor.

Artrite, gordura e imunidade

Óleos de peixe

Os óleos de peixe inibem a produção de interleucine-1 (IL-1) o fator de necrosamento tumoral, e das prostaglandinas, ambas causadoras de inflamações. Reconhecendo o talento do óleo de peixe para a inibição das citócines e da inflamação, os pesquisadores especularam sobre a possibilidade dos óleos de peixe poderem ser usados para suprimir a resposta imunológica em pessoas com doenças auto-imunes, como a artrite. E de fato, dezoito gramas de óleo de peixe ao dia durante dez semanas provocaram uma redução significativa nos sintomas, junto com uma diminuição na produção de citócines IL-1 e do fator de necrosamento tumoral. A queda na produção de citócines foi maior do que 60%. Em um dos estudos, uma quantia pequena de 2,6 gramas de óleo de peixe ao dia reduziu os sintomas da artrite, como o inchaço nas articulações, a rigidez matinal, e a dor. O óleo de peixe provou ser mais eficaz do que três a seis gramas de óleo de oliva. Esses progressos, que ocorreram durante o período de doze semanas da pesquisa, evidenciaram também, paralelamente, reduções nos níveis sangüíneos das citócines pro-inflamatórios (como a IL-1) e das prostaglandinas. Em outro relato, setecentas gramas de peixe por semana (o que representam quatro porções de 175 gramas por semana) tiveram efeitos semelhantes nos níveis de citócines e dos sintomas da artrite, do mesmo modo que 7,5 gramas ao dia de óleo de peixe.

O óleo de peixe pode não ser a única fonte redutora da artrite proveniente das gorduras omega-3 poliinsaturadas. Um dos estudos demonstrou que o óleo de amora preta, rico em ácidos gordurosos omega-6, apresentou um efeito similar ao dos óleos de peixe, em sujeitos com artrite reumatóide. Os níveis de citócines IL-1 e IL-6 e de fator de necrosamento tumoral, todos causadores de inflamações, assim como a produção de prostaglandinas pelos macrófagos, decresceram. O consumo do óleo também reduziu a rigidez matinal.

Doze gramas ao dia de óleo de peixe também pareceram reduzir a progressão de outra doença auto-imune chamada nefropatia IgA. Nesta doença, os depósitos de anticorpos IgA nos rins interferem com as funções destes e podem provocar insuficiências renais. Pacientes que apresentaram proteínas na urina foram beneficiados pelo óleo de peixe.

Nos últimos vinte anos o consumo de gorduras nos Estados Unidos caiu de cerca de 40% a 35% da dieta, em termos de calorias. Recomendamos uma queda adicional de 20 a 25%. Por que não descer mais ainda? Há uma evidência epidemiológica sugerindo que quando o consumo de gorduras cai a 10% do total da alimentação, passa a existir um risco maior de derrames e de mortes decorrentes da ruptura dos vasos sangüíneos no cérebro. Assim como em relação aos outros nutrientes, precisamos encontrar o equilíbrio certo.

REFERÊNCIAS

De Logeril, M., Renaud S., Mamelle N., Salen P., Martin J., Monjaud I., Guidollet J., Touboul P. & Celaye J. "Mediterranean Alpha-Linolenic Acid-Rich Diet in Secondary Prevention of Coronary Artery Heart Disease". Lancet 343 (11 de junho de 1994): 1454-59.

Endres, S., Meydani S., Ghorbani R., Schindler R. & Dinarello C. "Dietary Supplementation with n-3 Fatty Acids Suppresses Interleukin-2 Production and Mononuclear Cell Proliferation". Journal of Leukocyte Biology 54 (dezembro de 1993): 599-603.

Fernandes, G. "Dietary Lipids and Risk of Autoimmune Disease". Clinical Immunology and Immunopathology 72 (agosto de 1994): 193-97.

Geusens, P., Wouters C., Nijs J., Jiang Y. & Dequeker J. "Long-Term Effect of Omega-3 Fatty Acid Supplementation in Active Rheumatoid Arthritits: A 12-Month, Double-Blind, Controlled Study". Arthritis and Rheumatism 37 (junho de 1994): 824-29.

Herbert, J., Barone J., Reddy M. & Backlund J. "Natural Killer Cell Activity in a Longitudinal Dietary Fat Intervention Trial". Clinical Immunology and Immunopathology 54 (janeiro de 1990): 103-16.

Jain, M., Miller A. & To T. "Premorbid Diet and Prognosis on Women with Breast Cancer". Journal of the National Cancer Institute 86 (1 de novembro de 1994): 1390-97.

Kelley, D., Dougherty R., Branch L., Taylor P. & Iacono J. "Concentration of Dietary n-6 Polyunsaturated Fatty Acids and the Human Immune Status". Clinical Immunology and Immunopathology 62 (fevereiro 1992): 240-44.

Kjeldsen-Kragh, J., Haugen M., Borchgrevink C., Laerum E. Eek M., Mowinkel P., Hovi K. & Forre O. "Controlled Trial of Fasting and

One-Year Vegetarian Diet in Rheumatoid Arthritis". *Lancet* 338 (12 de outubro de 1991): 889-902.

Meydani, S., Liechtenstein A., Cornwall S., Meydani M., Goldin B., Rasmussen H., Dinarello C. & Shaefer E. "Immunologic Effects of National Cholesterol Education Panel Step-2 Diets with and without Fish-derived n-3 Fatty Acid Enrichment". *Journal of Clinical Investigations* 92 (julho de 1993): 105-13.

Ross, R. "The Pathogenesis of Atherosclerosis: A Perspective for the 1990s". *Nature* 362 (29 de abril de 1993): 801-9.

Watson, J., Byars M., McGill P. & Kelman A. "Cytokine and Prostaglandin Production by Volulnteers and Rheumatoid Arthritis Patients Treated with Dietary Supplements of Black Currant Seed Oil". *British Journal of Theumatology* 32 (dezembro de 1993): 1055-58.

Willet, W. "Diet and Health: What Should We Eat?" *Science* 264 (22 de abril de 1994): 532-37.

CAPÍTULO 19

Ervas medicinais e aromáticas, alimentos que combatem o câncer e a ciência

Um grande número de alimentos e derivados de plantas medicinais têm sido examinados em seus efeitos fortalecedores da imunidade. Alguns têm sido usados na medicina popular para curar doenças relacionadas à imunidade, como infecções e câncer; mais recentemente eles têm sido avaliados cientificamente, tanto para analisar sua eficácia quanto para entender como agem. Estão sendo realizados grandes esforços de rastreamento na esperança de encontrar novas drogas milagrosas baseadas em produtos naturais. Os esforços estão focalizados principalmente em plantas usadas na medicina popular em todo o mundo. Neste capítulo, apresentamos evidências que mostram a eficácia de alguns desses produtos vegetais.

Lentinan

O lentinan é um polissacarídeo proveniente dos cogumelos shiitake, que são do gênero Lentínula. Pesquisas recentes demonstraram que o lentinan fortalece várias atividades do sistema imunológico. Ele pode aumentar a capacidade dos macrófagos e das células mortíferas naturais de eliminar células de tumores em testes de laboratório e estimulou os macrófagos em três dentre cinco voluntários saudáveis injetados com duas miligramas de lentinan para produzir a citócine interleucine-6 (IL-6), que ativa a capacidade mortífera dos macrófagos. O lentinan é ativo "in vitro" em concentrações de vinte e cinco a cem nanogramas por mililitro, um nível manifestado no sangue dos pacientes depois do tratamento. Pacientes de câncer tratados também mostraram um aumento na atividade das células mortíferas naturais e na capacidade mortífera das linfócines ativadas. Essas células mortíferas agem como super células mortíferas naturais e podem destruir muitos tipos de células cancerosas. Em modelos animais, o extrato do cogumelo fortalece a capacidade da IL-2 de impedir que o câncer se espalhe pelo corpo.

Além da sua atividade anti-câncer, a atividade protetora do lentinan contra infecções está sendo confirmada pelas pesquisas. Ele aumentou os níveis de IL-6 nos pulmões de camundongos e salvou-os de uma morte por uma infecção respiratória potencialmente letal, provocada por um vírus da gripe. O lentinan também estimula a produção de reagentes de fase aguda e eleva os níveis de pelo menos um dos produtos colaterais do complemento, que ajudam o corpo a combater as infecções.

Alho

O alho é outro alimento que tem sido promovido pelas suas propriedades anti-infecciosas e anti-câncer. Ele têm sido usado há muitos séculos na medicina chinesa. As pesquisas confirmam a sua reputação. A pesquisa epidemiológica mostra uma associação de consumo de alho e baixos índices de câncer gástrico nas populações italianas e chinesas. O alho *(Allium sativum),* o alho selvagem *(Allium ursinum),* e numa menor extensão, a cebola *(Allium cepa)* contém uma família de compostos de tiol que têm sido testados em laboratório. Os compostos de tiol tendem a exercer atividades antioxidantes. Esses compostos incluem a alicina, a ajoena, a s-alilmercaptocisteína, e o álcool alil. O extrato de alho fortalece inúmeras atividades imunológicas que podem estar relacionadas ao controle do câncer. Elas estimulam a proliferação das células T e aumentam a atividade citotóxica das células mortíferas naturais. Elas também aumentam a exibição dos receptores para as citócines IL-2 e aumentam a proliferação dirigida por essas IL-2. A atividade do extrato de alho poderia ser confundida com a de um anticorpo à IL-2, sugerindo que o efeito do alho seria aumentar os níveis de IL-2. Em outra série de experiências, os extratos de alho demonstraram aumentar a capacidade de ruptura oxidativa dos macrófagos – isto é, a produção de compostos com oxigênio capazes de matar agentes infecciosos. O alho pode também apresentar efeitos anti-câncer, independentes do sistema imunológico. Os extratos de alho reduzem o crescimento e o desenvolvimento do câncer depois da exposição a alguns mutágenos oxidativos, como a radiação. Ficou demonstrado que os extratos diminuem a oxidação de lipídeos pelos peróxidos. Essas propriedades antioxidantes também ajudaram a evitar as doenças cardíacas.

Além disso, há evidências revelando um papel anti-infeccioso dos compostos de alho, independentemente de seus efeitos fortalecedores da imunidade. Os compostos de alho apresentaram uma tividade antibacteriana e anti-viral. Num dos estudos ficou demonstrado que os extratos de alho também inibiram a formação de coágulos, através da inibição da agregação de plaquetas. Aparentemente eles bloqueiam a adesão dos integrins às superfícies das plaquetas, o que poderia reduzir o risco de derrames e de doenças cardiovasculares.

Alcaçuz

Um alimento menos famoso mas que tem sido estudado devido às suas propriedades benéficas à imunidade é o alcaçuz. O extrato de um polissacarídeo chamado glicirrizin, extraído da raiz do alcaçuz, têm sido usado clinicamente e dizem que possui uma atividade anti-inflamatória, anti-tumoral e anti-viral. Ele estimula uma melhor exibição dos receptores das IL-2 e maior produção das IL-2, quando adicionado às células em testes de laborátorio, numa quantidade de duzentos microgramas por mililitro. Ele também estimula a fagocitose realizada pelos macrófagos. Além da glicirrizin, a raiz de alcaçuz pode conter dez bioflavonóides diferentes. Suas composições e quantidades variam de espécie em espécie e até dentro da mesma espécie, dependendo do local em que a planta foi cultivada.

Plantas medicinais

Equinácea

A equinácea é conhecida popularmente como uma erva fortalecedora da imunidade. Sua reputação é confirmada por diversos estudos que demonstraram efeitos moduladores da imunidade dos extratos em água ou etanol. Ela têm demonstrado consistentemente aumentar a capacidade dos macrófagos e dos granulócitos de fagocitar partículas quando agregada, em experiências de laboratórios, ou quando ministrada a animais e seres humanos. Os extratos polissacarídeos da equinácea podem aumentar a produção das citócines inflamatórias IL-1, IL-6 e do fator de necrosamento tumoral pelos macrófagos. Como resultado dessa ativação, animais foram protegidos contra infecções por vários organismos que são bem combatidos pelos fagócitos, inclusive os que provocam as infecções por leveduras. Apesar dessa atividade aparentemente estimulatória, quando aplicado diretamente à pele, um extrato obtido da raiz impediu que uma substância irritante provocasse inchaço e vermelhidão. Sob essas condições, ela se comportou como anti-inflamatório.

A erva pode induzir efeitos opostos, dependendo do modo como é ministrada. Uma dose moderada de extrato, seguida de uma semana sem extrato, estimulou a multiplicação dos linfócitos e a reação a um teste de pele, ao passo que doses diárias de uma quantidade maior suprimiu ambas as reações. Isso torna complicado calibrar as dosagens para produzir os efeitos desejados, mas sugere que o uso contínuo é menos eficaz do que o uso ocasional.

Visgo

Um polissacarídeo extraído do visgo *(Viscum album)* está sendo usado em ensaios clínicos na Alemanha como um agente anti-tumoral. Ele estimula a atividade anti-tumoral dos macrófagos, aumentando a produção do fator de necrosamento tumoral das citócines. Ele também inibe a liberação dos compostos de oxigênio reativo pelos granulócitos, sem enfraquecer sua capacidade geral de matar os microrganismos. Mas devemos ser cuidadosos, pois o visgo em si é venenoso e pode causar abortos, convulsões, choques e paradas cardíacas.

Outras plantas medicinais

Muitos outros extratos de plantas, com reconhecidos efeitos promotores de boa saúde, têm sido testados recentemente e provaram melhorar a imunidade. Entre elas temos: *Chamomilla recutita, Calendula officinalis, Ginkgo biloba, Tamarindus indica, Plantago asiatica, Larix occidentalis, Cassia garrettiana, Cnidium officinale, Tinospora malabarica, Osbeckia octandra, Melothria maderaspatana, Phyllanthus debelis,* e *Andrographis paniculata,* assim como várias composições herbáceas tradicionais.

Por exemplo, o tratamento de camundongos com o remédio herbáceo japonês sho-seiryu-to aumentou os níveis de anticorpos IgA e a resistência às infecções pelo vírus da gripe. Os camundongos foram tratados duas vezes ao dia, começando no dia anterior à infecção e continuando depois por mais quatro dias. Na mesma experiência, o remédio farmacêutico Kakkon-to não fez efeito. Descobriu-se que um derivado da cortiça do *Phellodendron amurense* é o agente mais potente do remédio tradicional chinês *wen-qing-yin* para suprimir reações de hipersensibilidade em camundongos, mediadas pelas células. O remédio herbáceo *kanzo-bushi-to* inibe a produção da interleucine-4 das citócines após as queimaduras, e alivia a imunossupressão associada a essas queimaduras, em camundongos. A atividade das células mortíferas naturais aumentou, nos camundongos que receberam a *xiao-chai-hu-tang,* o que pode explicar sua eficácia em pacientes com hepatite viral crônica. Ela também melhora a produção do anticorpo IgA.

REFERÊNCIAS

Aruna, K. & Sivaramakrishnan K. "Anticarcinogenic Effects of Some Indian Plant Products". *Food and Chemical Toxicology* 30 (1992): 935-56.

Chan, M. "Inhibition of Tumor Necrosis Factor by Curcumin, a Phytochemical". *Biochemical Pharmacology* (1995): 1551-56.

Chihara, G. "Recent Progress in Immunopharmacology and Therpeutic Effects of Polysaccharides". *Developments in Biological Standartization* 77 (1992): 191.

Chu, D., Wong W. & Mavligit G. "Immunotherapy with Chinese Medicinal Herbs. I. Immune Restoration of local Xenogenic Graft-Versus-Host Reaction in Cancer Patientes by Fractionated *Astragalus membranaceus* in Vitro". *Journal of Clinical and Laboratory Immunology* 25 (1988): 119-23.

Dorant, E., Brandt P. van den, Goldbohm R., Hermus R. & Sturmans F. "Garlic and Its Significance for the Prevention of Cancer in Humans: a Critical Review". *British Journal of Cancer* 67 (março de 1993): 424-29.

Haak-Frenscho, M., Kino K., Stone T. & Jardieu P. "*Ling zhi-8:* A Novel T cell Mitogen induces Cytokine Production and Upregulation of ICAM-1 Expression". *Cellular Immunology* 150 (agosto de 1993): 101-13.

Inamori, Y., Ogawa M., Tsujibo H., Baba K., Kozawawa M. & Nakamura H. "Inhibitory Effects of 3,3', 4-5'-Tetrahydroxystilbene and 3,3', 4,5'-Tetrahydroxydibenzyl, the Constituents of *Cassia garretiana* on Antigen-Induced Histamine Release in Vitro". *Pharmaceutical Bulletin* 39 (1991): 3353-54.

Kaneko, M., Kawakita T., Tauchi Y., Saito Y., Suzuki A. & Nomoto K. "Augmentation of NK Activity After Oral Administration of a Traditional Chinese Medicine *xiao-chai-hu-tang (shosaiko-to)*". *Immunopharmacology and Immunotoxicology* 16 (1994): 41-53.

Marwick, C. "Growing Use of Medicinal Botanicals Forces Assessment by Drug Regulators". *Journal of the American Association* 273 (fevereiro de 1995): 607-9.

Masuda, T. & Jitoe A. "Antioxidative and Anti-Inflammatory Compounds from Tropical Gingers". *Journal of Agricultural Food Chemistry* 42 (setembro de 1994): 1850-56.

Nair, S. Salomi M., Varghese C., Panikkar B. & Panikkar K. "Effect of Safron on Thymocyte Proliferation, Intracellular Glutathione Levels, and Its Antitumor Activity". *Biofactors* 4 (dezembro de 1992): 51-54.

Pool, R. "Wrestling Anticancer Secrets from Garlic and Soy Sauce". *Science* 257 (4 de setembro de 1992): 1348-49.

Roesler, J., Emmendorffer A., Steinmuller C., Luettig B., Wagner J. & Lohmnann-Matthes M. "Application of Purified Polysaccharides from Cell Cultures of the Plant *Echinacea purpurea* to Test subjects mediate Activation of the Phagocyte System". *International Journal of Immunopharmacology* 13 (julho de 1991): 931-41.

Scaglione, R., Ferrara F., Dugnani S., Falchi M., Santoro G. & Fraschini F. "Immunomodulatory Effects of Two Extracts of *Panax ginseng* C.A Meyer". *Drugs Under Experimental and Clinical Research* 16 (outubro de 1990): 537-42.

Serafini, M., Ghiselli A. & Ferro-Luzzi. "Red Wine, Tea, and Antioxidants". *Lancet* 344 (27 de agosto de 1994): 626.

Suzuki, M., Takatsuki F., Maeda Y., Hamuro J. & Chihara G. "Antitumor and Immunological Activity of Lentinan in Comparison with LPS". *International Journal of Pharmacology* 16 (maio-junho de 1994): 463-68.

'T Hart, L., Nibbering P., Barselaar M. van den, Dijk H. van, Berg A. van den & Labadie R. "Effects of low Molecular Constituents from *Aloe vera* Gel on Oxidative Metabolism and Cytotoxic and Bactericidal Activities of Human Nuetrophils". *International Journal of Immunopharmacology* 12 (dezembro de 1990): 427-34.

Tomoda, M., Takada K., Shimizu N., Gonda R. & Ohara N. "Reticuloendothelial System-Potentiating and Alkaline Phosphatase-Inducting Activities of Plantago-Mucilage A, the Main Mucilage from the Seed of *Plantago asiatica* and its Five modification Products". *Chemical and Pharmaceutical Bulletin* 39 (1991): 2068-71.

Weber, N., Andersen D., North J., Murray B., Lawson L. & Hughes B. "In Vitro Virucidal EFfects of *Allium sativum* (Garlic) Extract and Compounds". *Planta Medica* 58 (outubro de 1992): 417-23.

Zhang, Y., Isobe K., Nagase F., Lwin T., Kato M., Hamaguchi M., Yokochi T. & Nakashima I. "Glycyrrhizin as a Promoter of the Late Signal Transduction for Interleukin-2 Production by Splenic Lymphocytes". *Immunology* 79 (agosto de 1993): 528-34.

CAPÍTULO 20

Os exercícios e a ciência

Quando praticamos exercícios, nosso corpo produz hormônios de estresse como a cortisona, a adrenalina (epinefrina), e a beta-endorfina. A quantidade e os tipos de hormônios produzidos variam conforme o tipo de exercício e seu grau de dificuldade. Os exercícios também oxigenam o sangue, provocando um estresse oxidativo associado a uma leve queda do glutathione, o maior antioxidante do sangue. O exercício prolongado também pode baixar o nível de certos aminoácidos do sangue, como a glutamina. Normalmente os tecidos musculares produzem uma quantidade substancial de glutamina, que é uma importante fonte de energia para as células do sistema imunológico. Durante um exercício mais extenuante, a quantidade de glutamina no sangue decresce. Há uma teoria que afirma que essa falta de energia também contribui para a queda da imunidade provocada pelo exercício pesado. Essa teoria é sustentada por um estudo que demonstrou que fornecer glutamina a atletas treinados ajuda-os a manter uma resposta imunológica sadia.

Todos esses fatores podem ter um impacto na função do sistema imunológico. O efeito do exercício no sistema parece depender fortemente do grau de esforço, mais do que da sua duração.

O grau de esforço físico durante o exercício é avaliado através de uma medida chamada de porcentagem de VO_2. Ela reflete o esforço realizado, relativo à capacidade máxima própria de cada pessoa. Quando isso é feito, os efeitos do exercício são praticamente uniformes em todos os sujeitos, isto é, se eu e você nos exercitarmos até 50% de nossas capacidades, nossos sistemas imunológicos responderiam similarmente mesmo se eu tivesse de andar de bicicleta com o dobro do esforço para alcançar esse estado.

Outra característica das mudanças no sistema imunológico, induzidas pelos exercícios, é que elas tendem a ter vida curta. As condições alteradas costumam voltar à normalidade em quinze minutos, ou até em duas horas, apesar de algumas durarem um dia inteiro ou mais.

Geralmente o número de todas as classes mais importantes de células sangüíneas brancas – granulócitos, monócitos e linfócitos – aumenta durante os exercícios. Dentre os linfócitos, uma das que têm o aumento de seu número confirmado são as células CD8; alguns estudos relatam um aumento no número das células CD4, as células auxiliares, enquanto que o número das outras células diminui. Entretanto, como o número das células CD8, supressoras de células citotóxicas, aumenta mais do que o das células CD4, a relação CD4-CD8 decresce. O número de células mortíferas naturais também cresce. A contagem dos granulócitos volta rapidamente aos níveis anteriores ao exercício. A quantidade de monócitos volta aos níveis básicos um pouco mais lentamente. As contagens de linfócitos tendem a cair abaixo dos níveis básicos mais ou menos uma hora depois do exercício. O maior número de células em circulação surge de uma redistribuição das células dentro do corpo. As células sangüíneas brancas abandonam seu local de repouso em alguma região do corpo e entram na circulação.

Durante os exercícios houve um aumento da atividade das células mortíferas naturais, demonstrado em numerosos estudos. Mas novamente o efeito teve vida curta; a atividade volta ao normal ou levemente abaixo dos níveis normais uma hora, mais ou menos, depois dos exercícios. O aumento da atividade das células mortíferas naturais pode ser bloqueado pela droga naloxone, que bloqueia os efeitos da beta-endorfina. Isso sugere que os exercícios provocaram um aumento nos níveis de beta-endorfina, que por seu lado provocaram um aumento na atividade mortífera natural. As quedas abaixo dos níveis básicos parecem decorrer, em parte, devido à produção de prostaglandinas.

Os macrófagos também demonstram sinais de ativação após os exercícios. Sua capacidade de fagocitar e produzir prostaglandinas E e neopterina cresce. A neopterina é um metabólito produzido quando os macrófagos são ativados. Há também um aumento de produção de várias citócines, inclusive a interleucine-1 (IL-1) e interleucine-6 (IL-6).

Certas atividades dos granulócitos também aumentam. Isso inclui a fagocitose e a quemotaxe – isto é, a capacidade dos granulócitos de encontrar áreas onde são necessários, para deglutir os invasores.

A capacidade dos linfócitos de se multiplicarem em resposta a um desafio é suprimida depois do exercício. Numerosos estudos provaram que as respostas aos mitógenos conA, PHA, e PWM ficam todas reduzidas. O ConA e o PHA estimulam as células T a se dividirem, enquanto o PWM estimula principalmente a divisão das células B. Novamente o efeito geralmente tem vida curta e o sistema volta ao normal em uma ou duas horas. A capacidade de produzir IL-2 também parece diminuir. A alteração da capacidade de resposta é devida, em parte, à diminuição relativa do número de células CD4. O número de células B produzindo anticorpos (IgG, IgA, e IgM) também diminui. No entanto, esse efeito parece ser secundário a uma falta de ajuda para as células B. Por exemplo, a capacidade das células B de produzir anticorpos ao vírus Epstein-Barr é pouco usual: neste caso as células B não precisam de ajuda das células T. Esta resposta ao vírus não se altera depois dos exercícios.

No entanto, há também alguns sinais da ativação dos linfócitos "in vivo" pelo menos depois de um exercício prolongado, quando houve um aumento dos níveis de plasma dos receptores IL-2 em circulação, dos receptores do fator de necrosamento tumoral, da molécula de adesão ICAM-1 (molécula de adesão intercelular) e das células CD8 solúveis, em um estudo em maratonistas, depois de uma corrida de cinco horas nas montanhas.

Alguns estudos compararam os sistemas imunológicos de atletas treinados com os de uma população de controle. Os níveis de anticorpos no sangue e na saliva, assim como as contagens dos linfócitos e a proporção das células T foram mais baixos nos atletas. A atividade das células mortíferas naturais foi maior nos atletas. Um dos estudos provou que a glutamina podia evitar as alterações negativas da função imunológica em atletas treinados, presumivelmente considerando os efeitos oxidativos dos exercícios. Existe uma bem conhecida conexão entre o super-treinamento de atletas e uma maior suscetibilidade às infecções. Isso sugere que o efeito global dos exercícios extenuantes consistentes é um prejuízo da resposta imunológica às infecções. Um estudo recente provou que os níveis de IgA na saliva caíram em atletas que correram sobre uma esteira durante três dias sucessivos, por noventa minutos, a 75 porcento de VO_2. Não houve queda depois de uma só sessão, o que sugere que os exercícios repetidos, de alta intensidade, possuem um efeito cumulativo negativo. Os níveis mais baixos de IgA podem aumentar o risco de infecções do trato respiratório superior, pois o IgA é importante para evitar que os vírus e bactérias entrem no corpo através de superfícies mucosas.

As evidências sugerem que só os níveis excessivos de treinamento é que são imunossupressores. Num estudo em mulheres mais velhas, aquelas que foram atletas apresentaram as freqüências mais baixas de infecções do trato respiratório superior, como os resfriados; aquelas mulheres que se submeteram a um programa de calistenia apresentaram as maiores freqüências, e aquelas que seguiram um programa de caminhadas registraram freqüências que ficaram no meio dos outros dois grupos. Possivelmente a calistenia se constituiu num esforço maior para as mulheres não treinadas, do que os exercícios para aquelas mulheres ex-atletas condicionadas. Esses resultados enfatizam que os efeitos dos exercícios dependem do grau de esforço relativo ao nível de condicionamento de uma pessoa.

O câncer e os exercícios

Geralmente existe um risco menor de câncer para uma pessoa que se exercita. Um estudo recente mostrou que o exercício reduziu o risco de câncer de mama em mulheres caucasianas de quarenta anos de idade ou menos, particularmente as que tinham filhos. Os pesquisadores calcularam o nível médio da prática de exercícios das mulheres desde o surgimento da menstruação até um ano antes do diagnóstico do câncer. Aquelas que se exercitaram numa média de pelo menos quarenta e oito minutos por semana, tinham menor probabilidade de desenvolver o câncer do que aquelas que se exercitaram menos, ou não praticaram nenhum exercício. A maior proteção foi constatada naquelas que praticaram mais exercícios, mais de 3,8 horas por semana. O seu risco relativo de desenvolver câncer de mama foi de 0,42 comparado ao daquelas que não se exercitavam. Esta análise levou em conta os diversos fatores conhecidos que influenciam o desenvolvimento do câncer de mama, como por exemplo a idade da primeira gravidez. A conclusão foi que a queda dos hormônios ovarianos associada à prática de exercícios tinha um efeito protetor.

Até mesmo os exercícios moderados podem criar problemas para certos grupos de pessoas. Os sedentários com mais de cinqüenta anos de idade, os diabéticos, os artríticos, os obesos, os que têm problemas circulatórios, ou sofrem de enfisema, asma, ou outras desordens pulmonares deveriam consultar um médico antes de começar um programa de exercícios.

Ao lado dos efeitos potenciais de fortalecimento da imunidade, a prática de exercícios moderados ajuda as pessoas a adormecer mais facilmente, melhora a circulação, aumenta as sensações de energia, e diminui as de fadiga, mesmo naquelas que sofrem da síndrome de fadiga crônica.

REFERÊNCIAS

Bernstein, L., Henderson B., Hanisch R., Sullivan-Halley J. & Ross R. "Physical Exercise and Reduced Risk of Breast Cancer in Young Women". *Journal of the National Cancer Institute* 86 (21 de setembro de 1994): 1403-7.

Blair, S., Kohl H., Barlow C., Paffenbarger R., Gibbons L. & Macera C. "Changes in Physical Fitness and All-Cause Mortality: A Prospective Study of Healthy and Unhealthy Men". *Journal of the American Medical Association* 273 (12 de abril de 1995): 1093-98.

Brenner, I., Shek P. & Shepard R. "Infection in Athletes". *Sports Medicine* 17 (1994): 86-107.

Hoffman-Goetz, L. & Pedersen B. Klarlund. "Exercise and the Immune System: A Model of the Stress Response?" *Immunology Today* 15 (agosto de 1994): 382-87.

Nehlsen-Cannarella, S., Nieman D., Balk-Lambertson A., Markoff P., Chritton D., Gusewitch G. & Lee J. "The Effects of Moderate Exercise Training on Immune Response". *Medicine and Science in Sports and Exercise* 23 (janeiro de 1991): 64-70.

Nieman, D., Henson D., Gusewich G., Warren B., Dotson R., Butterworth D. & Nehlsen-Cannarella S. "Physical Activity and Immune Function in Elderly Women". *Medicine and Science in Sports and Exercise* 25 (julho de 1993): 823-31.

Ortega, E., Barriga C. & Fuente M. de la. "Study of the Phagocytic Process in Neutrophils from Elite Sportswomen". *European Journal of Applied Physiology and Occupational Physiology* 66 (janeiro de 1993): 37-42.

Peters, E., Goetzsche J., Grobbelaar B. & Noakes T. "Vitamin C Supplementation Reduces the Incidence of Postrace Symptoms of Upper-Respiratory-Tract Infection in Ultramarathon Runners". *American Journal of Clinical Nutrition* 57 (fevereiro de 1993): 170-74.

Shephard, R., Verde T., Thomas S. & Shek P. "Physical Activity and the Immune System". *Canadian Journal of Sport Sciences* 16 (setembro de 1991): 169-85.

CAPÍTULO 21

A mente, o corpo e a ciência

Refletindo sobre os efeitos do estresse na função imunológica e na saúde, temos de fazer a distinção entre o *"distress"* (o "estresse ruim") e o que é chamado de *"eustress"* (o "estresse bom"). Exemplos de situações estressantes incluem o excesso de trabalho e o pouco tempo, saltar de pára-quedas de um avião, etc. Cada uma dessas atividades pode ser vista como um desafio excitante, e no caso, causariam o "estresse bom"; elas poderiam também ser vistas como ameaçadoras e frustrantes, e neste caso causariam o "estresse ruim". Em termos mais gerais, o "estresse ruim" prejudica a função dos linfócitos, enquanto o "estresse bom" melhora a imunidade ou não exerce nenhum efeito nela. A chave para o manejo do estresse é a nossa reação a ele.

Numa revisão recente, o dr. Bruce McEwen do Instituto Rockefeller discutiu a natureza do estresse, suas conseqüências fisiológicas, e seu relacionamento com as doenças. Ele enfatizou as diferenças entre as respostas individuais ao estresse e sua interação com a condição biossocial. Ele comparou a diferença entre as prováveis respostas à mesma situação de trabalho, por exemplo, a convocação de uma reunião com o chefe, para um funcionário que se sente seguro no emprego e para um outro que pressente o perigo de perdê-lo. Em outro nível, ele discutiu como o estresse afeta os sistemas cardiovascular e imunológico, e como a conseqüência do estresse também é influenciada por outros fatores de estilo de vida. Por exemplo, macacos sob estresse social têm mais aterosclerose, o que acaba se tornando uma ameaça à saúde muito mais séria quando eles têm também uma alimentação muito gordurosa. Assim, o efeito do estresse depende de uma série de fatores; alguns deles, ou todos, podem ser influenciados. Ao lado de seus efeitos no sistema imunológico, o estresse pode contribuir ao desenvolvimento das doenças cardíacas, da asma, de úlceras, da síndrome inflamatória do intestino, da diabete, da enxaqueca, e da síndrome pré-menstrual.

Mediadores neuroendócrinos

Há uma diferença entre os hormônios produzidos em resposta ao estresse e que contribuem para o desenvolvimento de doenças cardiovasculares e os que causam disfunções imunológicas. Diante do estresse o corpo produz uma grande variedade de substâncias neuroquímicas, tanto neurotransmissores quanto neurohormônios. Os mais estudados têm sido a cortisona e as catecolaminas, e as epinefrinas (adrenalina) e norepinefrina (noradrenalina). Entretanto, muitos outros neurohormônios, como as endorfinas e as encefalinas (opiáceos endógenos), a prolactina e a melatonina também representam um papel importante. Geralmente esses agentes dividem entre si a capacidade de modular a sinalização entre a superfície dos receptores das células e seus núcleos. Dessa forma eles podem amplificar a capacidade (ou interferir com ela) de uma resposta efetiva das células a um desafio.

Geralmente os níveis de neurohormônios são bem regulados. Por exemplo, a cortisona, em níveis elevados, costuma reagir no sentido de impedir o aumento da sua produção. Em certa extensão isso leva a um padrão diário cíclico de níveis de cortisona e de outros hormônios do estresse. O corpo também tenta se adaptar ao estresse reduzindo o número de receptores nas células imunológicas, para uma substância neuroquímica que esteja presente em níveis elevados. Em estudo com animais, a repetida exposição ao estresse, como choques elétricos, faz com que o animal se adapte a ele. Assim com o tempo, os choques perdem seu efeito imunossupressivo. Entretanto, em estudos com seres humanos, em que os elementos estressantes são geralmente interpessoais, os efeitos imunossupressores do estresse tendem a persistir, como podemos constatar nas pessoas que cuidam de pacientes com a doença de Alzheimer. Várias condições estão associadas a níveis anormais dos hormônios do estresse, ou a uma resposta hormonal anormal ao estresse. Entre elas podemos citar o envelhecimento, que predispõe a pessoa a uma hiperreatividade ao estresse; a depressão, na qual geralmente os níveis de cortisona são altos e os mecanismos de regulagem não funcionam; e certos modelos de doenças autoimunes, nos quais se imagina que os baixos níveis de cortisona ou seu equivalente permitem ao sistema imunológico tornar-se superreativo e com isso começar a atacar os próprios tecidos do corpo.

Os linfócitos, monócitos e granulócitos têm receptores para essas substâncias neuroquímicas. Um dos desenvolvimentos mais surpreendentes no campo da psiconeuroimunologia foi a crescente evidência de que o sistema imunológico e o sistema nervoso central partilham moléculas sinalizadoras. Os linfócitos não só respondem às substâncias neuroquímicas, mas eles mesmos podem também produzir muitas. Além disso, o cérebro possui receptores para certas citócines, e respondem a eles. Mais recentemente, o cérebro também provou ser capaz de produzir citócines, como a interleucine-1. Assim, a diferença entre as substâncias neuroquímicas e as citócines torna-se mais indistinta. Isso até faz um certo sentido, pois o sistema imunológico e o sistema nervoso têm muitos objetivos comuns; ambos reagem a nosso meio ambiente e confiam suas experiências à memória.

Conseqüências para o Sistema Imunológico

Uma grande variedade de funções do sistema imunológico são influenciadas pelo estresse. O dr. Tracey Herbert e o dr. Sheldon Cohen da Carnegie Mellon University de Pittsburgh combinaram recentemente os resultados de trinta e oito publicações sobre os efeitos do estresse na imunidade em seres humanos. Os efeitos mais fortes e consistentes são as quedas na multiplicação dos linfócitos em resposta ao estímulo com os mitógenos PHA e conA, e quedas na atividade das células mortíferas naturais. (PHA e conA são substâncias derivadas de plantas que estimulam a divisão da maioria dos linfócitos T.) Em um dos estudos, as alterações na atividade das células mortíferas naturais ocorreram paralelamente às alterações de níveis de norepinefrina. Também foi relatada a diminuição na produção de citócines, como a interleucine-2 e do gama-interferon. Entretanto, foi relatado o aumento da secreção de interleucine-1. O número de anticorpos aos vírus da herpes tendia a ser elevado. Os vírus da herpes permanecem no corpo para sempre depois da infecção inicial; geralmente eles ficam adormecidos, mas quando as células do sistema imunológico enfraquecem, eles se reativam. O corpo responde produzindo anticorpos ao vírus. Um aumento de anticorpos ao vírus da herpes é interpretado como um indício da supressão da imunidade dos linfócitos T, responsáveis pelo controle desses vírus. Inúmeros estudos demonstram que a relação CD4-CD8 diminui, muitas vezes porque o número de células CD8 aumenta. O número de granulócitos no sangue também aumenta. Foram relatadas alterações similares em pessoas que sofrem de estresse crônico.

As maiores evidências dos efeitos do estresse na imunidade, na vida do dia-a-dia, foram produzidas por Ronald Glaser e Janice-Kiecolt-Glaser da Universidade Estadual de Ohio. Eles monitoraram estudantes de medicina em época de exames, indivíduos recém-divorciados, pessoas que cuidavam de doentes do Mal de Alzheimer, e casais discutindo suas diferenças. Os resultados foram geralmente consistentes em todos os grupos.

As substâncias neuroquímicas como a prolactina, a melotonina, e os hormônios de crescimento demonstraram estimular a imunidade, em experiências de laboratório. Apesar de serem necessários trabalhos mais aprofundados nesta área, parece provável que situações que promovem a produção dessas substâncias neuroquímicas ajudariam a um sistema imunológico mais eficiente. Essa é, pelo menos em parte, a forma com que os sentimentos de segurança, afeição ou auto-estima nos protegem.

REFERÊNCIAS

Estresse

Ader, R., Cohen N. & Felten D. "Psychoneuroimmunology: Interactions Between the Nervous System and the Immune System". *Lancet* 345 (14 de janeiro de 1995): 99-102.

Alexander, C., Shandler H., Langer E., Newman R. & Davies J. "Transcendental Meditation, Mindfulness, and longevity: An Experimental Study with the Elderly". *Journal of Personality and Social Psychology* 57 (1989): 950-64.

Benson, H. *The Relation Response*. New York: Morrow, 1975.

Cohen, S., Tyrrel D. & Smth A. "Psychological Stress and Susceptibility to the Common Cold". *New England Journal of Medicine* 325 (29 de agosto de 1991): 606-12.

Dekaris, D., Sabioncello A., Mazurn R., Rabatic S., Svoboda-Beusan I., Racunica L. & Tomaasic J. "Multiple Changes of Immunologic Parameters in Prisoners of War: Assessments After Release from a Camp in Manjaca, Bosnia". *Journal of the American Medical Association* 270 (4 de agosto de 1993): 595-99.

Fawzy, F., Fawzy, Arndt L. & Pasnau R. "Critical Review of Psyhcosocial Interventions in Cancer Care". *Archives of General Psychiatry* 52 (fevereiro de 1995): 100-13.

Fernstrom, J. "Dietary Amino Acids and Brain Function". *Journal of the American Dietetic Association* 94 (janeiro de 1994): 71-77.

Groer, M., Mozingo J., Droppelman P., Davis M., Jolly M., Boynton M., Davis K. & Kay S. "Measures of Salivary Secretory Immunoglobulin A and State of Anxiety After a Nursing Back Rub". *Applied Nursing Research* 7 (fevereiro de 1994): 2-6.

Herbert, T. & Cohen S. "Stress and Immunity in Humans: A Meta-analytic Review". *Psychosomatic Medicine* 55 (julho-agosto de 1993): 364-79.

Knapp, P., Levy E., Giorgi R., Black P. & Heeren T. "Short-Term Immunological Effects of Induced Emotion". *Psychosomatic Medicine* 54 (março-abril 1992): 133-48.

Lieberman, H., Wurtman J. & Teicher M. "Aging, Nutrient Choice, Activity, and Behavioral Responses to Nutrients". *Annals of the New York Academy of Sciences* 561 (1989): 196-208.

McEwen, B. "Stress and the Individual: Mechanisms Leading to Disease".

Archives of Internal Medicine 153 (27 de setembro de 1993): 2093-101.
Moyers, B.D. *Healing and the Mind*. New York, Doubleday, 1993.
Ornish, D. *Stress, Diet, and Your Heart*. New York, Holt Rinehart & Winston, 1982.
Pennebaker, J., Kiecolt-Glaser J. & Glaser R. "Disclosure of Traumas and Immune Function: Health Implications for Psychotherapy". *Journal of Consulting and Clinical Psychology* 56 (abril de 1988): 239-45.
Sheridan, J., Dobbs C., Brown D.. & Zwilling B. "Psychoneuroimmunology: Stress Effects on Pathogenesis and Immunity During Infection". *Clinical Microbiology Review* 7 (abril de 1994): 200-12.
Sobrian, S., Vaughn V., Bloch E. & Burton L. "Influence of Prenatal Maternal Stress on the Immunocompetence of the Offspring". *Pharmacology, Biochemistry and Behavior* 43 (outubro de 1992): 537-47.
Zachariae, R., Kristensen J., Hokland P., Ellegaard J., Metze E. & Hokland M. "Effect of Psychological Intervention in the Form of Relaxation and Guided Imagery on Cellular Immune Function in Normal Healthy Subjects". *Psychotherapy and Psychosomatics* 54 (janeiro de 1990): 32-39.

Estado emocional e atitudes

Greer, S., Morris T., Pettingale K. & Haybittle J. "Psychological Response to Breast Cancer and 15-Year Outcome". *Lancet* 335 (6 de janeiro de 1990): 49-50.
Irwin, M., Daniels m., Smith T., Bloom E. & Weiner H. "Impaired Natural Killer Cell Activity During Bereavement". *Brain, Behavior and Immunity* 1 (março de 1987): 98-104.
Laudenslager, M., S. Ryan, R. Drugan, R. Hyson & S. Maier. "Coping and Immunosupression: Inescapable but Not Escapable Shock Supresses Lymphocyte Proliferation". *Science* 221 (5 de agosto de 1983): 568-70.
Levy, E., Borrelli D., Mirin S., Salt P., Knapp P., Peirce C., Fox B. & Black P. "Biological Measures and Cellular Immunological Function in Depressed Psychiatric Inpatients". *Psychiatry Research* 36 (fevereiro de 1991): 157-67.
Maes, M., Scharpe S., Meltzer H., Bosmans E., Suy E., Calabrese J. & Cosyns P. "Relationship Between Interleukin-6 Activity, Acute Phase Proteins, and Function of the Hypothalamic-Pituitary-Adrenal Axis in Severe Depression". *Psychiatry Research* 49 (outubro de 1993): 11-27.

McGee, R., Williams S. & Elwood M. "Depression and the Development of Cancer: A Meta-Analysis". *Social Science and Medicine* 38 (janeiro de 1994): 187-92.
Peterson, C., Maier S. & Seligman M. *Lerned Helplessness: A Theory for the Age of Personal Control.* New York. Oxford University Press, 1993.
Phillips, D., Ruth T. & Wagner L. "Psychology and Survival". *Lancet* 342 (6 de novembro de 1993): 1142-45.
Selye, H. *The Stress of Life.* New York. McGraw-Hill, 1956.
Sieber, W., Rodin J., Larson L., Ortega S. & Cummings N. "Modulation of Human Natural Killer Cell Activity by Exposure to Uncontrollable Stress". *Brain, Behavior, and Immunity* 6 (junho de 1992): 141-56.

Relacionamentos

Davis, M., Neuhaus J., Moritz D. & Segal M. "Living Arrangements and Survival Among Middle-Aged and Older Adults in the NHANES 1 Epidemiologic Follow-up Study". *American Journal of Public Health* 82 (março de 1992): 401-6.
Kiecolt-Glaser, J., Dura J., Speicher C., Trask P. & Glaser R. "Spousal Caregivers of Dementia Victims: Longitudinal Changes in Immunity and Health". *Psychosomatic Medicine* 53 (julho-agosto de 1991): 345-62.
Kiecolt-Glaser, J., Fischer L., Ogrocki P., Stout JK., Speicher C. & Glaser R. "Marital Quality, Marital Disruption, and Immune Function". *Psychosomatic Medicine* 49 (janeiro-fevereiro de 1987): 13-34.
Kiecolt-Glaser, J., Kennedy S., Malkoff S., Fisher L., Speicher C. & Glaser R. "Marital Discord and Immunity in Males". *Psychosomatic Medicine* 50 (maio-junho de 1988): 213-29.
Kiecolt-Glaser, J., Malarkey W., Chee M., Newton T., Cacioppo J., Mao H. & Glaser R. "Negative Behavior During Marital Conflict Is Associated with Immunological Down-Regulation". *Psychosomatic Medicine* 55 (setembro-outubro de 1993): 395-409.
Ruberman, W. "Psychosocial influences on Mortality of Patients with Coronary Heart Disease". *Journal of the American Medical Association* 267 (22-29 de janeiro de 1992): 559-60.
Spiegel, D., Bloom J., Kraemer H. & Gottheil E. "Effect of Psychosocial Intervention on Survival of Patients with Metastatic Breast Cancer". *Lancet* ii (16 de desembro de 1989): 888-91.

CAPÍTULO 22

A prevenção e a ciência

Uma grande variedade de fatores pode prejudicar o sistema imunológico. Entre estes podemos destacar as drogas, o álcool, certos medicamentos, a poluição, e a falta de sono.

O álcool

O álcool talvez seja, dentre esses fatores, o mais estudado. Há poucas evidências confirmando que níveis baixos (isto é, níveis sangüíneos depois de um drinque) de álcool suprimam a imunidade; entretanto, os níveis elevados suprimem uma grande variedade de funções do sistema imunológico. Em pessoas não alcóolatras, os efeitos do álcool parecem ter vida curta e voltam ao normal quando o álcool é eliminado do corpo. Os alcóolatras mostram uma menor multiplicação dos linfócitos como resposta ao estímulo, tendo ou não desenvolvido doenças hepáticas. Entretanto, mesmo depois de anos de abuso, os defeitos imunológicos são pelo menos em parte reversíveis, num período de meses, se a pessoa parar de beber. Os alcóolatras são muito mais suscetíveis do que o público em geral ás infecções, mas é difícil atribuir isto somente ao álcool, porque certas deficiências nutricionais, como níveis baixos de zinco, também estão freqüentemente presentes nos alcóolatras.

A maioria das experências visou os efeitos diretos do álcool realizando testes em células imunológicas humanas ou animais, expostas ao álcool fora do corpo, ou então testou as células imunológicas monitorando uma dieta que incluiu o álcool, durante várias semanas.

Geralmente os resultados desses dois métodos são concordantes, sugerindo que muitos dos efeitos do álcool nas células imunológicas são diretos, isto é, os efeitos são muito mais causados pelo próprio álcool e não tanto por alterações secundárias nos hormônios ou por comportamentos associados ao uso do álcool.

Os linfócitos, as células monocíticas e os granulócitos, são todos afetados por doses elevadas de álcool. Os linfócitos tornam-se menos aptos a se dividirem em resposta a um estímulo mitogênico ou a reagirem em experiências de teste de pele. Numa experiência com ratos, em que se pesquisavam as diferenças de gênero na resposta ao álcool, os níveis de anticorpos aumentaram e as respostas aos mitógenos caíram somente nas fêmeas, enquanto que a contagem dos linfócitos CD4 aumentou somente nos machos. A destruição das células tumorais pelas células mortíferas naturais foi variavelmente afetada e, dependendo das condições experimentais, foi até suprimida, aumentada, ou nem se alterou.

Mais importante porém é que os macrófagos dos pulmões (macrófagos alveolares) e do fígado (células de Kupffer) tornam-se menos capazes de produzir radicais superóxidos (que matam microrganismos) quando expostos ao álcool. Os macrófagos também se tornaram menos capazes de produzir o fator de necrosamento tumoral, a interleucine-1 (IL-1), e o fator de estímulo às colônias granulócitos-macrófagos (um fator importante para estimular a medula óssea a produzir mais granulócitos e macrófagos). Eles se tornam também menos capazes de fornecer ajuda aos linfócitos T. Entretanto, a produção de prostaglandina aumenta. Todas essas alterações deixam os usuários do álcool menos capazes de combater as infecções.

Em muitos estudos também foram observados os efeitos combinados da alimentação e do álcool. Em um deles, o álcool provocou maiores supressões na produção de células Kupffer IL-1 em ratos que seguiram uma dieta rica em gorduras insaturadas, em comparação com ratos que tiveram uma dieta de gorduras saturadas. No mesmo estudo, só os ratos que seguiram a dieta de gorduras insaturadas e álcool desenvolveram doenças hepáticas. Em outros estudos ficou demonstrado que dietas nutricionalmente inadequadas se conjugam aos efeitos do álcool na imunidade. O efeito combinado do álcool e da nicotina suprime a atividade das células mortíferas naturais em níveis que nenhum deles atingiria isoladamente.

Filhos de mulheres que bebem grandes quantidades de álcool durante a gravidez correm o risco de desenvolver a síndrome alcoólica fetal. Essas crianças apresentam uma fraca multiplicação de leucócitos e correm um risco bem maior de contrair infecções na infância. Vários grupos têm estudado esse fenômeno em modelos com animais. A exposição crônica ao álcool, de fêmeas prenhes, resulta num rebento macho cujas respostas dos linfócitos aos mitógenos ficam prejudicadas na fase adulta. Estudos demonstram que os linfócitos T não conseguem utilizar a IL-2 eficazmente (essa citócine ajuda os linfócitos a se multiplicarem). Num estudo utilizando macacos descobriu-se que os linfócitos de mães que receberam álcool durante a gestação tornaram-se menos aptos a se multiplicarem em resposta ao antígeno que causa tétano, e menos aptos a fabricarem anticorpos a esse antígeno quando imunizados com ele. O rebento também se tornou mais suscetível às infecções.

Os efeitos nas crianças parecem ser uma conseqüência de alterações neuroendócrinas causadas pelo álcool durante a gestação. Os próprios rebentos apresentaram respostas neuroendócrinas anormais. Numa experiência recente, a dra. Eva Redei da Universidade da Pensilvânia, na Filadelfia, provou que o rebento macho apresentava níveis anormalmente elevados do mensageiro RNA para a molécula pro-opiomelanocortina (POMC) na glândula pituitária anterior. O POMC codifica mensagens para os opióides endógenos, para o hormônio estimulador dos melanócitos, e para o hormônio que causa a liberação da cortisona. Alguns dados sugerem que os níveis elevados de cortisona na mãe durante a gravidez causam anormalidades no bebê em desenvolvimento. Em estudos com seres humanos, constatou-se que são necessários pelo menos três drinques para elevar os níveis de cortisona. Em outras experiências ficou demonstrado o surgimento de uma resposta febril anormal e uma resposta neuroendócrina também anormal à interleucine-1. A maioria dos efeitos imunossupressores do álcool ocorre quando foi ingerida uma quantidade de álcool suficiente para deixar a pessoa legalmente bêbada. Os perigos à saúde decorrem principalmente do uso abusivo crônico da bebida alcoólica. O problema maior é o uso abusivo (mais do que dois drinques ao dia) do álcool durante a gravidez, porque ele afeta o desenvolvimento da criança e pode causar problemas de longa duração.

Drogas psicoativas

Cocaína

Um grande número de funções das células T sofrem danos provocados pela cocaína, em modelos com animais. Entre elas, a capacidade mortífera das células T e a produção de citócines gama-interferon, do fator de necrosamento tumoral, e dos fatores de crescimento IL-2 e IL-4 das células T. Quanto à multiplicação das células T, não há nenhum efeito ou estímulo com doses baixas e nenhuma supressão com doses elevadas. Os efeitos no sistema imunológico parecem ser indiretos, pois a adição da cocaína diretamente às células T, em experiências de laboratório, não produziram efeitos ou às vezes produziram o efeito oposto àquele observado nos animais. Quanto maior a dose de cocaína, tanto mais tempo o corpo demora para se recuperar de seus efeitos, que duram de um a vários dias.

A cocaína também suprime diversas funções dos macrófagos, inclusive a sua capacidade mortífera; suprime a produção de citócines IL-1 e do fator de necrosamento tumoral, a fagocitose e a produção de oxido nítrico. Os efeitos da cocaína nos macrófagos podem ser mais diretos: em experiências de laboratório a cocaína também inibe a produção de produtos de oxigênio pelos macrófagos, que são letais para os microrganismos. A quemotaxe granulócita, a habilidade dessas células de se moverem em direção a um sinal químico, também decresce. Esses fatores deixam os usuários de cocaína mais suscetíveis a infecções. Pessoas recentemente expostas à cocaína possuem menos células T CD4 em circulação e mais células mortíferas naturais. Esses linfócitos demonstram mais evidências de ativação, mas é difícil saber se isso acontece porque a cocaína os ativou ou porque foram estimulados pelo maior número de infecções.

Heroína, morfina e metadona

Os linfócitos de usuários de drogas intravenosas tendem a responder com menos eficácia aos mitógenos, e esses usuários apresentam níveis sangüíneos elevados de anticorpos IgG e IgM. Os níveis de células CD4 são menores do que os de não-usuários. Assim como o álcool, os efeitos de drogas intravenosas podem ser de longa duração na imunidade de filhos de mulheres que continuam a usar drogas durante a gravidez. Os linfócitos de crianças de viciados em drogas intravenosas não se multiplicam tão bem diante de uma ameaça, e as suas relações CD4-CD8 são mais baixas.

Em modelos com animais, a morfina, o principal metabólito da heroína, provoca uma menor produção de superóxido e de gama-interferon IL-1, e do fator de necrosamento tumoral, assim como uma menor capacidade mortífera dos macrófagos. A metadona também diminui a produção de superóxido, mas não enfraquece a produção de monócitos citócines. Essas anormalidades levam, tipicamente, a uma maior suscetibilidade às infecções.

Maconha

Na maioria dos estudos sobre a maconha foram examinados os efeitos de seu principal componente, o delta-tetrahidrocannabinol (DTHC). Em estudos com animais, a exposição repetida durante um período de algumas semanas suprime a destruição das células tumorais e a produção de interferon pelas células mortíferas naturais. Em experiências de laboratório, o DTHC, em níveis como os encontrados no sangue de uma pessoa que acabou de fumar maconha, aumentou a produção de interferon, mas essa produção foi suprimida por níveis mais elevados da droga. Num dos estudos foi examinado o efeito do componente não psicoativo da maconha, o cannabidiol. Ele suprimiu a produção de IL-1 e do fator de necrosamento tumoral. A fagocitose dos macrófagos foi suprimida pela exposição a uma dose fisiológica de DTHC. Isso sugere que os macrófagos e as células mortíferas naturais podem ser mais sensíveis que os linfócitos aos efeitos supressores da maconha. Os efeitos globais do uso da maconha na imunidade podem tornar os usuários freqüentes mais suscetíveis às infecções e possivelmente também ao câncer.

Outras drogas psicoativas

As outras drogas são menos estudadas, mas relatos comprovados sugerem que o LSD, o PCP, as anfetaminas e os inalantes nítricos podem todos ser imunossupressores. O alucinógeno LSD suprime a multiplicação das células B e a produção de citócines IL-2, IL-4, e IL-6 em experiências de laboratório, quando acrescentado em quantidades biologicamente razoáveis. A atividade das células mortíferas naturais é suprimida com níveis elevados, e aumentada com quantidades pequenas.

O PCP suprime a produção de IL-2 em níveis moderados e a atividade das células T citotóxicas em altas concentrações. Ele pode também suprimir a multiplicação dos linfócitos B e T. A produção de citócines pelos macrófagos não é suprimida.

A ação da anfetamina depende da forma da droga. A anfetamina em si suprimiu a produção de IL-2, mas não a de IL-4, além da multiplicação das células B, em experiências de laboratório; o catinônio de anfetamina, sintético, estimulou a produção das células IL-2, a multiplicação das células B, e a morte das células citotóxicas T. A metanfetamina estimulou a atividade das células mortíferas naturais.

Os inalantes de nitrito diminuiram o número de células T no sangue de voluntários e a atividade das células mortíferas naturais, mas não tiveram efeito na multiplicação dos linfócitos. Em estudos com animais, a exposição à droga reduziu a capacidade dos macrófagos de produzir anticorpos e a sua atividade celular de captação de antígenos.

Medicamentos farmacológicos

Relativamente poucos medicamentos têm sido estudados em seus efeitos sobre o sistema imunológico. Como se pode esperar da interação entre o cérebro e o sistema imunológico, muitos medicamentos usados para tratar a depressão e a ansiedade parecem afetar a imunidade. Entre estes podemos incluir drogas que regulam os neurotransmissores do cérebro. Algumas dessas drogas evitaram a imunossupressão induzida pelo estresse e as infecções em modelos com animais. Entre elas podemos citar: alprazolam, diazepam, metipranolol, e tergurida. Entretanto, em experiências em laboratório o diazepam inibiu a função fagocitária e a síntese de anticorpos. O carbonato de lítio apresentou propriedades estimulantes da imunidade.

Inúmeras drogas usadas como anestésicos são imunossupressoras e podem contribuir à imunossupressão que surge depois das cirurgias. O fenobarbital, a quetamina/xylazina, e o hidrato cloral causaram uma imunossupressão da produção de anticorpos, que durou pelo menos por uma semana, num modelo em animais. O halotano e o metoxiflurano não têm efeitos na produção de anticorpos. No entanto, o halotano suprime a destruição das células tumorais pelas células mortíferas naturais, como o faz também o avertin, o isoflurano, o éter, e a quetamina/xylazina.

Descobriu-se que vários antibióticos suprimem a imunidade mediada pelas células. Dentre eles podemos citar: prodigiosin 25-C, mezlocillin, rifampicin, e doxycycline. O roxithromicyn e o trimetoprim também inibiram a geração de superóxidos pelos granulócitos. Nem todos os antibióticos enfraqueceram a imunidade das células T. Alguns medicamentos que não tiveram efeito na imunidade mediada pelas células, em um dos estudos, incluíam: vancomycin, teicoplanin, penicillin G, piperacillin, cefamandole, cefotaxime, gentamicin, amikacina, streptomycin, e clindamycin. Entretanto, este último suprimiu moderadamente a capacidade dos granulócitos de fabricar os produtos tóxicos que contém oxigênio, depois de deglutir os microrganismos. Pelo menos um dos antibióticos estudados até agora é estimulante do sistema imunológico: o ciprofloxacin estimula a produção de citócines pelas IL-1, IL-2, e gama-intergeron, que fortalecem a atividade das células T.

A cafeína

A cafeína é uma metilxantina que altera os níveis celulares da CAMP, uma mensagem que a célula usa para ordenar ao núcleo que produza novas proteínas. A cafeína inibiu a multiplicação das células B e T em experiências de laboratório e pode também reduzir a produção das citócines das células T.

Os cigarros

Apesar de ter sido constatado que a multiplicação de linfócitos e a atividade das células mortíferas naturais são mais baixas em fumantes, em alguns estudos, os seus macrófagos alveolares (dos pulmões) são consistentemente anormais. Eles produzem menos radicais superóxidos, têm menos capacidade de consumir microrganismos, e expressam menos MHC classe II em suas superfícies. São mais suscetíveis a infecções por herpes simplex e menos aptos a matar bactérias internas. Por outro lado, a produção de IL-1 aumenta. Os granulócitos também ficam menos aptos a fagocitar. Essa combinação poderia explicar porque os fumantes são mais propensos a infecções respiratórias. Os fumantes também não reagem tão bem à vacinação quanto os não-fumantes, apesar de apresentarem, em geral, níveis elevados de anticorpos. A combinação de nicotina e álcool suprime a resposta imunológica de uma forma que nenhum dos dois conseguiria fazer isoladamente. Além disso, um antígeno purificado a partir do tabaco demonstrou estimular a produção de citócines IL-1 e IL-6, que por seu lado estimulam a inflamação, e a IgE, o anticorpo envolvido em reações alérgicas.

Outras alterações envolvidas no hábito de fumar são: uma elevação no número de linfócitos T no sangue, particularmente de células CD4, e uma queda nos níveis plasmáticos de vitamina C e de beta-caroteno. Felizmente, vários estudos provam que o sistema imunológico volta ao normal em poucos meses depois da interrupção do hábito de fumar.

Toxinas ambientais

A classe de toxinas mais amplamente estudada é a dos hidrocarbonetos aromáticos. Existe uma importante relação entre os potenciais carcinogênicos desses compostos e seus efeitos imunossupressores. Esses compostos, que incluem herbicidas como a dioxina e o benzopireno, são encontrados nos gases do escapamento de automóveis e nas fumaças de fábricas e de incineradores. Eles podem deprimir a imunidade mediada pelas células (células T e função dos macrófagos) e interferir com a produção de células B e T; além disso podem induzir as células B a se auto-destruirem.

Esses compostos se ligam a um receptor no interior das células, semelhante a um receptor esteróide. Uma vez ligado, o hidrocarboneto aromático pode ser transportado ao núcleo, onde pode provocar mutações no DNA da célula. Essa ligação pode ser inibida por certos bioflavonóides, substâncias que aparecem no chá e em alguns vegetais. Como os bioflavonóides competem pelo mesmo receptor e mantêm-no ocupado, eles evitam que essas toxinas ambientais cheguem ao núcleo e causem danos. Infelizmente existem bioflavonóides "bons" e "ruins". Os bons bloqueiam as toxinas, mas os ruins imitam a atividade delas.

Certos metais pesados também suprimem a função imunológica. Em modelos com animais, os sais de mercúrio e de alumínio restringem a capacidade dos linfócitos T de produzirem citócines, particularmente o gama-interferon. Os sais de mercúrio induzem doenças auto-imunológicas em certas linhagens de camundongos, dependendo de seus tipos de MHC geneticamente determinados. A exposição ao chumbo de um grupo de instrutores de artilharia diminuiu a capacidade de seus linfócitos T de se multiplicarem. A função dos linfócitos T não foi afetada. Foi sugerido que o chumbo interferira com a presença de antígenos, porque ele se liga fortemente aos receptores das células T e aos antígenos MHC classe II. Os instrutores de artilharia também apresentaram menos linfócitos CD4 do que o normal.

Os raios ultravioletas prejudicam a produção de citócines pelas células T, e a exposição a eles geralmente estimula as células supressoras. Essa supressão poderia contribuir ao desenvolvimento de câncer de pele, que ocorre quando a pessoa se expõe demais aos raios solares.

Alguns fatores mencionados aqui são especialmente prejudiciais durante a gravidez. A exposição à radiação e aos pesticidas durante a gravidez podem provocar alterações duradouras no sistema imunológico dos bebês e deixá-los mais vulneráveis às infecções.

REFERÊNCIAS

Criqui, M. & Ringel B. "Does Diet of Alcool Explain the French Paradox?" *Lancet* 344 (24-31 de dezembro de 1994): 1719-23.

Culver, K., Amman A., Partridge J., Wong D., Wara D. & Cowan M. "Lymphocyte Abnormalities in Infants Born to Drug-Abusing Mothers". *Journal of Pediatrics* 111 (fevereiro de 1987): 230-35.

Doric, N.M., Abram M. & Rukavina T. "Antimicrobial Activity and Immunological Side Effects of Different Antibiotics". *Folia Biologica* 39 (março de 1993): 162-65.

Fischbein, A., Tsang P., Luo J., Roboz J., Jiang J. & Bekesi J. "Phenotypic Aberrations of CD3+ and CD4+ Cells and Functional Impairment of Lymphocytes at Low-Level Occupational Exposure to Lead", *Clinical Immunology and Immunopathology* 66 (fevereiro de 1993): 163-68.

Henningfield, J. "Nicotine Medications for Smoking Cessation". *New England Journal of Medicine* 333 (2 de novembro de 1995): 1196-202.

Holsapple, M. & Munson A. "Immunotoxicology of Abused Drugs". *Immunotoxicology and Immunopharmacology*. Editado por Dean J. e outros. New York: Raven Press, 1985.

Irwin, M., Smith T. & Gillin J. "Electroencephalographic Sleep and Natural Killer Activity in Depressed Patients and Control Subjects". *Psychosomatic Medicine* 54 (janeiro-fevereiro de 1992): 10-21.

Ladics, G., Kawabata T. & White K. "Suppression of the in Vitro Humoral Immune Response of Mouse Splenocytes by 7, 12-dimethyl-benz[a]anthracene Metabolites and Inhibition of Immunosuppression by α-naphthoflavone". *Toxicology and Applied Pharmacology* 110 (agosto de 1991): 31-44.

Lefkowitz, S., Vaz A. & Lefkowitz D. "Cocaine Reduces Macrophage Killing by Inhibiting Reactive Nitrogen Intermediates", *International Journal of Immunopharmacology* 15 (1993): 717-21.

Peterson, P., Gekker G., Brummit, C., Pentel P., Bullock M., Simpson M., Hitt J. & Sharp B. "Suppression of Human Peripheral Blood Mononuclear Cell Function by Methadone and morphine". *Journal of Infectious Diseases* 159 (março de 1989): 480-87.

Redei, E., Halasz I., Li L., Prytowsky M. & Aird F. "Maternal Adrenalectomy Alters the Immune and Endocrine Functions of Fetal Alcool-Exposed Male Offspring". *Endocrinology* 133 (agosto de 1993): 452-60.

Szabo, G., Verma B. & Catalano D. "Selective Inhibition of Antigen-Specific T Lymphocyte Proliferation by Acute Ethanol Exposure: The Role of Impaired Monocyte Antigen Presentation Capacity and Mediator Production". *Journal of leukocyte Biology* 54 (1993): 534-44.

Tappia, P., Troughton K., Langley-Evans S. & Grimble R. "Cigarette Smoking Influences Cytokine Production and Antioxidant Defences". *Clinical Science* 88 (abril de 1995): 485-89.

Watson, R., Borgs P., Witte M., McCuskey R., Lantz C., Johnson M., Mufti S. & Earnest D. "Alcohol, Immunomodulation, and Disease". *Alcohol and Alcoholism* 29 (março de 1994): 131-39.

Watzl, B., Scuder P. & Watson R. "Marijuana Components Stimulate H uman Peripheral Blood Mononuclear Cell Secretion of interferon-Gamma and Suppress Interleukin-1 Alpha in Vitro". *International Journal of Immunopharmacology* 13 (1991): 1091-97.

Winter, A. E. Follett., Mcintrye J., Stewart J. & Symington I. "Influence of Smoking on Immunological Responses to Hepatitis B Vaccine". *Vaccine* 12 (1994): 771-74.

Glossário

Anticorpos: uma proteína em circulação, produzida pelos linfócitos B, que consegue reconhecer um antígeno e ajuda na sua expulsão. (Anticorpo e imunoglobulina significam a mesma coisa.)

Antígeno: qualquer molécula capaz de ser reconhecida por um linfócito B ou T, estimulando assim, potencialmente, uma resposta imunológica.

Basófilo: um tipo de granulócito envolvido em alergias.

CD4: uma proteína caracteristicamente presente na membrana dos linfócitos auxiliares T. As CD4 se ligam às moléculas MHC classe II em células que apresentam antígenos.

CD8: uma proteína caracteristicamente presente na superfície de linfócitos T citotóxicos e supressores.

Células B: um linfócito que tem o potencial de fabricar anticorpos. Ele usa moléculas de anticorpos em sua superfície para reconhecer antígenos.

Células T: um linfócito que pode agir como uma célula auxiliar T, uma célula citotóxica T, ou uma célula T supressora. Caracteristicamente ela possui um complexo molecular chamado CD3 em sua superfície, que se estimula depois do reconhecimento do antígeno.

Células T auxiliares: uma classe de linfócitos T, importantes no estímulo da função de outras células imunológicas.

Celula T citotóxica: uma célula T que reconhece e mata outras células.

Células T supressoras: um linfócito T que inibe a função de outras células T.

Células de memória: as células B e T que foram expostas a um antígeno e estão aptas a dar uma resposta memorizada.

Célula mortífera natural: um linfócito que não é uma célula B nem T. Ela pode matar vírus de infecções e algumas células do câncer.

Citócine: uma pequena proteína muitas vezes produzida por células imunológicas que comunicam sinais para estimular ou suprimir a função de outras células imunológicas e não-imunológicas. Citócine é sinônimo de interleucine, e é também muitas vezes chamada de linfócito ou monócine.

Complemento: um grupo de proteínas séricas que criam produtos colaterais envolvidos em inflamações, fagocitoses e destruição de células.

Complexo Imunológico: um complexo de antígenos e anticorpos.

Complexo de maior histocompatibilidade (MHC): um grupo de genes que codifica as moléculas da superfície das células envolvidas no reconhecimento de antígenos pelas células T. As moléculas MHC da classe I são distribuídas em virtualmente todas as células do corpo. As moléculas MHC da classe II são expressas nas células de apresentação de antígenos e outras células ativadas. Essas moléculas estão associadas a uma rejeição intensa em transplantes de órgãos pouco compatíveis.

Erupção respiratória: metabolismo oxidativo aumentado que se segue à ativação de células fagocíticas.

Fagócito: uma célula, como um macrófago ou neutrófilo, que pode engolfar células ou outras partículas.

Fator de necrosamento tumoral: uma citócine, envolvida em inflamações, e que pode matar células de tumores.

Granulócito: a forma mais abundante de célula sangüínea branca. Os granulócitos são células fagocíticas que contém grânulos tóxicos. Os três tipos de granulócitos são os neutrófilos, os eosinófilos e os basófilos. Os granulócitos são também chamados de células polimorfonucleares.

Hipersensibilidade: uma resposta imunológica muito forte que provoca danos aos tecidos.

Humoral: refere-se a processos que ocorrem no plasma ou em outros fluidos do corpo, geralmente implicando numa resposta imunológica mediada por anticorpos.

Imunidade inata: a imunidade presente sem uma exposição prévia a um antígeno.

Imunidade mediada pelas células: refere-se à imunidade que envolve uma resposta da célula T.

Imunoglobulina: veja "anticorpos".

Integrins: uma classe de moléculas de adesão.

Interferon: uma subclasse de citócines com propriedades antivirais.

Interleucine (IL): citócines. Seguem-se diversos tipos de interleucines:

IL-1: produzidas por macrófagos; estimulam as células imunológicas e também causam febre e outras reações sistêmicas às infecções.

IL-2: produzidas pelas células T; agem como um fator de crescimento para as células T e estimulam a sua atividade.

IL-4: produzidas por certas células T auxiliares; estimulam a produção de anticorpos e inibem a ativação dos macrófagos.

GLOSSÁRIO

IL-10: produzidas por células T que fabricam as IL-4; suprimem outras células T para que elas parem de produzir interferon.

IL-12: produzidas pelas células mortíferas naturais e macrófagos; estimulam outras células T a fabricarem IL-2 e interferon.

Inflamação: uma resposta a um ferimento ou infecção envolvendo um fluxo sanguíneo aumentado e a entrada de células sangüíneas brancas nos tecidos, o que resulta em inchaço, vermelhidão, calor e dor.

Linfócito: uma classe de células brancas do sangue envolvidas na imunidade adquirida ou específica.

Macrófago: uma classe de células brancas do sangue que migram para os tecidos. Essa célula fagocítica também age como uma célula de apresentação de antígenos.

Molécula de adesão: uma proteína da superfície da célula, que ajuda as células a aderirem a outras células ou aos materiais entre as células.

Memória: uma característica de imunidade adquirida na qual uma segunda exposição a um antígeno resulta numa resposta mais rápida, mais forte e duradoura, comparada ao primeiro encontro.

Mitógenos: uma substância que causa uma proliferação geral (mitose) de linfócitos.

Monócito: uma célula branca do sangue que se torna um macrófago quando deixa o sangue.

Neutrófilo: a maior classe de granulócito.

Timo: uma glândula encontrada perto do coração no qual os linfócitos T amadurecem depois de produzidos na medula óssea.

Timócito: uma célula T imatura da glândula do timo.

Tolerância: uma condição de ausência de resposta imunológica específica induzida.

Índice Analítico

Abuso de drogas
  abstenção de, 61-62, 202, 219
  efeito na prevenção de doenças, 244, 301-03
  efeito no feto, 185
  efeito no sistema imunológico, 181, 184-86
  efeito no zinco, 84-85, 266
Açafrão, 120
Acemannan, 118
Acetato de megestrol, 229
Ácido retinóico (Vitamina A), 53, 63, 97, 193, 230-232, 252-53
Ácido sulfúrico, 190
Acupressura, 151, 165
Acupuntura, 165, 187
Adolescentes, dietas de, 85, 267
Adrenalina. Veja Epinefrina (adrenalina)
Adventistas do Sétimo Dia, 85
Agregação de plaquetas, inibição de, 121, 278
AIDS (síndrome da imunodeficiência adquirida), 11, 50, 71, 226-248. Veja também Vírus da imunodeficiência humana (HIV)
Ajoena, 114, 277
Alcaçuz, 116, 217, 278
Álcool
  abstenção de, 62
  efeito na prevenção de doenças, 244, 296-299
  efeito no feto, 184, 298
  efeito no sistema imunológico, 55, 181, 182-84
  efeito no zinco, 85, 266, 296
  moderação no, 193, 203, 219
  evidências científicas sobre, 296-299
Álcool alil, 114, 277
Alergias
  efeito dos exercícios nas, 132
  reações imunológicas na, 35
  a ervas aromáticas, 111
Algas, 209-10, 212, 237
Alho (*Allium sativum* e *A. ursinum*)
  efeito na prevenção de doenças, 114-15, 216, 238, 277-78
  efeito no sistema imunológico, 55, 114
  quantidades recomendadas de, 115, 201, 211
Alho selvagem (*Allium ursinum*), 277
Alicina, 114, 277
Alimento. Veja Nutrição
Alimentos de origem animal, 210-11
Allium cepa (cebola), 114, 277
Allium sativum. Veja Alho
Allium ursinum (alho selvagem), 277
Aloe barbadensis, 118
Aloe vera, 118

ÍNDICE ANALÍTICO

Alongamento, 193
Alprazolam, 302
Alumínio, 190, 304
Amenorréia, 87
Ames, Bruce, N. 61, 63
Amigos. *Veja* Intimidade; Relacionamentos; Grupos de apoio
Amikacina, 303
Anderson,Craig A., 162
Andrographis paniculata, 237, 280
Anemia hemolítica, 90
Anemia, 267-68
Anestésico, 189, 302
Anfetaminas, 186, 244, 301
Angina, 149
Ansiedade, 91, 149
Antibióticos,
  bactérias resistentes aos, 10, 50-51
  doenças resistentes aos, 11
  efeitos no sistema imunológico, 38, 188-89, 303
Anticorpos, 27-29, 307
Antígenos, 16, 307
Antihistamínico, 255
Antioxidantes
  definição de, 10
  efeitos na prevenção de doenças, 63-73, 230-34
  efeitos na produção de radicais livres, 42-43, 52-54, 60-61, 62
  evidências científicas sobre, 251-62
  fontes nutricionais de, 73-81, 119-20, 183, 199, 215
  suplementação de, 60, 73-75, 255
Apoptóse (morte programada de células), 233
ARC (complexo relacionado com a AIDS), 111

Arctium lappa, 237
Arnica montana, 116
Artemisinina, 237
Artrite
  efeito dos antioxidantes sobre a, 71-72, 252
  efeito dos exercícios sobre a, 132-33
  efeito dos óleos de peixe sobre a, 99-100
  efeito da dieta de pouca gordura sobre a, 100-101, 272-74
  efeito do estresse sobre a, 139
  reação imunológica na, 35
Artrite reumatóide
  efeito dos antioxidantes sobre a, 72, 252
  efeito dos exercícios sobre a, 132
  efeito dos óleos de peixe sobre a, 100
  efeito da dieta de pouca gordura sobre a, 101
  efeito do estresse sobre a, 139
  reações imunológicas na, 35
Asma
  efeito do álcool sobre a, 183
  efeito dos antioxidantes sobre a, 72
  efeito do "briofeedback" sobre a, 149
  efeito dos exercícios sobre a, 132
  efeito do estresse sobre a, 139
Astrágalo, 119
Aterosclerose. *Veja também* doenças cardíacas
  efeitos dos antioxidantes sobre a, 64, 66, 68
  efeito da respiração profunda sobre a, 151

efeito das fibras alimentares sobre a, 126
efeito da dieta de pouca gordura sobre a, 96-97
Atitudes positivas: benefícios da, 51-5, 55, 154-167, 202, 217-19, 239-42, 289-95. *Veja também* Emoções; Estresse; Bem-estar, sensação de
Atletas, elite, 285-86.
Aurofina, 71-72
Autoanticorpos, 44
Auto-conhecimento, 169-71
Avertin, 189, 302
Avicenna, 110

Bactérias, comportamento de, 31
Banhos, mornos, 151
Baptisia tinctoria, 116
Barbitúricos, 244
Basófilo, 307
Batimentos cardíacos rápidos, 149
Bem-estar, sensação de, 51, 91, 134. *Veja também* Atitudes Positivas
Benson, Herbert, 147
Benton, David, 91
Benzopireno, 190, 304
Beta-caroteno
 efeito do fumo sobre o, 188, 304
 efeito na prevenção de doenças, 63-65, 230-32, 252-55
 fontes nutricionais de, 53, 54-55, 62, 77, 199
 como fonte de vitamina A, 53, 230-32
 suplementação de, 59, 73-75, 254-55
Beta-endorfinas, 130, 134, 152, 283, 284

BG-104, 237
Biofeedback, 148-9
Bioflavonóides
 efeito na prevenção de doenças, 70, 259-60, 304
 fontes nutricionais de, 62, 73, 78, 116, 119, 123, 183, 278
Boro, 83

Cafeína, 303
Cálcio, 82, 90
Calêndula (*Calendula officinalis*), 122, 280
Caminhadas, benefícios da, 127, 134
Camomila (*Chamomilla recutita*), 56, 123, 216, 280.
Câncer. *Veja também* Câncer de mama
 comportamento, 32
 causas do, 42, 95
 detecção do, 20
 efeito do álcool sobre o, 182
 efeito das atitudes sobre o, 161-62, 163
 efeito do exercício sobre o, 132, 135-36, 286-87
 efeito do hábito de fumar sobre o, 187-88
 efeito do estresse sobre o, 139-40
 efeito dos grupos de apoio sobre o, 149, 174-76
 nutrientes para prevenir e combater o, 65-66, 68, 72, 86, 90-91, 103-04, 115-16, 119-20, 123-26, 216-17, 254, 257, 276-82
 recuperação do, 10
Câncer de mama
 efeito das atitudes sobre o, 163

ÍNDICE ANALÍTICO 313

efeito das fibras alimentares sobre o, 126
efeito dos exercícios sobre o, 132, 286-87
efeito das gorduras sobre o, 103-104
efeito dos grupos de apoio no, 149, 174, 178
Candida albicans, 64, 86, 117, 189, 253, 265
Carboidratos, 97, 203
Carboidratos simples (açúcares simples), 96
Carbonato de lítio, 302
Carotenóides, 63, 123, 253-54
Carrageenan, 237
Casamento, 168, 171-72
Cassia garrettiana (senna), 122, 280
Catarata, 42, 61, 72, 95
Catecolaminas, 132, 142, 160, 290
Cebola (Allium cepa), 114, 277
Cefamândola, 302
Cefotaxima, 302-03
Células B, 27-29, 44, 85, 144, 264, 272, 285, 307
Células CD4, 20, 21-25, 29-30, 40-41, 44, 84, 99, 307
Células CD8, 20, 26-27, 32-33, 140, 292, 307
Células da memória, 307
Células de Kupfer, 297
Células mortíferas naturais, 24, 27, 30, 48, 84, 88, 128, 129, 139, 175, 264, 271, 286, 292, 307
Células sangüíneas brancas. Veja Granulócitos; Linfócitos; Macrófagos; Células mortíferas naturais
Células T, 20, 48, 84, 148, 169-70, 264, 307. Veja também Células CD4; Células CD8.
Células T auxiliares, 21, 307
Células T citotóxicas, 30, 307
Células T citotóxicas anti-HIV, 227
Células T supressoras, 32, 88, 307
Chá
  alcacuz, 116
  camomila, 56, 216
  preto, 119-20, 183, 201, 217, 260
  verde, 119-20, 183, 201, 217
Chihara, Goro, 112
Chumbo, 304
Chuva ácida, 190
Ciclofosfamida, 119
Cigarros. Veja Hábito de fumar
Ciprofloxacin, 189, 303
Cirrose hepática, 42, 85, 266
Cisteína, 232
Citócines, 20, 25-27, 69, 140, 251, 292, 307. Veja também Fator de necrosamento tumoral
Clindamycin, 189, 303
Cnidium officinale, 280
Coágulos sangüíneos (trombos), 70, 99, 115, 183, 278
Cobre
  benefícios do, 62, 83
  deficiência do, 89
  efeito na prevenção de doenças, 234
  efeito no sistema imunológico, 89
  fontes nutricionais de, 93
Cocaetileno, 185
Cocaína, 184-85, 244, 299-300
Cogumelos Reishi (Ganoderma lucidium), 113, 201, 217
Cogumelos shiitake (Lentinula

spp.), 55-56, 111-13, 200, 204, 276-77
Cohen, Sheldon, 291
Colesterol, 45, 62, 149
Colesterol HDL (lipoproteína de alta densidade), 55, 66, 152, 182
Colesterol LDL (lipoproteína de baixa densidade) 66, 68, 97, 105
Cominho (Cuminum cyminum), 121, 212, 217
Comissão Nacional de Educação para o Colesterol (NCEP), 106
Complemento, 21, 307
Complexo de carboidratos, 97, 203-05
Complexo de maior histocompatibilidade (MHC), 22, 35, 308
Complexo imunológico, 308
Complexo relacionado à AIDS (ARC), 111
Composto Q (tricosantina), 237
Compostos de tiol, 114, 232-33, 277
Comunicação, entre células, 39-41
Comunidade. Veja Relacionamentos; Comunidade religiosa
Condimentos, 211-12
Confissão, 146, 169-71, 202
Conselheiros (aconselhamento), 151, 165, 178-79
Consumo de calorias, 101 Veja também Dieta; Nutrição
Consumo de oxigênio (porcentagem de VO_2 máx.), 283
Contatos sociais. Veja Intimidade; Relacionamentos
Controle, pessoal, 158-60, 162-63
Cook, Richard, 91
Cortinelina, 112

Cortisona
efeito do álcool sobre a, 298
efeito da depressão sobre a, 143, 160
efeito do exercício sobre a, 130
efeito do relaxamento sobre a, 147-48
efeito do estresse sobre a, 43-44, 142, 283, 290
efeito no sistema imunológico, 188
Cowania mexicana, 237
Cozimento
de feijões, 207-208
de graos, 203-204
de algas, 209-210
de vegetais, 205-206
Cravo (Syzygium aromaticum), 122, 212, 217
Crenças. Veja Atitudes, positivas; Emoções.
Crysantemum morifolium, 237
Cumarina, 124
Cúrcuma, 121, 212, 237
Curcuma longa (cúrcuma), 21, 212
Curry, 111

Davis, Maradee, 172
Deficiências de aprendizado, 148-49
Delta-tetrahidrocannabinol (DTHC), 186, 300
Depressão
efeito do exercício na, 133-34
efeito do selênio na, 91
efeito do estresse na, 143-44
efeito na cortisona, 143, 160
efeito na prevenção de doenças, 160-61, 240-42
tratamento da, 218-19

ÍNDICE ANALÍTICO

Derrames. *Veja* Doenças cardíacas
causas da, 42
Desordens intestinais, 149
Dexametasona, 188
Diabete, 34, 95, 139, 142
Diazepam, 302
Dieta. *Veja também* Gorduras;
Nutrição de poucas gorduras,
100-01, 200, 270-75
descrição da, 203-16
"Equilibrador de Dieta, O", 77
nutrientes na, 214-16
sugestões para um menu, 220-25
nutrientes na, 214-16
Dietas
francesa, 182
mediterrânea, 106
vegetariana, 86, 101
Dioxina, 190, 305
Disfunção da articulação temporomandibular (TMJ), 149
Doença cardíaca
causas da, 42, 95
efeito do álcool sobre a, 183
efeito da raiva sobre a, 163
efeito dos antioxidantes sobre a, 61-63, 66, 253-55, 257-59
efeito dos exercícios sobre a, 136
efeito dos óleos de peixe sobre a, 99-100
efeito das dietas de pouca gordura sobre a, 100-101
efeito do cogumelo shiitake sobre a, 113
efeito do hábito de fumar sobre a, 187
efeito do apoio social sobre a, 177-78
efeito do estresse sobre a, 139, 142
Doença de Alzheimer, 42, 61, 95, 176
Doença de Crohn, 133
Doença de Parkinson, 41, 61, 95
Doença inflamatória dos intestinos, 85, 139, 142, 266
Doença renal, 41
Doenças, prevenção de e cura de, 9-11, 13. *Veja também os nomes de doenças específicas*.
Doenças autoimunes, 34, 189-90, 272-73
doenças resistentes aos, 10
Dopamina, 152-53
Dor crônica, 149
Dores de cabeça, 149
Doxiciclina, 189, 302
Drogas. *Veja* Abuso de drogas
Dronabinol, 229
DTHC (delta-tetrahidrocannabinol), 186, 300
Duração da vida
efeito das atitudes na, 156-7
efeito do exercício na, 134-35
efeito da dieta de pouca gordura na, 100-01
efeito das técnicas de relaxamento na, 147-48
efeito dos grupos de apoio na, 149, 177-78
e relacionamentos, 172-173
Dwarfismo, 87

Ebola, vírus, 10
Einstein, Albert, 154
Emoções. *Veja também* Raiva; Atitudes positivas; Depressão; Tristeza; Estresse bom; Intimidade; Estresse

efeitos dos exercícios sobre as, 134-35
efeito do selênio sobre as, 91
efeito do estresse sobre as, 141-42
Encefalinas, 43, 290
Endorfinas, 43, 290
Enfermidade. *Veja* Doenças
Envelhecimento. *Veja também* Idosos
efeitos dos exrecícios em, 134-36
efeitos do estresse em, 291
processo de, 42-43
Enxaquecas, 142, 149
Epilepsia, 149
Epimedium grandiflora, 237
Epinefrina (adrenalina)
efeito da depressão sobre a, 160
efeito dos exercícios sobre a, 130-31, 132, 283
efeito do estresse sobre a, 43, 48-49, 139, 142, 290
Equilíbrio, estabelecimento de, 192-97, 203
Equinácea (*Echinacea compositae*), 116-17, 279
Eritadenina, 113
Erupções cutâneas, 87
Ervas aromáticas. *Veja* Ervas e Ervas aromáticas
Ervas e Ervas aromáticas
efeito na prevenção de doenças, 110-22, 216, 276-82
efeito no sistema imunológico, 11, 44-45
fontes nutricionais de, 199
Ervas medicinais. *Veja* Ervas e ervas aromáticas
Escherichia coli, 31

Esclerose múltipla, 16, 73, 139
Escrita, 145, 169-71, 197, 201, 217
Escrita de diário, 146, 166, 169-71, 202
Escrita de um diário, 146, 202. *Veja também* Escrita de uma agenda
Espasmos musculares, 149
Esponja *batzella*, 237
Estilo de vida, modificações no, 12, 45-56, 191-97, 198-223
Estreptomicina, 302
Estresse. *Veja também* Emoções; Meditação; Técnicas de relaxamento
adaptação dos animais a, 14, 43
efeito dos exercícios sobre a, 133-34
efeito sobre os hormônios, 43, 142, 291-92
efeito no sistema imunológico, 44-45, 46-47, 48-49, 138-53, 194-95, 290-93
efeito no zinco, 85
crônico, 138-39
proveniente do barulho, 159-60
Estrógeno, 85, 104-05
Estudo do Distrito de Alameda (Calif.), 174
Éter, 302
Eupatorium perfoliatum, 116
Exames físicos, 136
Exames, estresse de, 140-41
Exercício aeróbico, 134, 136, 201
Exercícios
quantidade de, 135-36, 201, 217-18
benefícios dos, 10-11, 45, 54-55, 127-137, 218

efeito na prevenção de doenças, 132-33, 24-2, 286-87
efeito no sono, 196, 287
efeito no estresse, 152
e treinamento exagerado, 130-31, 217, 286-87
evidências científicas sobre os, 283-88

Fadiga, 91
Fagócitos, 17, 22, 279, 308
Família das liliáceas, 118
Fator de necrose tumoral, 20, 27, 65, 99, 113
Feijões (legumes), 125-26, 201, 207-08
Felicidade. *Veja* Atitudes positivas; Emoções; Estresse bom
Fernandes, Gabriel, 102
Fernstrom, John D., 152
Ferro
   efeito na prevenção de doenças, 83, 235, 267
   efeito no sistema imunológico, 88
   excesso de, 88, 268
   fontes nutricionais de, 93, 216
   suplementação de, 268
Fibras, alimentares, 74, 104, 125, 200, 203-04
Fitoestrógenos, 73, 126
Fitoquímicos, 123
Fobias, 149
Folkmann, Judah, 125
Formosanina C, 119
Fósforo, 82
Fumante passivo, 187

Gama-interferon, 27, 292
Ganoderma lucidum (cogumelos reishi), 113, 201, 217
Gengibre (*Zingiber officinale*), 120, 211, 217
Genistein, 54, 125
Gentamicina, 302
Ginkgo biliba, 238, 280
Ginseng (*Panax schinseng*), 117-18
   brasileiro, 118
   siberiano, 118
Glândula do timo, 17, 23, 33, 84, 309
Glaser, Ronald, 140-41, 169, 171, 292
Glucocorticóides, 188
Glutamina, 283
Glutathionio, 53, 62, 90, 131, 232, 283
Glycyrrhiza uralensi, 237
Glycyrrhizin, 116, 278
Good, Robert, 102
Gorduras. *Veja também* Dieta de poucas gorduras
   efeito na prevenção de doenças, 100-07, 235, 272-74
   efeito no sistema imunológico, 41, 47, 61, 83, 96-109
   fontes nutricionais de, 107-09, 216
   monoinsaturadas, 97, 106
   poliinsaturadas, 41, 97, 106, 270
   saturadas, 40, 97, 106
Gorduras omega-3 poliinsaturadas. *Veja* Óleos de peixe
Granulócitos, 17-18, 44, 129, 284-85, 292, 297, 308
Grãos integrais, 203-04
Gratidão, 157
Gravidez
   efeito do álcool sobre a, 184, 298

efeito do abuso de drogas em, 185, 300
efeito do hábito de fumar em, 243
e o estresse, 144
e consumo de zinco, 87
Grupos de apoio, 149, 166, 174-76, 178-79, 202, 217
GST (agente desintoxicante), 121

Hábito de beber. *Veja* Álcool
Hábito de fumar
  abstenção de, 62, 181, 201
  suspensão do, 187-88
  efeito nos antioxidantes, 62, 259
  efeito na prevenção de doenças, 243, 303
  efeito no sistema imunológico, 187-88
Halotano, 189, 302-03
Harris, Dorothy, 152
Herança genética, 10-13
Herbert, Tracey, 291
Herbicidas, 189, 304-05
Heroína, 185, 300
Hidrato cloral, 302
Hidrocarbonetos aromáticos, 70, 304
Hipersensibilidade, 34-36, 280, 308
Hipnose, 152
Histamina, 255
HIV. *Veja* Vírus da imunodeficiência humana
Hormônios
  de crescimento, 292
  efeito da depressão nos, 160
  efeito dos exercícios nos, 133
  efeito das gorduras nos, 98

efeito do estresse nos, 43, 142, 290-91
Humoral, definição de, 308

Idosos. *Veja também* Envelhecimento
  dieta de, 64, 73, 75, 86, 266
  efeito de exercícios em, 134-36
  efeito de técnicas de relaxamento em, 147-48
  sistemas imunológicos de, 42-43
Imunidade
  adquirida, 15
  celular, 15
  humoral, 308
  inata, 15, 308
  mediada pelas células, 308
Imunização, 29-30
Imunoglobulina. *Veja* Anticorpos
Inalantes de nitrito, 186, 244, 301
Índice cardíaco
  máximo, 136
  rápido, 136
Índoles, 119, 123
Infecções
  efeito do álcool sobre as, 182-83, 296
  efeito dos antioxidantes sobre as, 73
  efeito dos exercícios sobre as, 133, 286
  efeito do hábito de fumar sobre as, 303
  efeito do zinco sobre as, 87, 263-64
  por leveduras, 62, 86, 116, 188, 252, 265
Inflamação, 272-73, 308
Inibição psicológica, 170
Insônia, 149, 196

ÍNDICE ANALÍTICO

Insulina, 34
Integrins, 89-90, 308
Interferon, 25-26, 308
Interleucines (IL), 25-26, 308
IL-1, 25, 99, 285, 292, 308
IL-2, 26, 41, 113, 114, 277, 292, 308
IL-4, 27, 309
IL-5, 27
IL-6, 27, 276-77, 285
IL-10, 309
IL-12, 309
Intimidade, 10, 56, 166, 168-80, 202
Ioga, 132, 151, 193
Ironson, Gail, 146
Irwin, Michael, 160
Isoflurano, 189, 302
Isoniazida, 85
Isotiocianatos, 123

Kabat-Zinn, Jon, 165
Kakkon-to, 280
Kanzo-bushi-to, 280
Kemp, John, 89
Kiecolt-Glaser, Janice, 140, 141, 169, 171, 292

Langer, Ellen, 147
Larix occidentalis, 280
Laudenslager, Mark, 159
Lavanda, óleo de, 196
Legumes, 125, 201, 207-08
Lentinan,
Lentinula spp (cogumelos shiitake), 55, 111-13, 201, 204, 217, 276-77
Leucemia, 102
Levy, Sandra, 163, 175
Licopênio, 254
Limonoides, 126

Linfócitos, 21-24, 32-33, 129, 176, 270, 286, 291, 297
Lipídeos. *Veja* Gorduras
Lisósomo, 18
Longevidade. *Veja* Duração de vida.
LSD, 186, 301
Luto, 160, 176-77, 240
Luz ultravioleta, 190, 218, 243-44, 304

Macrófagos, 18-20, 32, 41, 99-100, 114, 129, 271-72, 285-86, 309. alveolares, 297, 303
Macrominerais, 82
Magnésio, 82
 efeito na prevenção de doenças, 82-83, 268-69
 efeito no sistema imunológico, 89
 fontes nutricionais do, 94, 215
Malária cerebral, 33
Manganês, 62
Mantras, 147
Massagem, 151, 165, 194, 219
Matricária (*Tanacetum parthenium*), 72
McEwen, Bruce, 289
Medicamentos farmacêuticos. *Veja* Remédios (medicamentos)
Medicina ocidental, limitações da, 13
Médicos, 12, 165
Meditação
 efeito das atitudes na, 164-65
 efeito na prevenção de doenças, 11, 46
 efeito no estresse, 146, 147-48, 202, 219
Meditação transcendental (TM), 146-47

Medula óssea, 33, 297
Melatonina, 197
Melothria maderaspatana, 280
Memória, 309
Mercúrio, 190-304
Metadona, 300
Metais pesados, 190, 304-05
Metástase, 31
Metipranolol, 302
Metoxiflurano, 302
Meydani, Mohsen, 68
Mezlocilina, 189, 302
MHC (complexo de maior histocompatibilidade), 22, 35, 308
Minerais
    benefícios dos, 45, 82-94
    efeito na prevenção de doenças, 234-35
    fontes nutricionais dos, 11, 62, 91-94, 200, 215-16
    evidências científicas sobre os, 263-69
    de ultra-traços, 82-83
    em traços, 82-83
Mitógenos, 159, 285, 292, 309
Moléculas de adesão, 89, 113, 285, 309
Molhos, alimentares, 211-212
Monócitos, 285, 297, 309
Montager, Luc, 233
Morfina, 185, 300
Mori, Kisaku, 113
Morte celular programada (apoptose), 233
Mycobacterium tuberculosis, 49

N-acetilcisteína (NAC), 232
Naloxona, 284
Nefropatia IgA, 273
Neopterina, 285

Neurotransmissores, 43
Neutrófilo, 309
Niacina, 234
Nitrogênio, 27
Norepinefrina (noradrenalina), 132, 142, 153, 290
Nutrição. *Veja também* Dieta; Dieta de pouca gordura; Sugestões de menu
    efeito na prevenção de doenças, 10, 62
    efeito no estresse, 152-53
    para combater o HIV, 229-37
    para prevenir e combater o câncer, 62, 65, 66, 68, 72, 86, 90-91, 103-04, 115, 123-24

Obesidade, 96
Óleo
    de amora preta, 273
    de oliva, 103, 106, 212
Óleos. *Veja* Gorduras; óleos de peixe; óleos vegetais; óleo de oliva
Óleos de peixe
    efeito na prevenção de doenças, 99-100, 103, 212, 236, 272-274
    efeito no sistema imunológico, 40, 272-74
Óleos vegetais, 106, 212. *Veja também* óleo de oliva
Olfato, prejudicado, 87
Opiáceos, 244
Oração, 146-47, 164-65, 202
Orgãos transplantados, 35-36
Ornish, Dean, 151, 177
Osbeckia octandra, 280
Otimismo. *Veja* Atitudes positivas; Emoções; Estresse bom
Oxidantes, 42, 60-62, 251

ÍNDICE ANALÍTICO

Óxido nítrico, 18
Ozônio, 190

Paladar, prejudicado, 87
Panax schinseng (ginseng), 117
Paris formosana, 118
PCP, 186, 301
Penicilamina, 85
Penicilina, 35, 189, 302
Pennebaker, James W., 169-70
Peróxido de hidrogênio, 19
Personalidade tipo A, 193
Pessimismo. *Veja* Atitudes positivas; Depressão; Estresse ruim; Estresse
Pesticidas, 304
Peterson, Christopher, 163
Petiscos, 212-13
Phellodrendon amurense, 280
Phenobarbital, 302
Phillips, David P., 157, 167
Phyllanthus debelis, 280
Pílula anticoncepcional, 85
Piperacilina, 302
Placa (placa de colesterol), 61, 69, 97, 106, 116, 126, 182. *Veja também* Doenças cardíacas
Plantago (*Plantago asiatica*), 123, 280
Plaqueta de colesterol, 61, 69, 97, 106, 126, 182. *Veja também* Doenças cardíacas.
Polifenóis, 237
Poluição. *Veja* Toxinas ambientais
Poluição do ar, 47-48, 62, 70, 190
Porcentagem de VO_2 max., 283
Potássio, 82
Pressão sangüínea, elevada, 66, 139, 149
Problemas urinários, 148
Prodigiosina, 189

Produtos de soja, 85, 124, 201, 212
Programas de dezessete etapas, 166
Prolactina, 290, 292
Prostaglandinas, 98, 115, 127, 285, 297
Pryor, William, 10
Psiconeuroimunologia, 138. *Veja também* Estresse
Psicoterapia, 150, 165, 218
quantidades recomendadas de, 110-11, 198, 218

Radiação, 62, 115, 304
Radicais livres, 18, 37, 42, 47, 60-61, 115
Raiva, 163, 202
Reação adesiva, 89
Redei, Eva, 298
Relacionamentos, 10, 55, 165-66, 168-80, 217-18. *Veja também* Intimidade; Comunidade religiosa, 166, 179, 217
Remédios *Veja* Medicamentos
abstenção de, 61-62, 203, 219
efeito no sistema imunológico, 188-89, 302
ponto de vista médica dos, 37
tradicionais, 110, 122-23, 236-37
Resfriados. *Veja* Resfriados Comuns
Resfriados comuns, 66, 86, 265
Respiração profunda, 151, 202, 219
Retardação testicular, 87
Rifampicina, 189, 302
Riso, 149-150
Ritmos circadianos, 195-96

Roxitromicina, 189, 302
Rugas, 60

S-alilmercaptocisteína, 114, 277
Sarcoma de Kaposi, 186, 231, 244
Saúde. *Veja* Bem-estar, sensação de
Selênio
  efeitos do, 62
  efeito sobre as atitudes, 91
  efeito na prevenção de doenças, 90-91, 235
  fontes nutricionais de, 94, 115
Seligman, Martin, 161, 162
Selye, Hans, 157
Sementes e raízes de amora, 237
Senna (*Cassia garretiana*), 122, 280
Sensibilidade de contato, 35
Serotonina, 53
Sho-seiryu-to, 280
Síndrome
  alcoólica fetal, 184, 298-99
  da fadiga crônica, 133
  de Down, 264
  infantil da morte súbita, 187
  pré-menstrual, 142
Síndrome da Imunodeficiência Adquirida (AIDS), 11, 50, 226-248. *Veja também* Vírus da Imunodeficiência Humana (HIV)
Sinergia com zinco, 88
Sistema imunológico
  fortalecimento do, 37-56, 198-225
  componentes do, 15-30
  objetivos do, 9-13
Sistema médico moderno, 12
Sobremesas, 212-213
Sódio, 82

Sono, 54
Sopas
  macarrão, 204
  missô, 210
Spiegel, David, 175
Spira, James L., 175
Stone, Arthur, 195
Sugestões
  de jantar, 224-25
  de lanches, 213
  para o café da manhã, 213
  para um menu, 213-14
Sulfa, medicamentos, 189
Sulfato de dehidroepiandrosterona, 147
Sulfetos, 112
Sulforafano, 124
Superantígenos, 33
Superóxido dismutase, 88, 263
Suplementos
  de antioxidantes, 59-60, 70-73
  de minerais, 88
Syzygium aromaticum (cravo), 122, 212, 217

Tabaco. *Veja* Hábito de fumar
Tai chi chuan, 194
Tamarindo (*Tamarindus indica*), 123, 280
Tamoxifen, 104
Tanacetum parthenium, 71
Taninos, 119
TB (tuberculose), 46, 54
Tecidos adiposos, 97
Técnicas de relaxamento progressivo, 147
Teicoplanina, 302
Tensão. *Veja* Estresse
Terapeutas, 166, 202, 218
Terapia, 150, 165, 218
Tergurida, 302

ÍNDICE ANALÍTICO

Testes no polígrafo (detetor de mentiras), 170
Timócito, 309
Tinospora malabarica, 280
Tiopental, 189
Tipos de imunidade, 15, 308
TM (meditação transcendental), 146-47
TMJ (disfunção da articulação temporomandibular), 149
Tocoferol. *Veja* Vitamina E
Tolerância, 34-35, 309
Toque terapêutico, 151, 166
Toxinas ambientais, 19, 48, 61, 70, 190, 219, 304-05
Trabalho corporal, 151, 166
Transplantes de orgãos, 35-36
Treinamento
 com pesos, 134-5
 exagerado, 130-31, 217, 287
Tricosantin (composto Q), 237
Trigo integral, 204
Trimetoprim, 188, 302
Tristeza, 144-45
Trombos (coágulos sangüíneos), 70, 99, 115, 183, 278
Tuberculose (TB), 46, 54
Tumores, cura de, 10

Úlceras, 142
Usuários de drogas intravenosas, 185, 244, 299

Vacinações, 28-29
Vancomicina, 302
Verduras de folhas verdes, 124, 200
Verduras, 205-06
Vingança, 158
Vinho, 182
Viola yedoensis, 237

Vírus. *Veja também* renovírus; Vírus da imunodeficiência humana (HIV)
 da herpes, 30-32, 140, 292
 Epstein-Barr, 141, 171
 comportamento dos, 30
 detecção dos, 30
Vírus da imunodeficiência humana (HIV). *Veja também* AIDS (síndrome da imunodeficiência adquirida)
 efeito dos antioxidantes no, 73-75, 193, 230-34
 efeito das atitudes no, 238-41
 efeito do abuso de drogas no, 244
 efeito dos exercícios no, 242
 efeito das gorduras no, 235-6
 efeito das ervas e ervas aromáticas no, 120, 236-37
 efeito dos minerais no, 87, 234-35
 efeito do relaxamento no, 147
 efeito dos cogumelos shiitake no, 111-112
 efeito do hábito de fumar no, 243
 efeito da luz ultravioleta no, 243-44
 efeito no sistema imunológico, 31, 227-29
 ameaça do, 10, 226-48
Visgo (*Viscum album*), 279-80
Vitamina A (ácido retinóico), 53, 63, 97, 193, 230-32, 252-53
Vitamina B6, 53, 62, 69, 81
Vitamina C
 benefício da, 53, 62, 66
 efeito do hábito de fumar na, 188, 304

efeito na prevenção de doenças, 66, 131, 233, 255-56
fontes nutricionais de, 66, 78, 199, 215
evidência científica sobre a, 255-56
Vitamina D, 97
Vitamina E (tocoferol)]
   benefícios da, 53, 62, 67, 71
   efeito das gorduras na, 97
   efeito na prevenção de doenças, 67-68, 71, 256-59
   fontes nutricionais de, 68, 78-79, 106, 203, 215
   evidências científicas sobre, 256-59
   suplementação de, 60, 73
Vitamina K, 97
Vitaminas, 11

Wargovich, Michael, 114, 115
Weil, Andrew, 71
Wen-qing-yin, 280
Williams, Redford, 163, 177
Wurtman, Judith J., 153

Xiao-chai-hu-tang, 280

Zinco
   benefícios do, 53, 62, 83
   deficiências de, 26, 84-85, 264, 296
   efeito do álcool no, 85, 266, 296
   efeito do abuso de drogas no, 86, 266
   efeito na prevenção de doenças, 86-87, 234, 263-65
   efeito em outros minerais, 87-88
   excesso de, 87, 191, 234, 265-66
   fontes nutricionais de, 92, 215, 234
   evidências científicas sobre o, 263-66
Zingiber officinale (gengibre), 120, 211, 216

Leia também da Editora Ground

Sorria, Você está na Menopausa
Um manual de terapia natural para a mulher
Maria Helena Bastos

Este livro esclarece e propõe uma alternativa natural para abordar com conforto e segurança essa importante fase da vida da mulher através de dicas de saúde integral, comportamento, sexo e qualidade de vida. Indispensável e criativo, foi escrito por uma médica e ginecologista que se especializou nessa abordagem.

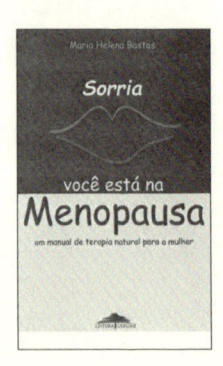

Anatomia da Cura
O significado da doença física, mental e espiritual
Christine R. Page

A doença tem um significado profundo que vai além dos sintomas aparentes. Christine R. Page, médica de formação, pesquisou e identificou qual a mensagem oculta de cada doença para chegar ao desvelamento do processo completo da cura e à compreensão das suas causas.

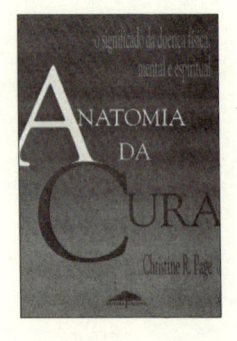

Manual de Massagem Ayurvédica
Técnicas indianas tradicionais para o equilíbrio do corpo e da mente
Harish Johari

A massagem ayurvédica age nos níveis mental e físico, transmitindo uma energia vitalizadora que ajuda todos os sistemas do corpo na sua recuperação e renovação. Com uma introdução abrangente sobre sua história e antiguidade, este livro torna essa técnica acessível ao principiante e detalha aprofundamentos para os massagistas mais experientes.

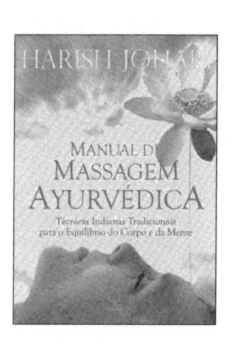

Ayurveda - A Ciência da Autocura
Guia prático
Dr. Vasant Lad

Este livro explica claramente os princípios e aplicações práticas da Ayurveda, o mais antigo sistema de cura do mundo. Nele são abordados minuciosamente a história e a filosofia Ayurvédica, seus princípios básicos, técnicas de diagnóstico, primeiros socorros, tratamento e dieta e o uso medicinal das ervas e temperos da culinária.

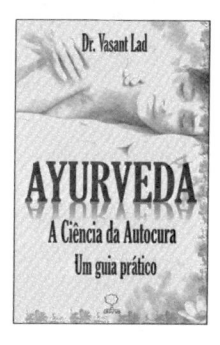